NEUMÄRKER · KARL BONHOEFFER

LEIPZIG

Humanisten der Tat

Hervorragende Ärzte im Dienste des Menschen

Herausgegeben von Wolfgang Genschorek und Albrecht Gläser

KARL BONHOEFFER

Leben und Werk
eines deutschen Psychiaters und Neurologen
in seiner Zeit

VON PROF. DR. SC. MED. KLAUS-JÜRGEN NEUMÄRKER

Mit 77 Abbildungen

1990

S. HIRZEL VERLAG LEIPZIG

BSB B. G. TEUBNER VERLAGSGESELLSCHAFT

Von Prof. Dr. sc. med. Klaus-Jürgen Neumärker
Direktor der Klinik und Poliklinik für Neurologie und Psychiatrie des Bereiches Medizin (Charité) der Humboldt-Universität zu Berlin

Neumärker, Klaus-Jürgen:
Karl Bonhoeffer: Leben und Werk eines deutschen Psychiaters und Neurologen in seiner Zeit/von Klaus-Jürgen Neumärker. –
1. Aufl. – Leipzig: Hirzel : BSB Teubner, 1990. –
232 S. : 77 Abb. – (Humanisten der Tat)
NE : GT

ISBN 3-7401-0145-8

Humanisten der Tat
ISSN 0233-1012

1. Auflage
VLN 267 · 245/10/90 · LSV 2008
Gesamtgestaltung: Egon Hunger, Leipzig
Printed in the German Democratic Republic
Gesamtherstellung: INTERDRUCK Graphischer Großbetrieb Leipzig, Betrieb der ausgezeichneten Qualitätsarbeit, III/18/97
Bestell-Nr. 796 904 6
01400

Inhaltsverzeichnis

Vorwort

Wer heute den Namen Bonhoeffer vernimmt, denkt zunächst an Dietrich Bonhoeffer, jenen Pfarrer, der sich in der Zeit des Faschismus mutig und unerschrocken, seinen christlichen Prinzipien folgend, gegen dieses System auflehnte, Widerstand leistete und dafür am 9. April 1945 im KZ Flossenbürg von der SS gehenkt wurde. Von ihm und über ihn finden sich wertvolle Zeugnisse: theologische Schriften, Bücher, Biographien. Über seinen Vater, den königlich-preußischen geheimen Medizinalrat und Professor für Psychiatrie und Neurologie, Karl Bonhoeffer, haben wohl Mediziner Kenntnis, einer breiten Öffentlichkeit ist er aber weniger bekannt. Karl Bonhoeffer stand nicht nur einer vielköpfigen Familie vor, deren Vorfahren sich bis in das Jahr 1477 zurückverfolgen lassen, er war einer der bedeutendsten Fachvertreter seiner Zeit. Bonhoeffer hatte wesentlichen Anteil an der Entwicklung der Psychiatrie und Neurologie zu einer wissenschaftlichen Disziplin. Vieles von dem, was er seinerzeit entdeckte und beschrieb, hat heute noch Gültigkeit. Was er an wissenschaftlicher Erkenntnis weitergab, gewann er behutsam und besonnen durch experimentelle, vor allem klinisch-empirische Arbeitsweisen über Erkrankungen des menschlichen Gehirns, über Psychosen und über die Stellung des psychisch Kranken in der Gesellschaft. Es war ein Wesenszug Bonhoeffers, Schritt um Schritt in das schwer zugängliche Gebiet der Psychiatrie und Neurologie einzudringen und seine Geheimnisse zu enthüllen.

Das Leben Karl Bonhoeffers reicht von 1868 bis 1948. Es umfaßt einen interessanten Entwicklungsweg psychiatrisch-neurologischer Wissenschaft und auch mehrere Epochen deutscher Geschichte. Groß geworden in der Wilhelminischen Ära erlebte er, seit 1912 in Berlin ansässig, als international geachteter Wissenschaftler, Arzt und Direktor der Psychiatrischen-

und Nervenklinik der Charité den ersten Weltkrieg, die Novemberrevolution, die Weimarer Republik, die dunklen Jahre des Faschismus, das Ende des zweiten Weltkrieges und den demokratischen Neubeginn. Die Jahre von 1933 bis 1945 brachten Deutschland und der Welt furchtbare und grausame Heimsuchungen, zugleich auch der Psychiatrie. Ein blühendes Fachgebiet der Wissenschaft geriet in den Strudel unmenschlichster Aktionen und Konsequenzen. Der Familie des Karl Bonhoeffer taten sich unversehens gesellschaftliche und persönliche Katastrophen auf. Bereits im ersten Weltkrieg verlor Bonhoeffer seinen zweitältesten Sohn Walter, die beiden Söhne Dietrich und Klaus Bonhoeffer wurden von den Nazis ermordet, weil sie ebenso wie die Schwiegersöhne, Hans von Dohnanyi und Rüdiger Schleicher, Widerstand leisteten. Alle zahlten mit dem Leben: von Dohnanyi wurde im April 1945 im KZ Sachsenhausen getötet, Schleicher zusammen mit Klaus Bonhoeffer in der Nacht vom 22. zum 23. April 1945 von der SS unweit des Gefängnisses Lehrter Straße in Berlin durch Genickschüsse umgebracht. Die Tochter Karl Bonhoeffers und Zwillingsschwester von Dietrich Bonhoeffer, Sabine Leibholz, mußte wegen ihrer Ehe mit einem Mann aus jüdischem Elternhaus im September 1938 nach England emigrieren.

Bonhoeffer wußte um die Tätigkeit seiner Söhne und Schwiegersöhne vor allem im Zusammenhang mit den Ereignissen des Hitlerattentats am 20. Juli 1944. Viele der konspirativen Treffs fanden in seinem Berliner Haus in der Marienburger Allee 43 mit seiner Billigung statt. In einem Brief an seinen ehemaligen Assistenten und ihm sehr nahestehenden jüdischen Kollegen Paul Jossmann schrieb Bonhoeffer am 8. Oktober 1945 nach Boston: „Die Jahre hindurch stand man unter dem Druck der Sorge um die Verhafteten und die noch nicht Verhafteten, aber Gefährdeten. Da wir alle aber über die Notwendigkeit zu handeln einig waren und meine Söhne sich auch im klaren waren, was ihnen bevorstand im Falle des Mißlingens des Komplottes, und mit dem Leben abgeschlossen hatten, sind wir wohl traurig, aber auch stolz auf ihre geradlinige Haltung.“

Karl Bonhoeffer verstand sich als Wissenschaftler mit christlich-demokratischer Gesinnung. Wie viele seinesgleichen nahm er bis ins hohe Alter eine bürgerlich-akademische Haltung ein, die jedoch stets einem konsequenten Humanismus verpflichtet blieb. Zu politisch-psychiatrischen Tagesfragen hat er sich nur am 24. März 1931 öffentlich in einem Zeitungsartikel geäußert und am 17. und 24. Januar 1933 im Radio über „seelische Erkrankungen“ der Zeit gesprochen. Mehr Aufsehen, vor allem im Ausland, zog das von ihm 1933 zusammen mit seinem Mitarbeiter Zutt erstellte Gutachten „über den Geisteszustand des Reichstagsbrandstifters Marinus van der Lubbe“ nach sich. Ebenso wußte Bonhoeffer aus seiner Kliniktätigkeit um die Auswirkungen des bereits am 14. Juli 1933 verabschiedeten und am 1. Januar 1934 in Kraft getretenen Gesetzes zur Verhütung erbkranken Nachwuchses, kurz Sterilisierungsgesetz genannt. Noch konnte er seinen nicht nur ausschließlich aus medizinischer Verantwortung resultierenden Einfluß geltend machen, obwohl intelligenzgeminderte, schizophrene, manisch-depressive Kranke, Patienten mit Epilepsie, erblicher Blind- und Taubheit den staatlichen „Erbüberwachern“ ebenso gemeldet werden mußten wie körperlich Mißgestaltete, Klumpfüßige, Muskelerkrankte und solche, die an „schwerem Alkoholismus“ litten. Persönlich kam er dieser Meldepflicht nie nach, und in seiner Klinik an der Charité tat er alles, um dem entgegenzuwirken. Es ist eine grausige Ironie des Schicksals, daß gerade sein Nachfolger im Amt ab 1938 zu einem der schärfsten Vertreter der nazistischen Ausrottungstheorie und -praxis des „lebensunwerten Lebens“ wurde. Und so drehte sich das Karussell des Terrors auf allen Ebenen immer schneller: am Ende standen Euthanasie, die Ermordung von mindestens 130000 erwachsenen Patienten und Kindern und eine schwer belastete Psychiatrie und Neurologie, denn es gab kaum noch eine Stimme, die sich dagegen erheben konnte.

Spät, etwa ab 1940, trug Bonhoeffer Vergangenes und Erlebtes auf rund 100 Druckseiten als Lebenserinnerung für die Familie zusammen. Die eher nüchtern wirkende Darstellung war der Familie zugedacht, die für ihn in all den Jahren immer ein starker Rückhalt war. Vor allem seine Frau hatte wesentlichen Anteil an der harmonischen häuslichen Atmosphäre, wie sie sowohl von den Kindern als auch von Außenstehenden geschildert wurde. Als diese Lebenserinnerungen 1969 von drei seiner Schüler, Jürg Zutt (1893–1980), Erwin Straus (1891–1975) und Heinrich Scheller (1901–1972), zum 100. Geburtstag herausgegeben wurden, fand sich im Anhang eine von Bonhoeffer 1947 geschriebene und bisher nicht veröffentlichte Arbeit mit dem bezeichnenden Titel „Führerpersönlichkeit und Massenwahn“. Es war seine Analyse und Auseinandersetzung mit den Ereignissen der zurückliegenden Jahre. Ein Jahr später verstarb er im Alter von 80 Jahren in Berlin.

Das vorliegende Buch erhebt nicht den Anspruch einer wissenschaftlichen Abhandlung. Es soll sich in eine Reihe einfügen, in der bereits über viele namhafte Ärzte berichtet wurde. Alle jene Leser sollen erreicht werden, die aus unterschiedlichen Interessenlagen etwas über einen bedeutenden Wissenschaftler erfahren wollen, dessen Leben und psychiatrisch-neurologisches Wirken nicht zu trennen sind von deutscher Geschichte und Vergangenheit.

Der Autor hat vielen Persönlichkeiten und Institutionen zu danken, die ihn in vielfältiger Art und Weise tatkräftig unterstützten. Besonderer Dank gilt der Tochter Karl Bonhoeffers und Zwillingsschwester Dietrich Bonhoeffers, Frau Sabine Leibholz-Bonhoeffer in Göttingen. Sie vermochte mir durch ihre Schilderung über die Familie und die Zeitumstände einen ganz unmittelbaren Eindruck zu verschaffen. Dank gilt auch ihrer Tochter, Frau Marianne Leibholz in London, Hampstead, die dem Gespräch aus ihrer Sicht Wichtiges, Ergänzendes hinzufügen konnte. Durch Vermittlung von Wenda Focke aus Bergen in Holland erhielt ich wertvolles Bildmaterial über Karl Bonhoeffer von Dr. Jimmie Holland aus New York. Sie stammen aus dem Nachlaß der emigrierten jüdischen Ärztin und ehemaligen Assistentin Bonhoeffers an der Nervenklinik der Charité, Dr. Herta Seidemann. Über sie verfaßte Frau Focke eine Biographie, die 1985/86 erschien. Dort findet sich auch ein bisher unbekannter Schriftwechsel von Karl Bonhoeffer und Herta Seidemann aus den Jahren 1947 bis 1948. Dank gilt dem Dietrich-Bonhoeffer-Biographen Prof. Dr. Eberhard Bethge (Wachtberg/BRD) für Informationen und Hinweise. Des weiteren fand ich Unterstützung bei: M. Boy (Berlin), Prof. Dr. O. Creutzfeldt (Göttingen), Dr. Chr. Donalies (Wittstock), Frau I. Franke (Berlin), Prof. Dr. W. Gottwald (Erlangen), Frau I. Grosser (Berlin), Frau I. Kalb (Berlin), Prof. Dr. E. Kluge (Freiburg), Prof. Dr. G. Koch (Erlangen), Dr. M. Lanczik (Würzburg), Prof. Dr. Dr. M. Müller-Küppers (Heidelberg), Prof. Dr. G. Nissen (Würzburg), dem Schriftsteller Eberhard Panitz (Berlin),

Frau Dozentin Dr. D. Ruff (Berlin), Doz. Dr. H. Schierhorn † (Magdeburg), Prof. Dr. Dr. h. c. K. J. Zülch † (Köln). All den Genannten gilt mein Dank.

Berlin, im Sommer 1989 Klaus-Jürgen Neumärker

Die Tradition einer Familie

Karl-Ludwig Bonhoeffer kam am 31. März 1868 mittags gegen 2 Uhr in Neresheim im Württembergischen zur Welt, vier Jahre nach seinem Bruder Gustav-Otto, mit dem er später dieselbe Schule besuchte. Zum Leid der Eltern verstarb der 1867 geborene Bruder Gustav-Adolf nach acht Wochen, ebenso der 1874 geborene Walter, der das Opfer einer Diphtherie-Infektion des Kehlkopfes wurde. Die Ursachen dieser und anderer Infektionskrankheiten waren seinerzeit kaum bekannt.

Es dauerte seine Zeit, ehe Karl Bonhoeffer in die medizinisch-wissenschaftliche Arena, nicht zuletzt die der Charité, eintreten sollte. Vorerst war er vom Tode seines Bruders betroffen. Noch glaubte er, entsprechend seiner christlichen Erziehung, ihn durch ein Abendgebet wieder zum Leben erwecken zu können.[1] Die ihm in dieser Zeit entgegengebrachten Gefühle und die in der Familie vorherrschende harmonische Atmosphäre halfen ihm schließlich über den Schmerz und die Unabänderlichkeit des Todes hinweg. Jene Atmosphäre, jener Geist und jene Haltung zu den Dingen des Lebens wurzelten tief in der Familientradition, hatten etwas Beständiges und prägten das Wesen des Jungen frühzeitig. Wesentlichen Anteil daran hatte die 1842 geborene Mutter Julie aus dem Hause Tafel, einer schwäbischen Juristen- und Theologenfamilie. Die Großeltern Tafel verkörperten liberale Gesinnung, die mit Idealismus und Überzeugung nach innen und nach außen vertreten wurde. So ist von der „Tafelschen Seite“ bekannt, daß Burschenschaftsaktivitäten und schwäbisch-demokratischer Geist das Klima ausmachten, das sich besonders in den Revolutionsjahren 1848/49, als man politischen Flüchtlingen und Familien politisch Gefangener Beistand gewährte, tatkräftig offenbarte.

Es war Bonhoeffers Mutter, eine dunkelhaarige Frau von

mittlerer Statur mit lebhaftem Gesicht, beweglicher Mimik und einem leichten Gang[2], der die Erziehung sowie die Haus- und Etatführung der Familie oblag. Sie knüpfte Beziehungen zu anderen Familien der Umgebung, betätigte sich aktiv in der aufkommenden Frauenrechtsbewegung und sorgte mit Weitsicht für die zukünftige Ausbildung ihrer Söhne. Sie war es, die darauf drang, daß die Familie, die bereits 1869 von Neresheim nach Heilbronn, dann 1877 nach Ravensburg umgezogen war, schließlich nach Tübingen gelangte. Überhaupt hatte die Mutter, die den Vater um 28 Jahre überlebte, bis zu ihrem Tode am 13. Januar 1936 auch auf die spätere Karl Bonhoeffersche Familie mit Kindern und Enkelkindern einen nachhaltigen Einfluß ausgeübt.

Der 1828 geborene Vater Friedrich Ernst Philipp Tobias Bonhoeffer entstammte einer Pfarrersfamilie aus Schwäbisch Hall. In Tübingen studierte er Jura und brachte es bis zu seiner letzten Versetzung nach Ulm, wo er 1907 starb, zum königlich-württembergischen Landgerichtspräsidenten. Friedrich konnte sich im Gefolge einer Personaladelserhebung „von Bonhoeffer" titulieren. In Zivilprozessen war er ein geschätzter Jurist, trotz des Adelstitels ein bürgerlicher Gesetzeshüter durch und durch, doch er hatte nie danach gestrebt, seinen Söhnen eine entsprechende Ausbildung aufzuzwingen. Vielmehr unterwies er seinen Sohn Karl in praktischer Pflanzenkunde, so daß dessen spätere Physikumsnote „1" in Botanik, wie er selbst bekennt, im wesentlichen das Verdienst des Vaters war.[4] Karl Bonhoeffer schildert ihn als eine „behagliche Natur", der sich politisch „frühzeitig vom schwäbischen Lokalpatriotismus" freigemacht hatte und „mit der zahlreichen Tafelschen Demokratenverwandtschaft" im ganzen wenig sympathisierte.[5] Um so mehr schenkte er gemäß der Bonhoefferschen Tradition seinen Kindern reichlich Aufmerksamkeit. Immerhin hatte er in der alten schwäbischen Reichsstadt Hall das Bürgerrecht inne, bezog ein jährliches Siedersgeld von einem Taler, hatte Anrecht auf ein Honoratiorenfreibett im Siechenhaus und präsentierte seinen Söhnen mit Stolz das Bonhoeffersche Wappen, das im Ort vielfach aufzufinden war. Es stellte einen Löwen dar, der einen Bohnenstrauch in den Tatzen hält, Anlaß genug für vielerlei symbolische Deutung. Hall war der Ort, in dem sich die Familie des jungen Goldschmiedes Kaspar von Bonhoffen 1514 niedergelassen hatte. Sie, die aus dem kleinen holländischen Ort Nijmegen an der Waal gelegen stammten, nannten sich damals noch van den Boenhoff und ab 1477 van Bonhofen. Die Ahnenliste[6] läßt sich nicht nur um Jahrhunderte zurückverfolgen, sie ist auch weitverzweigt und weist vornehmlich Juristen, Theologen, Mediziner, Handwerker und Salzsieder aus. Ahnengemeinschaften lassen sich bis Georg Wilhelm Friedrich Hegel (1770–1831), Eduard Mörike (1804–1875), Georg Büchner (1813–1837), Johann Christian Friedrich Hölderlin (1770–1843), ja selbst zu Schiller und Goethe nachweisen. Wegen dieser Konstellationen kam allerdings im Bonhoefferschen Haus weder Hochmut noch Selbstüberschätzung auf. Es blieb zwar vieles in der schwäbischen Tradition verhaftet, hier wie auch anderswo mit einem Hang zu deutschem Philistertum, dennoch offenbarten sich die Freiheit der Meinungsäußerung, demokratische Gesinnung und die Großzügigkeit im Denken, wohl auch ein Anflug von Genialität. Es ist viel darüber nachgedacht und geschrieben worden, warum gerade aus dem Schwäbischen so häufig Dichter, Philosophen und Psychiater hervorgingen. Psychiaternamen wie Wilhelm Griesinger, Robert Gaupp, Ernst Kretschmer sind hier zu nennen, über die es im folgenden noch zu berichten gilt. Als Erklärung kann uns vielleicht ein heute durchaus verständliches Prinzip der Begabtenauslese und -förderung sowie das humanistische Bildungsideal dienen.[7] Dennoch, jenes schwäbisch-württembergische System war in die herrschenden gesellschaftlichen Konventionen eingebunden. Bekannt waren die Seminare des evangelisch-theologischen Stiftes an der Universität Tübingen, aus dem Hegel, Hölderlin und auch Mörike hervorgingen. Deren klösterliche Ausrichtung und Orientierung auf ein ausgesprochen intellektuelles Leistungsverhalten konnte sensiblen Naturen aber auch zum Verhängnis werden. Das Klima war hier ähnlich wie im Theologenseminar des Maulbronner Klosters, aus dem Hermann Hesse (1877–1962) entwichen war, und wie ein Jahrhundert zuvor in der militärisch ausgerichteten Karlsschule des Herzogs von Württemberg in Stuttgart, die Schiller fluchtartig verlassen hatte. In einem Brief an seinen Freund Körner schrieb Schiller später von der dortigen „wahnsinnigen Methode der Erziehung“, gegenüber seiner Schwägerin Karoline nannte er es eine „herz- und geistlose Erziehung“[8].

Ganz so dramatisch verlief der Schulbesuch des Karl Bonhoeffer weder in Ravensburg, wohin der Vater versetzt worden war, noch in Tübingen, der nächsten Station der Familie. Überhaupt waren die frühen Kindheitsjahre gekennzeichnet durch eine nicht einengende Obhut der Eltern, eine Erziehung, die die Attribute maßvoll, tolerant und gerecht verdiente. Man begab sich mit den Kindern zu Familien, mit denen man sich freundschaftlich verbunden fühlte, unternahm ausgedehnte Spaziergänge, genoß die herrliche Umgebung und Natur in allen Jahreszeiten, insbesondere während der herbstlichen Weinlese, und lernte unter Aufsicht des Vaters im Neckar schwimmen.

Schul- und Studienjahre

Karls erster Schulbesuch erfolgte noch in Heilbronn. Hier war er unter den Mitschülern einer der Kleinsten der Klasse, wie er auch später als erwachsener Mann nur ein Köpermaß von 1,68 m erreichte. Durch seine Linkshändigkeit hatte er Mühe beim Erlernen der Schreibschrift, aber die „Schönschriftnoten“ konnten durch Üben mit der rechten Hand verbessert werden. Unterstützung fand er bei Auseinandersetzungen in der Schule durch seinen vier Jahre älteren Bruder Otto, auf den er mit Stolz blickte. Dieser studierte nach Abschluß des Gymnasiums Chemie, trat danach in die Farbenfabrik Bayer in Elberfeld ein und hatte wesentlichen Anteil an der Entwicklung und Produktion des Sulfonals. Die Versetzung des Vaters nach Ravensburg ging einher mit dem Wechsel der Schule. Neue Lehrer, meist Kaplane, ließen den Jungen eine andere, strengere Erziehungsform spüren, die ihre Ursache wohl auch in der damaligen Rivalität zwischen katholischen und evangelischen Meinungs- und Amtsträgern hatte. Dennoch, eine Entschädigung für diese Schulsituation erfuhr der Junge duch die geographische Lage des Ortes unweit der Alpen, etwa 20 km vom Bodensee entfernt, wohin die Familie oft Ausflüge unternahm. Bald schon siedelte die Familie aber weiter nach Tübingen. Auch hier galt im Gymnasium das Züchtigungsrecht der Lehrer, und Karl war Zeuge entsprechender Handlungen, die so ganz seiner eigenen Erziehung und Einstellung widersprachen. Im allgemeinen bot jedoch Tübingen nicht nur mit seiner 1477 gegründeten Universität weitaus mehr Möglichkeiten der Entfaltung und Anregung, als von Ravensburg und Heilbronn ausgehen konnten. Der junge Bonhoeffer nutzte alle sich ihm bietenden Anlässe, um zu sehen, zu hören, seinen Geist zu schärfen. Das studentische Leben hinterließ wohl den nachhaltigsten Eindruck. Mit neugierigem Interesse verfolgte man die Aktivitäten der Bur-

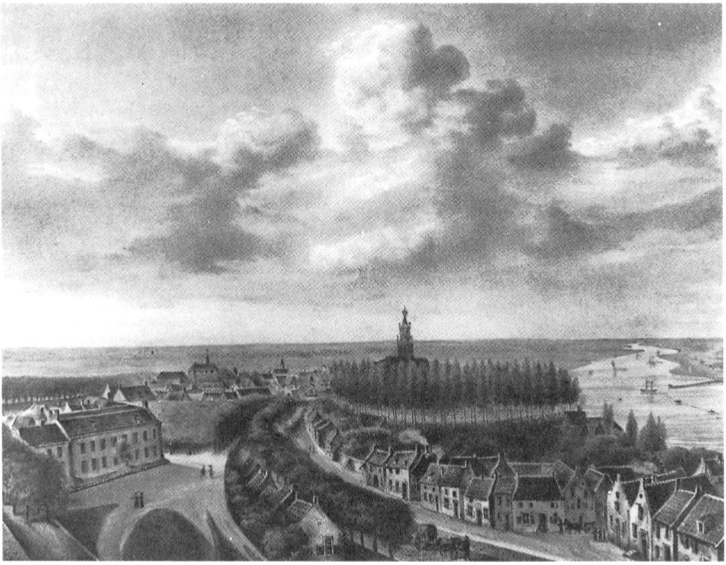

Bild 1. Nijmegen an der Waal. Ort der Vorfahren Karl Bonhoeffers. Zeitgenössische Darstellung

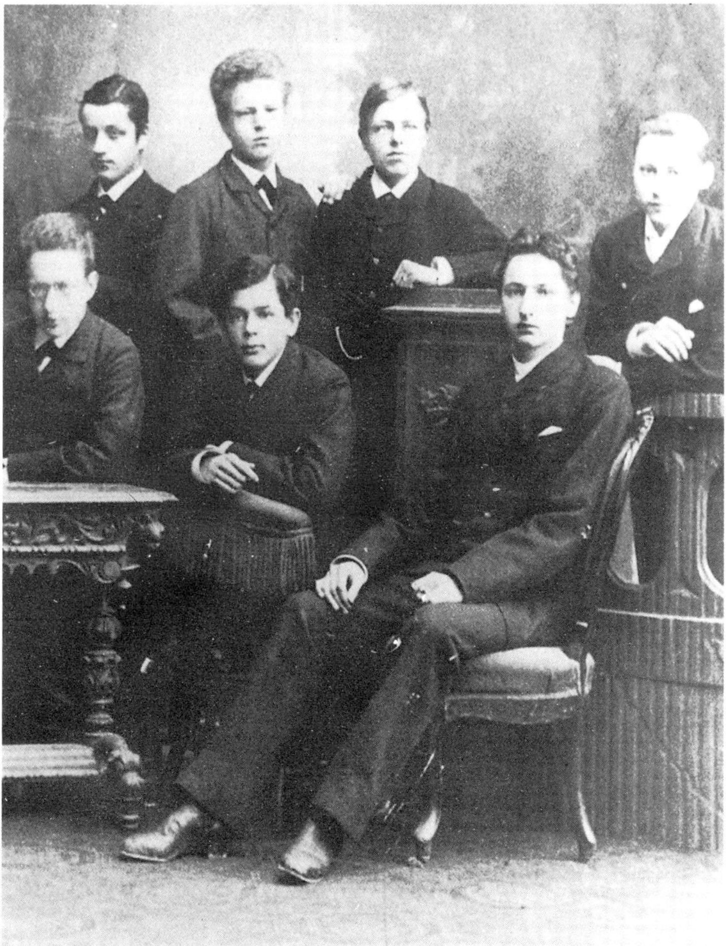

Bild 2. Karl Bonhoeffer als Medizinstudent 1887 in Tübingen (1. Reihe Mitte)

Bild 3. Theodor Mommsen (1817–1903)

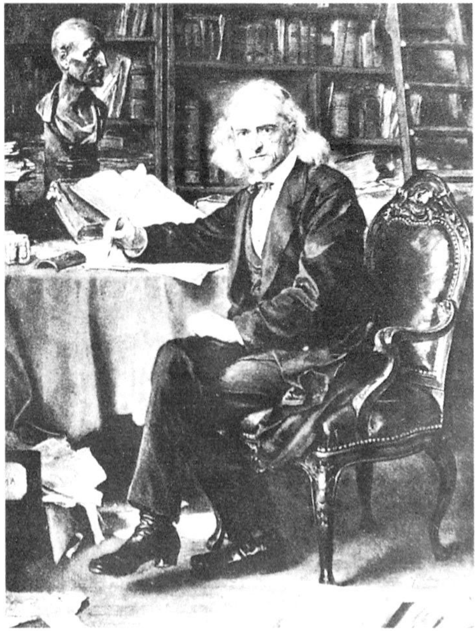

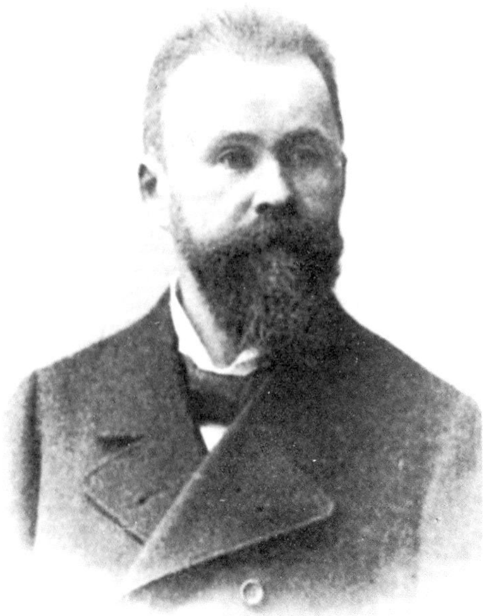

Bild 4. Carl Wernicke (1848–1905)

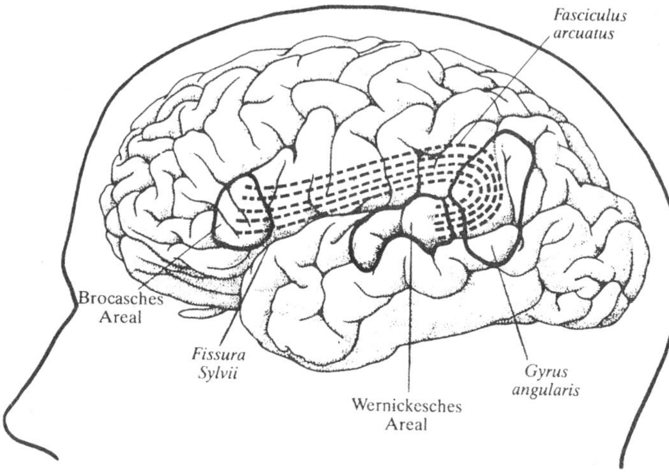

Bild 5. Die Bezirke der linken Gehirnhälfte des Menschen, die mit dem Sprechen und dem Sprachverständnis zusammenhängen. Der Fasciculus arcuatus ist ein Bündel von Nervenfasern unterhalb der Hirnrinde, die das Brocasche und Wernickesche Areal miteinander verbinden.

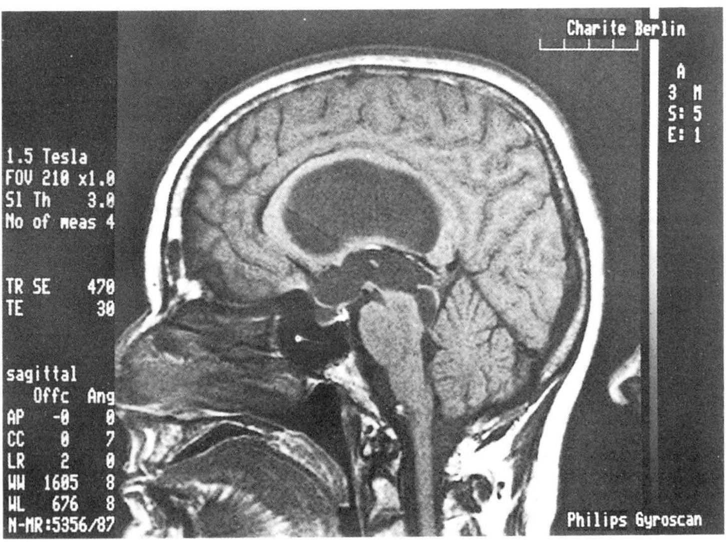

Bild 6. Moderne bildgebende Verfahren zur Diagnostik der Hirnstrukturen des Menschen: Magnetresonanz-Tomographie (Charité Berlin)

Bild 7a, b. Dissertation Karl Bonhoeffers. Abdruck in Pflügers Archiv 1890

ARCHIV

FÜR DIE GESAMMTE

PHYSIOLOGIE

DES MENSCHEN UND DER THIERE.

HERAUSGEGEBEN

VON

DR. E. F. W. PFLÜGER,

ORD. ÖFFENTL. PROFESSOR DER PHYSIOLOGIE AN DER UNIVERSITÄT UND DIRECTOR DES PHYSIOLOGISCHEN INSTITUTES ZU BONN.

SIEBENUNDVIERZIGSTER BAND.

MIT 9 TAFELN UND 66 HOLZSCHNITTEN.

BONN, 1890.

VERLAG VON EMIL STRAUSS.

Ueber einige physiologische Eigenschaften dünn- und dickfaseriger Muskeln bei Amphibien.

Von

Karl Bonhöffer, cand. med. aus Stuttgart.

Mit 1 Holzschnitt.

In mehreren Abhandlungen ist Grützner[1]) zuerst der Frage näher getreten, ob der Verschiedenheit der Muskelsubstanz, wie sie Ranvier beim Kaninchen gefunden und wesentlich nach ihrer Farbe als rothe und weisse unterschieden hat, nicht eine allgemeine Eigenschaft des quergesteiften Muskels zu Grunde liege und in der That hat er gezeigt, dass auch bei andern Säugern, bei Hunden, Katzen, Meerschweinchen, Ratten und Mäusen sich ganz ähnliche Verhältnisse in den Muskeln finden, und dass ebenso auch beim Menschen eine analoge Differenzirung des Muskelgewebes zu erkennen ist.

Die physiologische Verschiedenheit einzelner Muskelgruppen am Frosche, wie sie zuerst von Ritter und nach ihm von Rollett u. A. erwiesen worden ist, indem je nach der Intensität der Reizung bald die einen, bald die andern Muskelkomplexe zucken, gab Grützner Veranlassung, dieser Verschiedenheit des näheren

Monatsschrift

für

Psychiatrie und Neurologie.

Herausgegeben von

Prof. Dr. C. Wernicke in Breslau und Prof. Dr. Th. Ziehen in Jena

Band I.

Berlin 1897
Verlag von S. Karger

Bild 8. Titelblatt der von C. Wernicke und Th. Ziehen 1897 gegründeten und herausgegebenen Monatsschrift für Psychiatrie und Neurologie

II. Ein Beitrag zur Localisation der choreatischen Bewegungen.

Von

Dr. KARL BONHOEFFER,
Assistent der Klinik.

(Hierzu Taf. I.)

Der im Nachfolgenden geschilderte Krankheitsfall und der dabei erhobene anatomische Befund hat mir Veranlassung gegeben, mich mit der klinischen Erscheinung der Hemichorea zu beschäftigen und zur Frage ihrer Localisation Stellung zu nehmen.

Es erschien von jeher sowohl durch die Halbseitigkeit der Erscheinung als durch die Häufigkeit des Zusammentreffens mit hemiplegischen Affectionen nahegelegt, in der hemichoreatischen Störung einen localisierbaren Process zu sehen.

Im Ganzen sind es zwei Gesichtspunkte, nach denen sich die seitherigen Anschauungen gruppieren lassen. Die eine Richtung hält es für erforderlich, für die Eigenart der klinischen Erscheinungsweise besondere noch nicht näher bekannte Bahnen und die Schädigung besonderer subcortikaler Ganglienelemente anzunehmen, während eine andere Richtung in der Annahme eines Reizes, der auf den Verlauf der Pyramidenbahn ausgeübt wird, den Thatsachen hinreichend Rechnung zu tragen glaubt.

Als Erster machte Charcot auf das häufige Zusammentreffen von Hemianästhesie mit der posthemiplegischen Chorea aufmerksam und stellte die Hypothese auf, dass in der inneren Kapsel beziehungsweise im Stabkranz ein besonderer Faserzug, der vor dem carrefour sensitif sich befinden müsse, verlaufe, dessen Läsion die eigenthümliche motorische Störung der Hemichorea zur Folge habe. Dieser Anschauung schlossen sich die französischen Autoren in der Folgezeit im Wesentlichen an, während auf englischer Seite Gowers auf Grund seiner Beobachtungen die Läsion des Sehhügels für die genannte Bewegungsstörung verantwortlich machen zu dürfen glaubt.

Wesentlich erweitert und modificirt erscheint die Sehhügeltheorie neuerdings wieder in einer interessanten Abhandlung von

Bild 9. Karl Bonhoeffers erste wissenschaftliche Publikation in der Monatsschrift über die Bindearm-Chorea

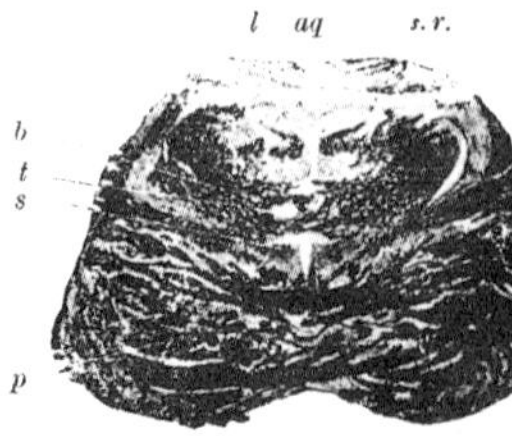

Fig. 1

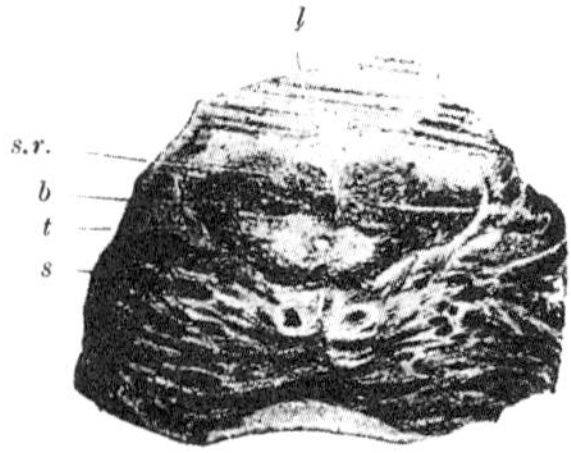

Fig. 2

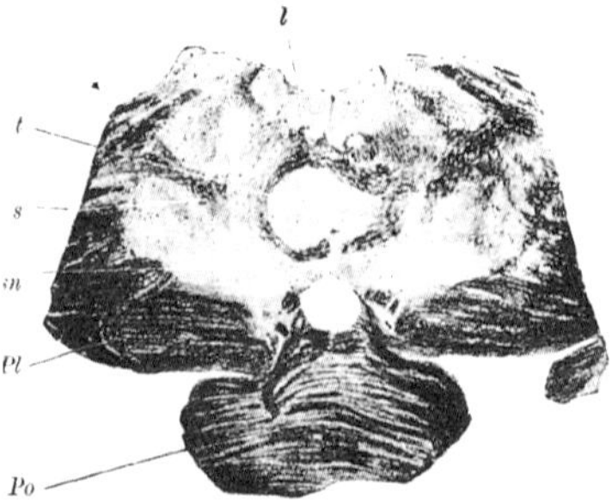

Fig. 3

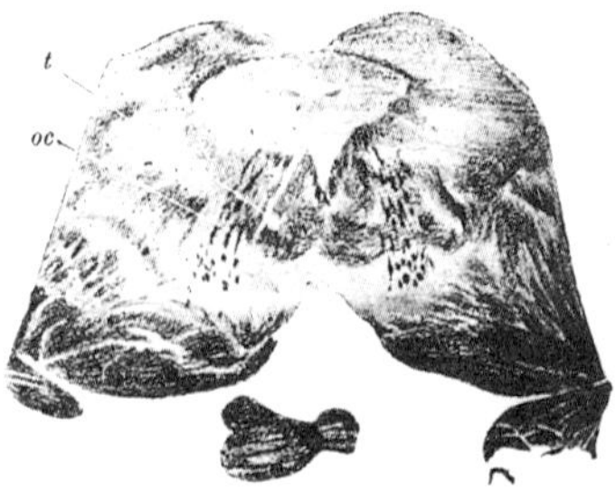

Fig. 4

Markscheidenfärbung nach Weigert-Pal.

Zeichnungen nach Photographien der Schnitte in doppelter Vergrösserung.

aq =	Aquäduct	*Po* =	Brücke
b =	Bindearm	*s* =	Schleife
l =	hinteres Längsbündel	*s. n.* =	substantia nigra
p =	Pyramidenbahn	*s. r.* =	substantia reticularis
Pl =	Hirnschenkelfuss	*t* =	tumor

oc = oculomotorius.

Fig. 1. Querschnitt durch den untern Vierhügel. Die dorsalsten Partien sind nicht mehr in die Schnittebene gefallen.

Fig. 2. Der Tumor überschreitet die Mittellinie und nimmt den grössten Theil des Kreuzungsgebietes der Bindearme ein. Die Querstriche in den dorsalen Partien sind Folge ungleichmässiger Schnittführung.

Fig. 3. Grösste Ausdehnung des Herdes. Die Gegend der substantia nigra erscheint des Schrägschnittes wegen sehr breit.

Fig. 4. Es ist noch ein kleiner, punktförmiger Rest des Herdes (*t*) zu sehen. Daran anstossend die bogenförmig austretenden Oculomotoriusfasern.

Bild 10. Von Karl Bonhoeffer vorgenommene Hirnschnitte und Färbung zum Nachweis der Bindearm-Chorea

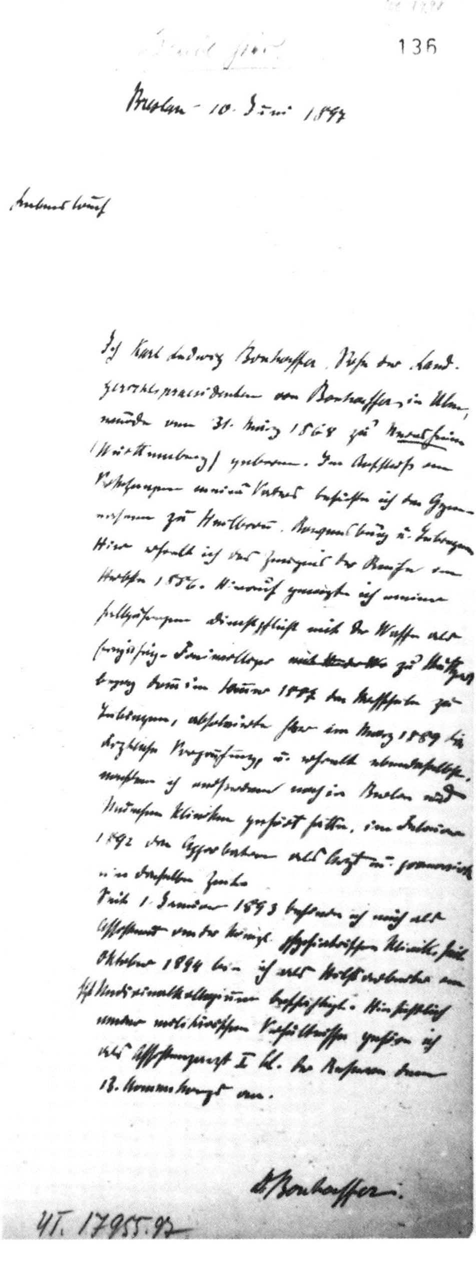
Breslau 10. Juni 1897

Lebenslauf

Ich Karl Ludwig Bonhoeffer, Sohn des Landgerichtspraesidenten von Bonhoeffer in Ulm, wurde am 31. März 1868 zu Neresheim (Württemberg) geboren. Im Anschluss an Versetzungen meines Vaters besuchte ich die Gymnasien zu Heilbronn, Ravensburg u. Tübingen. Hier erhielt ich das Zeugnis der Reife im Herbst 1886. Hierauf genügte ich meiner halbjährigen Dienstpflicht mit der Waffe als Einjährig-Freiwilliger ~~[illegible]~~ zu [illegible] begann dann im Winter 1887 das Studium zu Tübingen, absolvierte hier im März 1889 die ärztliche Vorprüfung u. erhielt, [illegible] nachdem ich außerdem noch in Berlin und Münchener Kliniken gehört hatte, im Dezember 1892 die Approbation als Arzt u. promovierte in derselben Zeit.

Seit 1. Januar 1893 befinde ich mich als Assistent an der Königl. Psychiatrischen Klinik, seit Oktober 1894 bin ich als [illegible] an [illegible] beschäftigt. Hinsichtlich meiner militärischen Verhältnisse gehöre ich als Assistenzarzt I. Kl. der Reserve dem 13. Armeekorps an.

K. Bonhoeffer.

Bild 11. Lebenslauf zur Habilitation an der Medizinischen Fakultät der Königlichen Universität zu Breslau

(Aus der psychiatrischen Klinik zu Breslau.)

Der Geisteszustand des Alkoholdeliranten.

Klinische Untersuchungen

als

Habilitationsschrift

der

hohen medicinischen Fakultät der Königl. Universität zu Breslau

zur

Erlangung der venia legendi

vorgelegt

und am Dienstag, den 26. Oktober 1897, Morgens 11 1/2 Uhr,

im Musiksaale der Königl. Universität

öffentlich verteidigt

von

Dr. K. Bonhoeffer.

Opponenten: Dr. Gaupp.
Dr. Heilbronner.

Buchdruckerei Maretzke & Martin, Trebnitz in Schles.

Bild 12. Titelblatt der Habilitationsschrift Karl Bonhoeffers

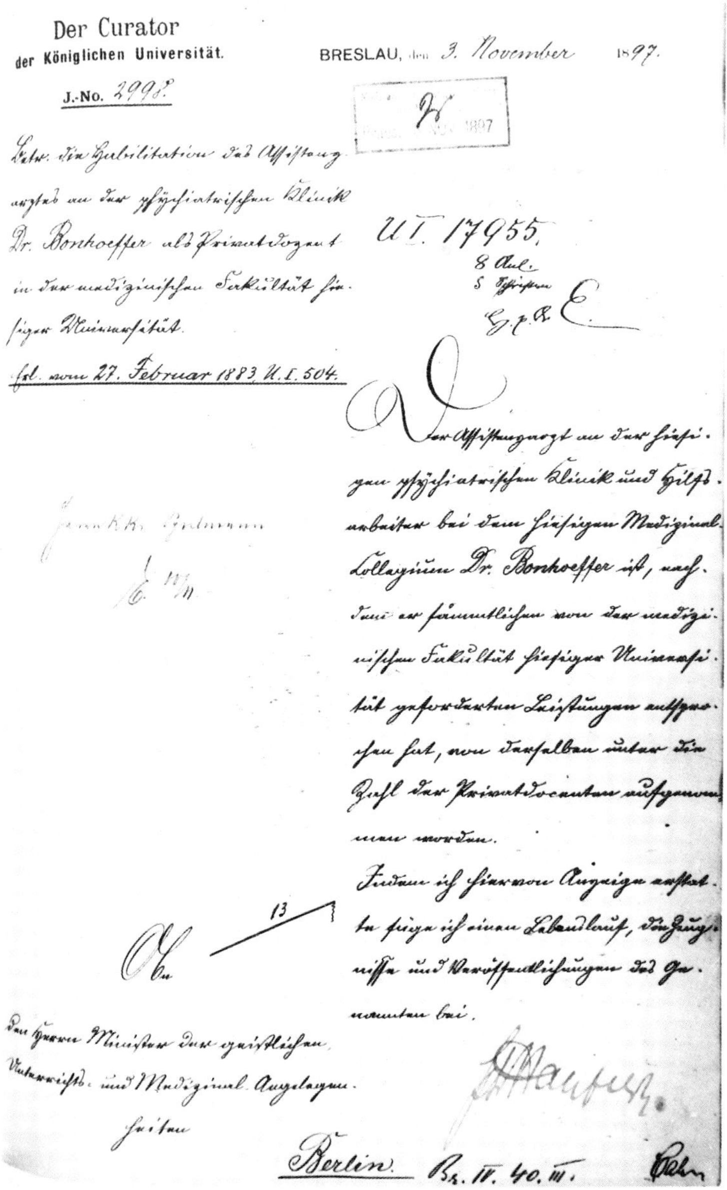
Der Curator
der Königlichen Universität.

BRESLAU, den 3. November 1897.

J.-No. 2998.

Betr. die Habilitation des Assistenzarztes an der psychiatrischen Klinik Dr. Bonhoeffer als Privatdozent in der medizinischen Fakultät hiesiger Universität.

Erl. vom 27. Februar 1883 U. I. 504.

U I. 17955.
8 Anl.
5 Schriften

Der Assistenzarzt an der hiesigen psychiatrischen Klinik und Hilfsarbeiter bei dem hiesigen Medizinal-Collegium Dr. Bonhoeffer ist, nachdem er sämmtlichen von der medizinischen Fakultät hiesiger Universität geforderten Leistungen entsprochen hat, von derselben unter die Zahl der Privatdocenten aufgenommen worden.

Indem ich hiervon Anzeige erstatte, füge ich einen Lebenslauf, die Zeugnisse und Veröffentlichungen des Genannten bei.

An den Herrn Minister der geistlichen Unterrichts- und Medizinal-Angelegenheiten

Berlin.

Bild 13. Ernennungsschreiben zum Privatdozenten an der Königlichen Universität zu Breslau

(Aus der psychiatrischen Klinik zu Breslau.)

Klinische und anatomische Beiträge zur Kenntnis der Alkoholdelirien.

Von

Dr. K. BONHOEFFER.

Hierzu Tafel II — III. und eine Schriftprobe im Text.

Das Delirium tremens stellt nach seiner klinischen Erscheinungsweise in der Psychiatrie ein ähnliches Mittelglied zwischen den sogenannten organischen Gehirnerkrankungen und den eigentlichen Psychosen dar, wie die progressive Paralyse.

Wie es einerseits Delirien giebt, die sich von der akuten Hallucinose der Trinker thatsächlich nur durch die Kürze des Verlaufs und den kritischen Abfall der Erscheinungen unterscheiden, so findet man andererseits Fälle, in denen die Uebereinstimmung der Symptome mit denen einer Convexitätsmeningitis eine frappante ist, so dass gelegentlich erst das Obduktionsergebnis die Entscheidung bringt. Wernicke[1]) hat auf diese differentiell-diagnostische Schwierigkeit seiner Zeit besonders hingewiesen. — Diese Möglichkeit einer Verwechselung besteht, wie man im Allgemeinen annimmt, nur so lange, als Herdsymptome fehlen, da das Delirium tremens zu einer Beteiligung der kortikalen Projektionsfelder nicht führen soll.

Die anatomische Untersuchung ebenso wie die klinische Beobachtung lassen mir die allgemeine Giltigkeit des letzteren Satzes zweifelhaft erscheinen, und ich möchte im Folgenden die Aufmerksamkeit auf das Verhalten der kortikalen Projektions-

Bild 14. Erste Publikation Karl Bonhoeffers zur Alkoholproblematik in der Monatsschrift für Psychiatrie und Neurologie 1899

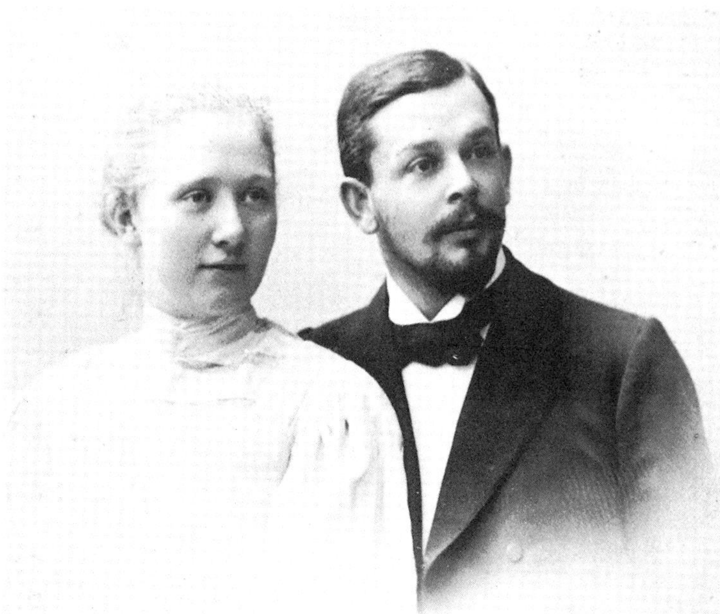

Bild 15. Karl und Paula Bonhoeffer, geb. von Hase, nach der Heirat am 5. März 1898 in Breslau

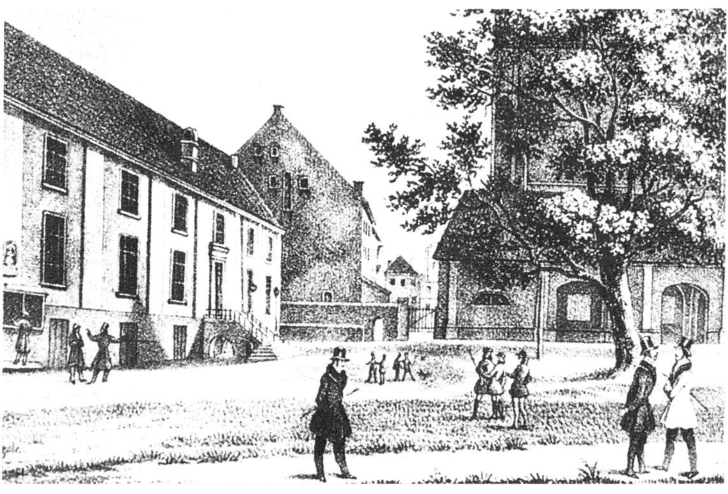

Bild 16. Auditorium maximum der 1544 gegründeten Universität in Königsberg

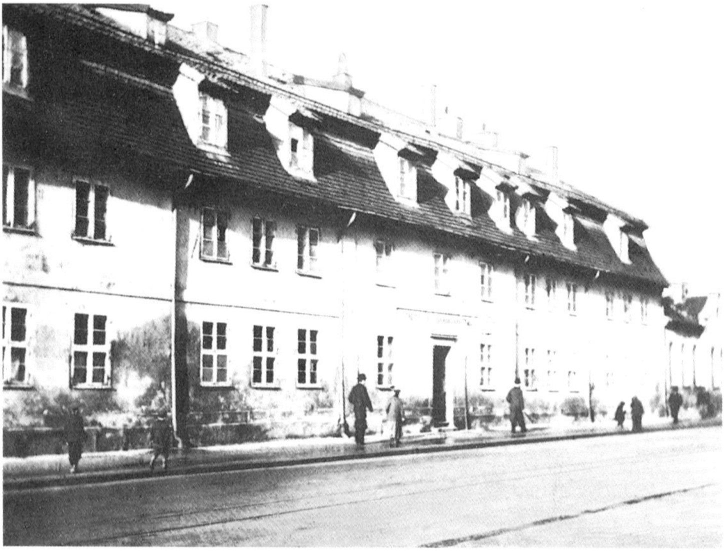

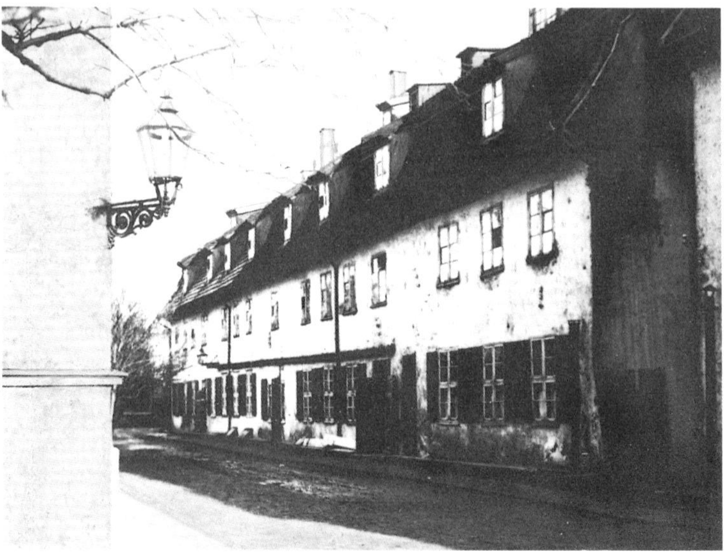

Bild 17a, b. Straßen- und Rückansicht der Psychiatrischen Klinik der Universität Königsberg um 1903

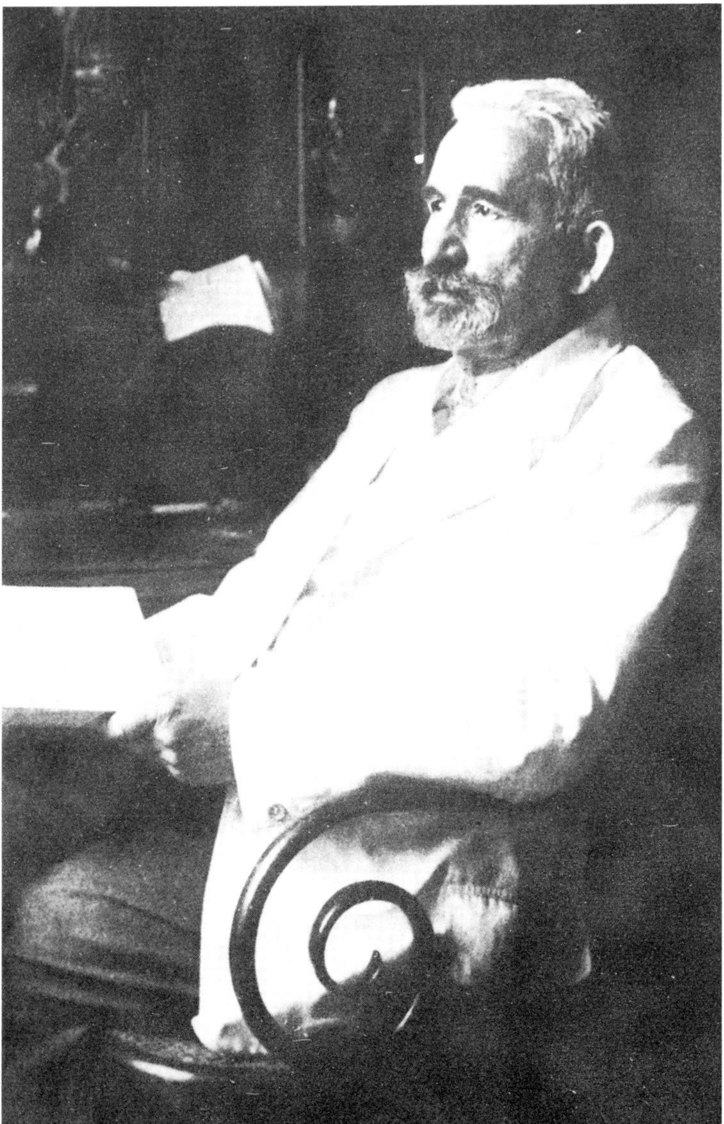

Bild 18. Emil Kraepelin (1856–1926)

Bild 19a. Eingang der Universität zu Breslau
Bild 19b. Ansicht der Breslauer Universität von der Oder

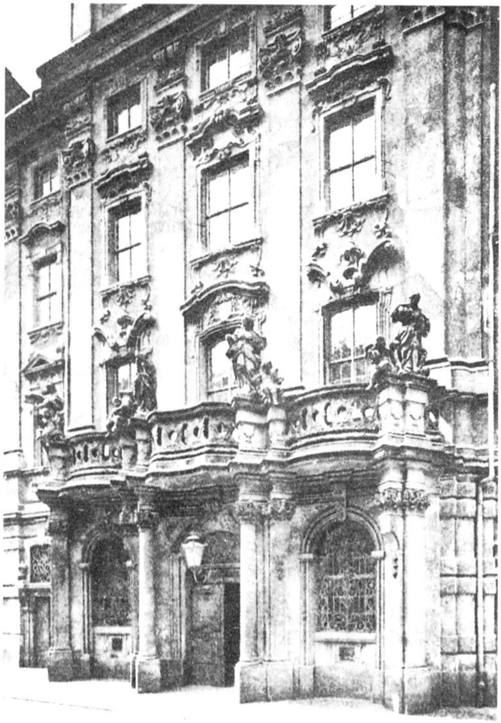

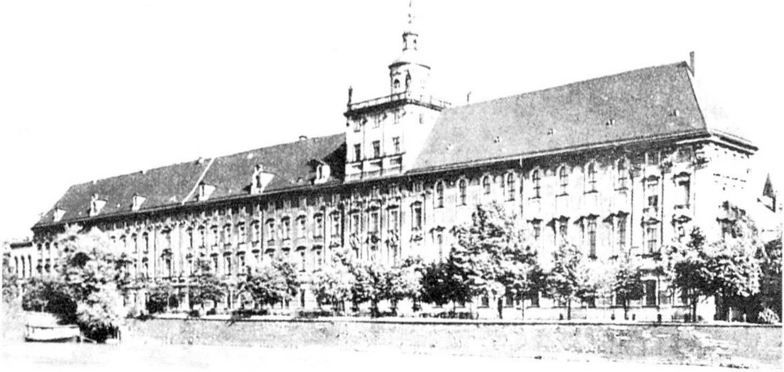

Atlas des Gehirns.

Schnitte durch das menschliche Gehirn

in photographischen Originalen

herausgegeben mit Unterstützung der

Königlichen Akademie der Wissenschaften in Berlin

von

Prof. Dr. Carl Wernicke.

Direktor der psychiatrischen Klinik und der Poliklinik für Nervenkranke an der Universität Breslau

ABTEILUNG III.

21 Sagittalschnitte durch eine Großhirnhemisphäre

hergestellt und erläutert von

Dr. Otfrid Foerster,

Assistent der Klinik

BRESLAU 1903.

Verlag der psychiatrischen Klinik.

Bild 20. Dritter Band vom Atlas des Gehirns. Wernicke und Foerster verwenden die Fotografie zur Reproduktion

schenschaften, die trotz zeitweiliger Verbote und Verfolgungen nun als Stützen des Konservatismus und der Deutschtümler Duldung erfuhren. Überschwappender Nationalismus und der nahe dabeiliegende Chauvinismus hatten ja auch hier verhängnisvolle Wurzeln. Es gehörte schon ein ausreichend Maß an politischem Wissen und Instinkt dazu, um hinter die gesellschaftspolitischen Zustände und Verhältnisse zu blicken, die sich damals in Preußen und Deutschland abzeichneten. Tübingen machte hier wohl als deutsche Universitätsstadt keine Ausnahme, obgleich man sich der poetischen und philosophischen Vergangenheit voll bewußt war und sie nicht nur bei gymnasialen und universitären Festen mit Lied und Gedicht wachhielt.

Bei alledem mußte der tägliche schulische Stoff bewältigt werden, wurde doch auch im Bonhoefferschen Haus Wert auf gute Leistungen und Noten gelegt. Lebhaft betrieb der Gymnasiast alle Fächer, besonders die altsprachlichen. Bonhoeffer hat später oft bedauert, daß er außer Latein und Griechisch keine Fremdsprache beherrschte, denn gerade bei wissenschaftlichen Kongressen und Veröffentlichungen wäre die Kenntnis des Englischen oder Französischen sehr förderlich gewesen. Mit Genugtuung berichtet er allerdings über seinen Eintritt in den wissenschaftlichen Verein des Tübinger Gymnasiums. Dieser hatte zwar den Anstrich einer elitären, sich aus Söhnen der Professoren- und Beamtenfamilien der Stadt rekrutierenden Institution, bot aber den Vorteil, daß man es sich fortan zur Aufgabe machte, Aufsätze zu ausgewählten Themen zu schreiben, die dann untereinander und miteinander kritisch beleuchtet wurden. Hierzu trafen sich die Schüler meist im vierwöchentlichen Turnus, und es wurden in der Tat sehr ernsthaft geistes- und naturwissenschaftliche Fragestellungen diskutiert. Man betrieb intensives Quellenstudium und nutzte fleißig die Vielzahl der in der Schloßbibliothek vorhandenen Literatur. Bonhoeffer hielt im nachhinein gerade diese Methode für recht effektiv, vermochte er doch auf diesem Wege „die erste Ahnung der Freude am wissenschaftlichen Arbeiten“ zu erlangen.[1] Noch war aber nicht daran zu denken, daß es auch medizinisch-wissenschaftliche Arbeit bedeuten könnte.

Die Gymnasialjahre näherten sich dem Ende; vor Beginn der Reifeprüfung stand die Frage nach der Berufswahl an. Eine Justizlaufbahn kam nicht in die engere Wahl, hatte doch der Vater an sich selbst und damit die gesamte Familie oftmals die quälende hinhaltende Beförderungspraxis miterlebt. Bruder Ottos anfängliche Neigung, die Offizierslaufbahn einzuschlagen, stand für Karl, der in ihm ja auch ein Vorbild sah, nicht zur Diskussion. Karl mußte zwar am 1. Oktober 1886, nachdem er gerade erfolgreich das Abitur bestanden hatte, in Stuttgart zum Militär einrücken. Jedoch der aktive Dienst im Regiment 125 hatte für den Rekruten eher Abstoßendes an sich: Gewehr reinigen, Posten stehen, Geländeübungen, Scharfschießen waren beileibe nicht seine Welt. Nein, er hatte sich schon vorher, wenn auch ohne rechte Vorbilder, aber wie er später bekannte, aus Neigung zu den Naturwissenschaften und aus Interesse an der Psychologie, für das Studium der Medizin entschieden. Und so nahm er nach Entrichtung der damals an medizinischen Fakultäten üblichen Immatrikulationsgebühren von 15,– Mark sowie 130,– Mark Kollegiengeld und einem kleinen Beitrag für die Krankenkasse mit Beginn des Sommersemesters 1887 das Studium in Tübingen auf. An preußischen Universitäten mußten Medizinstudenten unterschiedliche, aber doch für die Verhältnisse beträchtliche Summen aufbringen, wollten sie ein 10 Semester umfassendes Studium erfolgreich absolvieren. Allein an Studienkosten wurden z. B. in Königsberg 1515,– Mark, in Berlin dagegen schon 2049,– Mark[2] abverlangt, die nicht von jedem Studienwilligen, kam er gar aus niederen Kreisen, aufgebracht werden konnten. Finanzielle Sorgen gab es freilich bei Karl nicht, er wirtschaftete sparsam und konnte trotzdem vollends im studentischen Dasein aufgehen.

Die ersten beiden Jahre bis zum Physikum, das mit der Note „1“ abgeschlossen werden konnte, waren nicht nur durch eifriges Lernen von Anatomie und Physiologie gekennzeichnet, sondern auch durch Diskussionsfreudigkeit innerhalb der Studentenschaft. Und so nahm Bonhoeffer „gerne an langen Nachsitzungen nach der offiziellen Kneipe“[3] teil, an denen man vor allem bei weltanschaulichen Fragen in heftigen Disput geriet. Kaiserverehrung und Bismarcktreue waren allgemein im Schwange, darüber gab es weder etwas zu diskutieren noch zu kritisieren. Es war offensichtlich, daß bei der studentischen Jugend eher eine romantische Verklärtheit statt politischer Wirklichkeitssinn an Boden gewonnen hatte. Dabei bahnten sich im Physikumsjahr Bonhoeffers auf der politischen Ebene aufschlußreiche Entwicklungen an, die zwei Jahre später im Februar 1890 zur „Abdankung“ des Fürsten Otto von Bismarck, jenes „Urpreußen und Reichsgründers“[4] führten, eine Tatsache, die Jahrzehnte später von Golo Mann mit dem Satz „muß man nicht also die deutsche Geschichte von Bismarcks Sturz bis zu Hitlers Ende als einen einzigen Block ansehen, in dem eines sich unvermeidlich ans andere fügt“, kommentiert wurde[5].

Unter großem Jubel war am 18. Januar 1871 Preußens König Wilhelm I. in Versailles von den deutschen Fürsten zum Kaiser ausgerufen worden, am 31. März desselben Jahres, genau am 3. Geburtstag Karl Bonhoeffers, hatte die Eröffnungssitzung des ersten deutschen Reichstages im Weißen Saal des Berliner Schlosses stattgefunden. Mit 119 Abgeordneten stellte die voll hinter Bismarck stehende national-liberale Partei die stärkste Fraktion, Reichskanzler Bismarck war auf dem Höhepunkt seiner Macht und konnte den Ausbau des Reiches weiterhin vorantreiben. Am 9. März 1888 stirbt 91jährig Kaiser Wilhelm I. Sein 1831 geborener Sohn und Nachfolger, Friedrich III., nimmt ab 9. März 1888, schon schwer erkrankt, den deutschen Kaiserthron für 99 Tage ein. Er, der Bismarck keineswegs zugeneigt war, ihm geradezu feindlich begegnete, vertrat in mancher Hinsicht eine liberalere Politik, nicht zuletzt durch den Einfluß seiner Frau, einer Tochter der Königin Viktoria von England. Trotz vielfacher Bemühungen der Ärzte stirbt der Kaiser am 15. Juni 1888 an Kehlkopfkrebs. Der neue Monarch, Wilhelm II., Sohn Friedrichs III., übernimmt sofort die Macht, so daß in der Tat in einem Jahr drei deutsche Kaiser agieren und 1888 als das „Drei-Kaiser-Jahr“ in die Geschichte eingeht. Aber die Entscheidungen der Ärzte bei der Diagnostik, Einschätzung und Therapie jenes Kehlkopfleidens haben die Gemüter im In- und Ausland noch lange beschäftigt. Klinisch wurde die Diagnose vom damaligen Direktor der II. Medizinischen Klinik der Charité, Karl Gerhardt, und von dem seit Oktober 1882 an der Charité wirkenden führenden Chirurgen Ernst von Bergmann gestellt. Beide vertraten die Auffassung, daß der Tumor operativ entfernt werden müßte, was aber auf Widerstand der königlichen Familie stieß. Der daraufhin hinzugezogene englische Spezialist für Kehlkopfkrankheiten, Sir Morell Mackenzie (1837–1892), vertrat eine eher abwartende Haltung. Er konnte sich der Diagnose der beiden Deutschen nicht anschließen und wurde in seiner Meinung durch die Tatsache bestärkt, daß das von ihm entnommene Gewebe aus dem Tumor bei der histologischen Untersuchung durch den ebenfalls an der Charité wirkenden Pathologen Rudolf Ludwig Karl Virchow (1821–1902) keine Anzeichen von Bösartigkeit aufwies. Damit war ein wissenschaftlicher Meinungsstreit programmiert, der letztlich am raschen Tode des Monarchen nichts änderte, um so mehr aber politischen Charakter annahm und die Wogen allerorts hochschlagen ließ.[6]

Bonhoeffer nahm von allem am Rande Kenntnis. Er hatte inzwischen bei dem Tübinger Physiologen Paul Grützner (1847–1919) kurz nach dem Physikum in dessen Institut erstmals medizinisch-wissenschaftlich über die physiologischen Eigenschaften dünn- und dickfaseriger Muskeln bei Amphibien mit Blick auf seine medizinische Dissertation arbeiten können. Durch den erfolgreichen Studienverlauf waren nicht zuletzt seine Eltern erfreut, die ihm ein Semester des Studiums in Berlin einräumten. Der Aufenthalt fiel in das Jahr 1889/90 und diente letztlich wohl weniger der intensiven „Paukerei" als dem Kennenlernen großstädtischen Lebens und Treibens. Mit drei Freunden war er von Tübingen aus, die schwäbische Provinzialität hinter sich lassend, mit dem Zug über Stuttgart in die seit 1871 proklamierte Reichshauptstadt aufgebrochen. Berlin war bereits Millionenstadt, Weltstadt, Industriezentrum mit regem Handel und Verkehr sowie Hochburg des geistig-kulturellen und wissenschaftlichen Lebens. Schon in dieser Zeit gab es kaum eine zentrale Institution, die in dieser Stadt nicht etabliert war: der deutsche Reichstag sowie der Bundesrat als Repräsentant der deutschen Einzelstaaten, alle führenden deutschen Banken. In der Wilhelmstraße befand sich das sogenannte Regierungsviertel. Es war über viele Jahrzehnte bis zum Ende des zweiten Weltkrieges Brennpunkt deutscher, europäischer, ja imperialistischer Weltpolitik. Hier befand sich das Ministerium des Auswärtigen ebenso wie das Kriegsministerium und der Generalstab. Berlin selbst, seine städtische Verwaltung, befand sich allerdings in diesen Jahren in der Hand links-liberal eingestellter Bürger inmitten des konservativ-monarchischen Machtzentrums. So war Berlin nach der Niederwerfung der Pariser Kommune zugleich ein Zentrum der deutschen und internationalen Arbeiterbewegung geworden.

Für viele war die Stadt ein Anziehungspunkt. Tausende, ja Zehntausende strömten Jahr für Jahr vor allem aus den östlichen Provinzen hierher. Viele kamen aus der Armenprovinz Schlesien und aus Breslau, dessen soziale Probleme Karl Bonhoeffer alsbald selbst erleben sollte. Vorerst nutzte er die Zeit in Berlin, um die in der Schinkelschen Ära entstandenen Bauten, die Theater und Museen kennenzulernen. Durch Vermittlung und Empfehlung erhielt er auch Zutritt zu „vornehmen" Familien, aber er kam sich „in dieser welt- und sprachgewandten Gesellschaft als kleiner Student mit meinem schwerfälligeren schwäbischen Idiom ziemlich verloren vor", schrieb er nach einem Besuch bei der Familie Weber, wo er einem der berühmtesten Berliner, Theodor Mommsen (1817–1903), begegnet war. Mommsen, Verfasser epochaler Werke, wie der „Römischen Geschichte", des „Römischen Staatsrechts" und des „Römischen Strafrechts", war in seiner Zeit eine schillernde Figur. 1858, als Professor für alte Geschichte an die Berliner Universität berufen, wurde er 1874 auch deren Rektor. Als Mitglied der liberalen Fortschrittspartei und deren Mandatsträger im preußischen Abgeordnetenhaus trat er wiederholt öffentlich gegen Bismarcks Politik auf und setzte sich zwei Jahrzehnte lang als Sekretär der Preußischen Akademie der Wissenschaften für deren Entwicklung ein. Redegewandt, mit universellem Wissen ausgestattet, beeindruckte Mommsen, der 1902 den Nobelpreis für Literatur für den Sprachstil seiner historischen Werke erhielt, den jungen Bonhoeffer über alle Maßen. Natürlich belegte Bonhoeffer auch Vorlesungen in den medizinischen Fächern an der Charité und betrat als Student zum ersten Mal das Gebäude der Psychiatrischen- und Nervenklinik, der er ab 1912 über 26 Jahre hinweg als Direktor vorstehen sollte. Das Wintersemester in Berlin war schneller vergangen als erwartet. Schon rüstete sich Bonhoeffer, das folgende Sommersemester 1890 in München, der bayrischen Residenz, zu verbringen. Trotz vielerlei Unterschiede dieser Stadt und der Universität gegenüber Berlin mit der Charité, trat hier wie dort sein Interesse für Psychiatrie und Neurologie, geweckt durch eindrucksvolle psychiatrische Vorlesungen, mehr und mehr in den Vordergrund. Dabei war der Besuch dieser Vorlesungen keineswegs Pflicht, noch bestand die Möglichkeit, an allen preußischen Universitäten Vorlesungen über Psychiatrie und Neurologie zu hören, so beispielsweise auch nicht in seiner Heimatuniversität Tübingen. Erst duch die Schaffung einer neuen Prüfungsordnung für das medizinische Staatsexamen, die nach langen Diskussionen erst im Herbst 1906 in Kraft trat, wurde der Besuch des klinischen Unterrichts in der Psychiatrie für die Studierenden der Medizin obligatorisch und die Psychiatrie zum Prüfungsgegenstand erhoben. In München wurde Bonhoeffer die Psychiatrie durch Hubert von Grashey (1839–1914) nahegebracht, Schwiegersohn und Nachfolger des Bernhard von Gudden, der am 13. Juni 1886, 62jährig, unter spektakulären Umständen, die in der ganzen Welt großes Aufsehen erregten, als begleitender „Irrenarzt" des 40jährigen geisteskranken Bayernkönigs Ludwig II. im Starnberger See mit ihm ertrunken war. Die Münchner Psychiatrie nahm später mit der Berufung Emil Kraepelins einen erheblichen Aufschwung und entwickelte sich neben der Berliner Psychiatrischen- und Nervenklinik der Charité zur führenden Institution dieser Wissenschaft in Deutschland.

In München stieß der junge Student aber auch auf Angehörige seiner weitverzweigten Familie, zu denen er freudig Kontakt aufnahm. Es handelte sich um zwei Vettern aus der Tafelschen, der mütterlichen Familie, die ja für ihre freie und unorthodoxe Geisteshaltung bekannt war. So wurde er von Hermann Tafel im persönlichen Gespräch sogar auf Karl Marx und dessen „Kapital" aufmerksam gemacht, das dieser gerade las. Eine tiefere Wirkung schien das Marxsche Werk auf Karl Bonhoeffer nicht gehabt zu haben, obgleich er in bezug auf beide Vettern bekannte, daß ihm „zwei von hohem Idealismus getragene, nicht parteimäßig eingeschworene Sozialisten entgegentraten, deren Zugehörigkeit in der bürgerlichen Verwandtschaft mit einer leichten Scheu und peinlichem Unbehagen ertragen wurde, die aber beide durch ihre weit über dem Durchschnitt stehende Bildung für mich sehr lehrreich waren und die ich menschlich sehr hoch schätzte"[8]. Nach Tübingen zurückgekehrt, waren die restlichen Semester durch intensives und konzentriertes Studium ausgefüllt, und alsbald galt es, sich dem medizinischen Staatsexamen zu stellen. 1892 war es dann soweit: Karl Bonhoeffer stand mit dem Doktordiplom und der Approbation ausgestattet auf eigenen Füßen, dennoch „das Gefühl, nun ein fertiger Arzt zu sein, hatte ich duchaus nicht"[9], bekannte er später. In den ersten Wochen seiner ärztlichen Tätigkeit übernahm er eine Vertretung in Heidenheim, nur wenige Kilometer von seinem Geburtsort Neresheim entfernt. Hier sah er sich als junger Arzt einer aufkommenden Diphtherie-Epidemie, der viele Kinder zum Opfer fielen, noch ebenso hilflos ausgeliefert, wie er es vor Jahren bei seinem Bruder miterleben mußte, wenngleich ja in Berlin Ermutigendes geschehen war. Nachdem Friedrich Loeffler (1852–1915) den Diphtherie-Erreger 1884 entdeckt hatte, führte Emil von Behring (1854–1917) unter einem der vielen Stadtbogen des Charitégeländes erfolgreiche Versuche an Tieren durch. Das so entwickelte Diphtherie-Heilserum konnte zwar erstmals am 22. Dezember 1891 bei einem diphtheriekranken Kind angewendet werden, die industriemäßige Fertigung des Diphtherie-Heilserums ließ aber noch auf sich warten. 1901 erhielt von Behring den erstmals vergebenen Nobelpreis für Medizin.

Mit dem Ende der Vertretungszeit absolvierte Bonhoeffer auch den restlichen Teil seiner militärischen Pflichtausbildung in Stuttgart, die er als Sanitätsoffizier abschloß. Gleichzeitig begann er, sich nach einer zivilen ärztlichen Ausbildungsstelle umzutun. Dabei kam ihm überraschenderweise sein Doktorvater Grützner zu Hilfe, der noch aus seiner Breslauer Tätigkeit mit Carl Wernicke (1848–1905), dem dortigen Direktor der Psychiatrischen Klinik, freundschaftlich verbunden war. Er empfahl Wernicke, in dessen Klinik eine Assistentenstelle zu besetzen war, den jungen Bonhoeffer, der ohne Zögern auch zusagte. Es war eine geradezu schicksalhafte Entscheidung.

Carl Wernicke und die Breslauer Assistenten- und Lehrjahre (1893–1897)

Am 2. Januar 1893 nahm Karl Bonhoeffer in der vom ordentlichen Professor für Psychiatrie und Nervenkrankheiten, Carl Wernicke, geleiteten Breslauer Psychiatrischen Klinik seine Tätigkeit auf. Für den jungen Mann war es ein bedeutsamer und zugleich einschneidender Tag. Mit der württembergischen Heimat von Geburt an eng verbunden, sah er sich nun einer Stadt, einer Landschaft und vor allem einem Menschenschlag gegenüber, der ihm so gar nicht lag, mit dem er sich wegen der sozialen Bedingungen aber schon allzu bald auseinandersetzen mußte und zu dem er schließlich auch Zuneigung gewann. Hinzu kam, daß der 20 Jahre ältere wortkarge und sensible, wissenschaftlich und persönlich kompromißlose Wernicke ihn anfänglich mit der Leitung einer Station vornehmlich an progressiver Paralyse erkrankter Patienten betraute, eine für Bonhoeffer in jeder Beziehung ungewöhnliche Erfahrung. Die Zahl, vor allem männlicher Patienten, größtenteils dem Alkohol verfallen, war in jenen Jahren in Breslau und in der Provinz Schlesien überdurchschnittlich hoch. Mehr als in anderen Städten und Landesteilen traten hier die unheilvollen Zusammenhänge zwischen sozialer Ungerechtigkeit und Armut, ungenügender Hygiene und Krankheit, insbesondere Alkoholismus und Geschlechtskrankheiten, besonders kraß zutage. Die Mediziner nahmen zwar etwa seit 1800 an, daß die progressive Paralyse eine Erscheinungsform der auf der Welt weit verbreiteten Syphilis darstellte, ein sicherer diagnostischer Nachweis oder gar eine entsprechende Therapie war ihnen jedoch nicht in die Hand gegeben. Hier sollten erst die Entdeckungen zu Beginn des 20. Jahrhunderts den entscheidenden Durchbruch bringen. Sie sind verbunden mit dem Namen Fritz Schaudinn (1871–1906), der zusammen mit Erich Hoffmann (1868–1959) die Spirochaeta pallida, den Erreger, entdeckte; August von

Wassermann (1866–1925), der die Möglichkeiten der Serodiagnostik nachwies und dem 1909 zusammen mit Paul Plaut (1877–1940) der wichtige Beleg gelang, daß bei der progressiven Paralyse die für Syphilis spezifischen Reaktionen im Liquor cerebrospinalis, dem Gehirnwasser, feststellbar sind. Der Nachweis aber, daß die Spirochaeta pallida jene schlimmen Veränderungen im Gehirn des Paralytikers hervorruft, gelang erst 1913 dem Japaner Hideyo Noguchi (1876–1928). Es vergingen aber noch viele Jahre, bis eine spezifische Therapie mit Penizillin möglich wurde.

Für Bonhoeffer war der klinische Alltag in der ersten Zeit seiner Tätigkeit dadurch charakterisiert, sich auf der Paralytikerstation mit den vielfältigen klinischen Erscheinungsformen dieser seinerzeit an fast allen großstädtischen psychiatrischen Kliniken am häufigsten auftretenden Krankheit ausführlich auseinanderzusetzen. Bei allen Neuzugängen, die tags- und nachtsüber auf der Station aufgenommen wurden, bei den täglichen Visiten erfolgte eine genaue Untersuchung der Patienten. Jedes psychiatrische und neurologische Symptom wurde exakt registriert, alles Beobachtete und Gefundene in das Krankenblatt übertragen. Wernicke selbst achtete mit geradezu peinlicher Genauigkeit auf die detaillierte Führung solcher Kankengeschichten, waren sie doch auch für ihn das klinische Rüstzeug für wissenschaftliche Forschungen und Veröffentlichungen. Von einem Besucher einmal auf den geringen Buchbestand der Klinikbibliothek angesprochen, verwies er mit Blick auf die sich überall aufhäufenden Krankengeschichten und bekannte, daß das seine Bibliothek sei.

Die progressive Paralyse, die im Ergebnis der syphilitisch entzündlichen Gehirnerkrankung zu einer „Gehirnerweichung“, wie man noch fälschlich annahm, und damit einhergehender Demenz, dem Abbau aller psychischen Funktionen, führte, bot in der Tat Interessantes. Besondere Aufmerksamkeit riefen die im Verlauf der Erkrankung zu beobachtenden Wahnideen hervor, die wegen der hinzukommenden Kritik- und Urteilsschwäche der Patienten obskure Formen annehmen konnten. Manische oder euphorische expansive Vielgeschäftigkeit, gepaart mit übermäßigem Glücks- und Kraftgefühl, in deren Folge sich die Patienten als Weltverbesserer, Millionäre oder Gottheiten ausgaben, waren für die Psychiater Anlaß genug, an eine spezielle Geisteskrankheit zu denken. Auch Bonhoeffer untersuchte und beobachtete die Patienten auf seiner Station unter diesem Blickwinkel. Dabei konnte dem jungen Assistenten nicht entgehen, daß die Kranken oftmals zu Beginn ihres Leidens akute psychotische Symptome, wie Verwirrtheit, Störungen in der zeitlichen und örtlichen Orientierung oder Zustände von Umdämmerung, aufwiesen, an die sie sich später nicht einmal mehr erinnern konnten. Ebenso sorgfältig verfolgte er die neurologischen Symptome der Erkrankung, wie Störungen der Pupillenreaktion bei Lichteinfall, Störungen der Koordination, die sich hauptsächlich im Schriftbild des Paralytikers, mehr aber noch in Form einer unartikulierten Sprache bemerkbar machten. Da eine therapeutische Hilfe nicht möglich war, kam es bei den Patienten alsbald zum schweren psychischen und körperlichen Verfall, der mit dem Tode endete. Bei den von den Assistenten durchgeführten Gehirnsektionen wurden natürlich auch die Veränderungen am Gehirn und an den umgebenden Gehirnhäuten mit den damals zur Verfügung stehenden Methoden gefunden. Aber schon die Beobachtung, daß nicht jeder Syphilitiker an einer Paralyse mit schweren psychischen Ausfällen erkrankte, daß es also noch unbekannte endogene oder exogene Faktoren geben mußte, bei deren Hinzutreten die Krankheit erst solch eine Entwicklung nahm, konnte ebensowenig einer Erklärung zugeführt werden wie die Frage, worin die Zusammenhänge zwischen dem krankhaften veränderten Gehirn oder seiner Teile und den psychischen Auffälligkeiten bestehen. Solche und weiterführende Fragen waren eingebettet in die nie enden wollende Diskussion um die allgemeinen Beziehungen zwischen dem Gehirn und seinen Funktionen, mehr noch, inwieweit psychische Fähigkeiten im Gehirn diffus oder an bestimmten Stellen exakt lokalisierbar sein könnten. Letztlich beinhaltete dieses Bemühen um die Lokalisation die alte Menschheitsfrage nach dem Sitz der Seele, der im Gehirn als Ursprung aller seelischen Vorgänge vermutet wurde.

Gerade auf diesem Gebiet war 1874 der erst 26jährige Wernicke in Breslau mit seinem Erstlingswerk „Über den aphasischen Symptomenkomplex“ an die Öffentlichkeit getreten, das ihn in die Geschichte der Medizin, speziell auf dem Feld der Gehirnpathologie, eingehen lassen sollte. [Aphasie bedeutet eine durch Erkrankung der zentralen Sprachapparate hervorgerufene Sprachstörung (Herdschädigung in der dominanten Großhirnhemisphäre).] Den ersten Meilenstein hierzu setzte allerdings schon dreizehn Jahre vorher der Franzose Paul Broca (1824–1880). Von Hause aus Chirurg am Hôpital de Bicetre hatte er in einem Vortrag vor der Anthropologischen Gesellschaft am 18. April 1861 über seinen Patienten Leborgne berichtet, bei dem es zu einer Sprachstörung gekommen war, in deren Folge er nur noch eine Silbe aussprechen konnte. Dieser Sprachverlust war nicht von einer Lähmung jener Muskelgruppen begleitet, die beim Sprechakt notwendigerweise in Aktion treten. Es mußte sich also um den Ausfall eines umschriebenen Gehirnzentrums handeln, das für die menschliche Sprache verantwortlich zeichnet.

Und in der Tat konnte Broca bei der Untersuchung des Gehirns eine Erweichung im Bereich der dritten Windung des linken Stirnhirns nachweisen. Diese Störung des Sprachsystem wird seither als „motorische Aphasie“ oder Broca-Aphasie (Broca selbst sprach noch von einer Aphemie) bezeichnet.

Wernickes Entdeckung betraf nun eine ganz andere Form der Sprachstörung, die vordem stets verkannt worden war. Nicht die aktive Sprache, die Sprachproduktion, wie bei der Brocaschen Form, sondern das Sprachverständnis der Patienten war aufs schwerste gestört oder im Extremfall aufgehoben, so daß die Patienten zwar ihre Sprachlaute hörten, aber den Inhalt nicht mehr verstanden, obwohl ihr Gehör intakt war. Es schien naheliegend, daß sie dadurch unruhig, ratlos, verwirrt wirkten und den Ärzten zu schwerwiegenden Fehldiagnosen Anlaß boten, da das Bild eher einer unklaren psychiatrischen Erkrankung als der nunmehr von Wernicke definierten „sensorischen Aphasie“, später als Wernicke-Aphasie bezeichnet, entsprach. Auch Wernicke gelang bald der exakte Nachweis des Störungsortes am Gehirn. Es handelte sich um eine Gehirnschädigung, die das hintere Drittel der ersten Hirnwindung des linken Temporallappens betraf. Damit hatte er nicht nur seine glänzende Untersuchungs- und Beobachtungsgabe bewiesen, die er später seinen Assistenten und natürlich auch Bonhoeffer weitervermittelte und anerzog, nein, er hatte das Tor der Gehirnpathologie, das schon durch Brocas Entdeckung geöffnet worden war, vollends aufgestoßen. Die weitere Erforschung des Gehirns war nur noch eine Frage der Zeit, der originären Einfälle einzelner Forscher und der technischen Möglichkeiten. Damals wurde ein Abschnitt des Gehirns und seiner Rinde nach dem anderen analysiert und weitere Entdeckungen bekanntgegeben: So hatte 1870 Julius Eduard Hitzig (1838–1907), Psychiater mit Interesse an der Hirnforschung, 1875 bis 1878 Inhaber des Züricher Lehrstuhls für Psychiatrie sowie Direktor der berühmten Züricher Klinik Burghölzli und später Ordinarius für Psychiatrie in Halle, zusammen mit seinem Freund Gustav Theodor Fritsch (1838–1927) an den Gehirnen von Hunden und Affen Experimente durchgeführt und festgestellt daß es durch elektrische Reizung bestimmter Rindenstellen am Vorderhirn zu Bewegungen der Muskeln auf der gegenüberliegenden Körperhälfte der Tiere kam. Ähnlich der Berliner Physiologe Hermann Munk (1838–1912), der durch operative Ausschaltungs- und Abtragungsexperimente an den Gehirnen von Hunden, Affen und Kaninchen den Nachweis erbrachte, daß es bei der Schädigung der hinteren Zentralwindung des Gehirns zur Beeinträchtigung der Tastempfindung auf der gegenüberliegenden Körperhälfte kommt oder daß eine Schädigung der Rinde des Hinterhauptlappens zur Beeinträchtigung des Sehens und optischen Erkennens führt. Hugo Liepmann (1863–1925) wiederum berichtete 1900 über einen Patienten, der, obwohl nicht gelähmt, dadurch auffiel, daß er mit dem rechten Arm eine Reihe von verkehrten Bewegungen ausführte, die er mit dem linken ohne Beeinträchtigung durchführen konnte. Der Schluß lag nahe, hier nicht eine Störung der Bewegung als vielmehr eine Störung der Handlung (Apraxie) anzunehmen und entsprechend von einem Handlungszentrum auszugehen, welches vier Jahre später im Bereich des Parietalhirns (Scheitellappen) auch nachgewiesen werden konnte. Viele solcher Ausfälle und Störungen wurden in jenen Jahren der Öffentlichkeit bekanntgegeben und führten dazu, regelrechte Gehirnkarten anzulegen, auf denen alle Hirnfunktionen bzw. deren Ausfälle entsprechend markiert waren. Doch zurück zu Wernicke und den wissenschaftlichen Forschungen in Breslau.

Der Untertitel des Wernickeschen Werkes von 1874 „Eine psychologische Studie auf anatomischer Basis“ ließ bereits das zukünftige wissenschaftliche Vorgehen erkennen. Es war das Credo eines Mannes, der im übrigen durch die Ideen eines anderen Meisters seines Faches, Theodor Meynert (1833–1892), stark beeinflußt worden war. Denn auch Meynert hatte sich mit den komplizierten Gehirnfunktionen auseinandergesetzt und auf die Bedeutung von „Assoziationssystemen“, die der Verbindung einzelner Hirnabschnitte einer Hemisphäre dienen, ebenso aufmerksam gemacht wie auf „Kommissurensysteme“, die eine Verbindung zwischen den beiden Gehirnhälften ermöglichen. Mit diesen Vorstellungen und eigenen Erkenntnissen entwickelte Wernicke ein Interpretationssystem der Beziehungen des menschlichen Gehirns und seiner komplexen psychischen Funktionen, das er auch der Lehre von den Geisteskrankheiten zugrunde legte, die mehr denn je in den Mittelpunkt seines Interesses rückten und für deren Ursache sich bisher keine tragfähige Erklärung anbot. Bonhoeffer konnte von solch gewaltigem Gedankengut Wernickes nicht unbeeinflußt bleiben. Zwischen beiden Männern entwickelte sich eine fruchtbare wissenschaftliche Zusammenarbeit, ein Lehrer-Schüler-Verhältnis, das aber nicht zu einem engen persönlichen Kontakt führte. Dazu waren die Naturen zu unterschiedlich. Vorerst kam Bonhoeffer auch der Umstand zugute, daß Wernicke Schlesien wie kein anderer kannte. Im oberschlesischen Tarnowitz geboren, hatte er in Oppeln die Schule besucht, in Breslau studiert, promoviert und sich hier 1875 als Assistent der Irrenabteilung am Allerheiligenhospital habilitiert. Sein weiterer Weg führte ihn 1876 bis 1878 an die Psychiatrische- und Nervenklinik der Charité, wo er unter Carl Westphal (1833–1890) arbeitete. Dieser hatte gerade ein Jahr zuvor die Sehnenreflexe beim Menschen, den Patellar- und Achillessehnenreflex am Bein beschrieben. Viel Aufsehen erregte dabei die Tatsache, daß Westphals Publikation „Über einige Bewegungserscheinungen an gelähmten Gliedern“ 1875 im V. Band des Archivs für Psychiatrie und Nervenkrankheiten abgedruckt wurde, in welchem sich ebenfalls eine 11 Seiten umfassende Abhandlung des in Heidelberg tätigen Wilhelm Heinrich Erb (1840–1921) „Über Sehnenreflexe bei Gesunden und bei Rükkenmarkskranken“ fand. Beide Wissenschaftler hatten damit gleichzeitig und, wie sich herausstellen sollte, voneinander unabhängig eine Beobachtung gemacht, die als eine der großen Entdeckungen in die Geschichte der Reflexlehre des Menschen einging. Zwar war die Reaktion des Beines, die beim Beklopfen der Sehne der Kniescheibe zustande kommt, schon vielen Laien als „Kuriosität“ bekannt, nunmehr war aber durch Westphal und Erb die Aufdeckung der eigentlichen Zusammenhänge zwischen Muskeldehnungsreflexen und den zugrunde liegenden Rückenmarksfunktionen gelungen. Und so konnte man fortan aus dem Fehlen oder verstärkten Auftreten von Reflexen, hervorgerufen durch das Beklopfen entsprechender Sehnen, Rückschlüsse auf Störungen des Reflexbogens in einer bestimmten Höhe des Rückenmarkes ableiten. Die systematische Prüfung solcher Reflexe bestimmte von diesem Zeitpunkt an die gesamte neurologische Untersuchungstechnik. Beobachtungen dieser Art entsprachen voll und ganz den von Wernicke vertretenen und mit der sensorischen Aphasie bewiesenen Anschauungen über die Zusammenhänge von Struktur und Funktion. Es war wohl auch nicht einzusehen, daß es grundsätzliche Unterschiede zwischen dem Gehirn und dem Rückenmark, die ja die Gesamtheit des menschlichen Nervensystems ausmachen, geben sollte.

Wernicke konnte jedoch in Berlin nicht recht Fuß fassen. Aufkommende Differenzen mit der Charité-Direktion, auch mit Rudolf Virchow, mehr noch aber mit dem über Jahrzehnte hinweg für alle Berufungsfragen verantwortlichen Ministerialdirektor und Regierungskommissar im Ministerium der Geistlichen, Unterrichts- und Medizinalangelegenheiten Friedrich Althoff (1839–1908) waren wohl die Ursache hierfür. Dennoch, Wernicke blieb wissenschaftlich trotz seiner schwierigen wirtschaftlichen Lage als Privatdozent nicht untätig und legte mit seinem Lehrbuch der Gehirnkrankheiten in drei Bänden, die 1881 bis 1883 erschienen, ein weiteres spektakuläres Werk vor. 1885 erfolgte endlich die Berufung nach Breslau zum Professor und Primärarzt der Städtischen Irrenanstalt, die zu dieser Zeit noch in dem ihm bekannten Allerheiligenhospital untergebracht war. Bis zu seinem Weggang 1904 nach Halle, wo ihm nur noch ein Jahr Tätigkeit vergönnt war (er starb am 15. Juni 1905 an den Folgen eines tragischen Unfalls auf einer Radfahrt durch den Thüringer Wald), hatte er wesentlichen Anteil an der Entwicklung seines Faches, vor allem der Psychiatrie, der „Königin der Wissenschaften“, wie er gern formulierte. Sein Vermächtnis erfüllte sich gleichsam durch die Herausgabe seines epochalen Werkes „Grundriß der Psychiatrie“ im Jahre 1900.

Mit großer Aktivität und Einsatzfreudigkeit, aber auch mit der für ihn typischen Hartnäckigkeit betrieb Wernicke an seiner Breslauer Wirkungsstätte Verhandlungen mit dem Ziel, eine Nervenpoliklinik zu gründen und einer Klinik anzuschließen. Sie führten 1889 ebenso zum Erfolg wie der Einzug in eine neuerbaute städtische Irrenanstalt in der Einbaumstraße von Breslau. Damit war die Anerkennung der Verbindung von Psychiatrie und Neurologie für diese Stadt durchgesetzt. Diese fortschrittliche Errungenschaft gab es in Preußen bisher nur in Berlin. Im allgemeinen waren die Patienten mit Nervenerkrankungen in Kliniken für innere Medizin untergebracht. Es fügte sich, daß der aus Breslau stammende Ludwig Mann (1866–1936) hier gerade sein Medizinstudium mit der Promotion abgeschlossen hatte und 1890 als Assistent in die Wernicke-Klinik eintrat. Unter Wernicke entwickelte er sich zu einem exzellenten Kenner und exakten Diagnostiker aller neurologischen Erkrankungen, so daß Mann bald von Wernicke mit der Leitung jener Nervenpoliklinik betraut wurde. Zusammen mit Wernicke bearbeitete er das noch ungelöste Problem der Lähmungstypen des Menschen. Denn bis dahin vermutete man beim Auftreten einer Halbseitenlähmung des Körpers, daß es sich um die Lähmung jeweils einzelner Muskeln und nicht ganzer Muskelgruppen handelt, die einer bestimmten Funktion, z. B. des Hebens und Senkens eines Armes oder der Fortbewegung durch die Beine dienen, im ganzen also eine funktionelle Einheit darstellen. Der bei einer Halbseitenlähmung (Hemiplegie) so von den beiden beobachtete Lähmungstyp mit Beugehaltung des Unterarms und Streckstellung des gelähmten Beines sowie dessen Kreisherumführen beim Gehen, Zirkumduktion genannt, ist heute noch als „Wernicke-Mannscher-Prädilektionstyp“ Allgemeingut jedes Mediziners. Da die Ursache solcher Halbseitenlähmungen meist Gehirnblutungen, aber auch Entzündungen oder Tumore waren und mit aphasischen Sprachstörungen vom Broca- oder Wernicke-Typ einhergehen konnten, obendrein auch zu Störungen der Reflexe führten, rundete sich nach und nach in jenen Jahren das Bild von den Funktionsleistungen des Gehirns und Rückenmarks und seiner klinischen Diagnostik ab.

Eines der größten Verdienste Wernickes war, daß er alles daran setzte, den Bau einer selbständigen Universitätsklinik für psychiatrische und neurologische Patienten in Breslau durchzusetzen. Bisher waren auf einem weiträumigen Gelände, nordwestlich der Oder zwischen Tiergarten- und Maxstraße, die Chirurgische, Medizinische und Universitätsfrauenklink ebenso etabliert wie die Universitätsklinik für Hautkrankheiten, Kinderkrankheiten und das Pathologische Institut. Um ein fast zwei Hektar großes Gelände an der Auenstraße, das als idealer Standort angesehen wurde, kam es zu langwierigen zähen Verhandlungen. Mehrfach wurde von Wernicke in Schreiben an den Rat der Stadt und das Königliche Universitätskuratorium der Friedrich-Wilhelms-Universität sowie an das Ministerium in Berlin auf die zwingende Notwendigkeit des Baues einer solchen Universitätsklinik hingewiesen, die auch zur dringend notwendigen Verbesserung der Lehre und Forschung beitragen sollte. Als man später mit dem Bau doch noch begann und die Klinik 1907 in der Auenstraße 44 eröffnet wurde, lebte Wernicke bereits nicht mehr. Aber sein Assistent von 1893, Karl Bonhoeffer konnte in ihr wirken und das Vermächtnis seines Lehrers stets wachhalten.

Nach wenigen Jahren hatte sich Bonhoeffer an den harten Klinikalltag gewöhnt, verkehrte mit den Assistenten der Klinik kameradschaftlich. Neben dem schon erwähnten Ludwig Mann waren dies vor allem Karl Heilbronner (1869–1914), seit 1894 in der Wernickeschen Klinik, und Robert Gaupp (1870–1953), der württembergische Landsmann, mit dem er als Freund verbunden war. Mit Richard Cassirer (1868–1925) hatte Bonhoeffer nur wenige Monate zusammen gearbeitet, er war im Juli 1893 aus der Klinik ausgeschieden und arbeitete seit 1895 mit dem bedeutenden Neurologen Hermann Oppenheim (1858–1919) in Berlin. Dort kreuzte sich dann sein Weg wieder mit dem Bonhoeffers.

Nach achtmonatiger Tätigkeit auf der Paralytikerstation wurde Karl Bonhoeffer mit der Leitung der Aufnahmeabteilung der Klinik betraut. Alle akut psychiatrisch-neurologisch Erkrankten kamen hierher und bedurften sofortiger Untersuchung und Hilfe. In der Mehrzahl der Fälle waren es Alkoholiker, die Bonhoeffer im deliranten Zustand zu Gesicht bekam, für ihn Anlaß genug, sich mit dem Alkoholdelir eingehend zu befassen, bot es doch eine Reihe aufschlußreicher Aspekte, die die soziale Situation des Patienten, dessen Konstitution, die psychiatrisch-neurologische Symptomatik betraf und die Gehirnuntersuchung einschloß, da viele im Delir verstarben. Alles das, was Bonhoeffer bisher gelernt hatte, worin er durch Wernicke geschult worden war, kam ihm nun zugute.

Es konnte im Laufe der Zeit nicht ausbleiben, daß er über sein medizinisches Wissen und Verständnis hinaus zunehmend tiefere Einblicke in die soziale Situation seiner Patienten erhielt. Es mußte ihm zu denken geben, wenn „der Branntwein ein Bestandteil des täglichen Ernährungsbedarfs des Arbeiters" war und die Zahl der deliranten Patienten derart anwuchs, daß es zu einem Mangel an Betten für die Geisteskranken kam. Jahre später resümierte Bonhoeffer, daß in Breslau „schon die täglichen Lebensgewohnheiten eines großen Teils der Arbeiterbevölkerung einen Grad von chronischer Alkoholschädigung mit sich brachten, der schwer genug war, um ein Delirium zum Ausbruch kommen zu lassen. Die Gefahr war ohne Zweifel die Regelmäßigkeit, in der der Schnapskonsum die Mahlzeiten begleitete bzw. ersetzte"[4]. Aber von welchen Lebensgewohnheiten konnte man sprechen, denen sich der Breslauer Arbeiter gegenüber sah und die der junge Arzt Bonhoeffer für die Krankengeschichte festhielt? Fand der Arbeiter überhaupt Arbeit, so schuftete er unter schlimmsten Bedingungen bis zur Erschöpfung. Mit geringstem Lohn mußte meist der Lebensunterhalt einer großen Familie, die auf engem Raum bei schlechten hygienischen Bedingungen untergebracht war, bestritten werden. Dies wiederum bedeutete die Anfälligkeit für Infektionskrankheiten, und die Kindersterblichkeit war über alle Maßen hoch. Es nutzte dem Arbeiter ebensowenig wie dem Tagelöhner oder dem Bauernknecht, der vom Lande in die Stadt geflüchtet war, daß der Liter Branntwein, den man fast täglich trank, damals nur vierzig Pfennige kostete. Im Gegenteil, gerade dieser über Monate, ja Jahre kontinuierliche „Verzehr" von Alkohol, ohne daß sonst eine ausreichende Ernährungsweise gesichert war, bildete geradezu die Voraussetzung für den Alkoholismus und die Krankheit. Und so bedurfte es für Bonhoeffer bei der Untersuchung nur eines Blickes auf die mit gespreizten Fingern ausgestreckten Hände, um schon an deren Zittern den Alkoholiker zu erkennen. Unregelmäßigkeiten des Schlafs, chronische Magenbeschwerden, innere Unruhe sowie Angaben über gefühlsmäßige Abstumpfung, Willensschwäche, Merkschwäche, Potenzstörungen, Mißhandlung von Frau und Kindern rundeten das Bild ebenso ab wie die Zunahme der kriminellen Delikte bei solchen Patienten. Besonders häufig wurden nachts Patienten mit akut einsetzendem Delir der Klinik zugeführt. War es doch der chronische Alkoholismus, der den Boden für das Entstehen eines Delirium tremens abgab. Die Patienten waren von ihren Halluzinationen gequält: Sie sahen und fühlten kleine Tiere, Insekten oder Mäuse über ihre Haut laufen, gerieten in Angst, die durch ihre schweren Störungen der Orientierung noch verstärkt wurde. Ständiges Umherkreisen, unruhiges, getriebenes Umhergehen gehörten ebenso zu den Symptomen wie ein flatteriger unregelmäßiger Puls und Schweißausbrüche.

Selbst wenn ein solches akutes delirantes Bild nach wenigen Tagen abklang und der Patient überlebte, blieb auch weiterhin die Krankheit: der chronische Alkoholismus. Ein Entrinnen aus diesem Teufelskreis war nahezu aussichtslos. Und auch bei dieser Krankheit bewegte Bonhoeffer ein Problem, das ihm schon bei seinen Patienten mit progressiver Paralyse so oft entgegengetreten war. Damals und jetzt fiel ihm auf, daß nicht jeder Syphilitiker an einer Paralyse erkrankte, wie auch nicht jeder Alkoholiker von einem Delirium tremens erfaßt wurde. So stand immer wieder die Frage nach den weiteren hierfür mit verantwortlichen Faktoren im Raum.

Noch zu Wernickes Lebzeiten wurden die Assistenten der Klinik auf eine andere schwere, gleichfalls akut auftretende Form der Alkoholkrankheit, den „Alkoholwahnsinn", aufmerksam gemacht, die als „Wernickesche akute Halluzinose der Trinker" in die Literatur einging. Halluzinationen des Gehörs in Form lauter, schriller Töne oder Stimmen, die den Patienten bedrohten, beschimpften und ihm seine Sünden vorhielten und ihn dadurch in Angst und Schrecken versetzten. Bonhoeffer untersuchte über eine längere Zeit hinweg eine große Anzahl solcher Patienten. Mehr und mehr häuften sich bei ihm die Krankenunterlagen. Angehalten, einen Vortag zu erarbeiten, mußte er sich nun auch unter wissenschaftlichen Gesichtspunkten mit den gewonnenen klinischen Erfahrungen auseinandersetzen. Bisher war es Bonhoeffer nicht in den Sinn gekommen, eine akademische Laufbahn einzuschlagen, wozu eine größere wissenschaftliche Arbeit, die Habilitation, nötig gewesen wäre, der aber Wernicke bei seinen Assistenten mit

Zurückhaltung gegenüberstand. Um so überraschender war es für Bonhoeffer, als er von ihm doch daraufhin im Jahre 1896 angesprochen wurde. Er mußte sich nun entscheiden. Ein Stellenangebot in einer psychiatrischen Klinik seiner württembergischen Heimat hatte er kurz vorher ausgeschlagen. Finanziell stand er sich mit seinem Assistentengehalt in Breslau auf Dauer keineswegs gut. Eine Habilitation konnte ihm den eigenen Weg als Privatdozent und praktizierender Psychiater und Neurologe ebnen. Sein Entschluß stand fest: es sollte die Habilitation sein.

Hinwendung zur Wissenschaft

Der erste Schritt Bonhoeffers zur wissenschaftlichen Betätigung stammte noch aus der Tübinger Studentenzeit. Die Anregung wurde ihm von dem dort seit 1884 als Ordinarius der Physiologie wirkenden Paul Grützner vermittelt, in dessen Labor er umfangreiche experimentelle Untersuchungen an der Muskulatur und den Nerven bei verschiedenen Tierarten mit dem Ziel durchführte, Faktoren kenntlich zu machen, die die Kontraktion von Muskeln beeinflussen. Zwar schuf er hierdurch die Voraussetzungen für seine Dissertation, schätzte sich aber doch glücklich, als es durch Vermittlung von Grützner 1890 zum Abdruck seiner Untersuchungsergebnisse in dem von Eduard Friedrich Wilhelm Pflüger (1829–1910) seit 1868 herausgegebenen international bekannten „Archiv für die gesamte Physiologie des Menschen und der Tiere“, kurz „Pflügers Archiv“ bezeichnet, kam.[1]

Das, was Bonhoeffer hier der Fachwelt vorlegte, zeichnete sich durch exakte Experimentierkunst, Beobachtungsgabe, sachliche und kritische Analyse aus, ohne den geringsten Anschein einer spekulativen Deutung, zu dem der damalige Kenntnisstand über die Muskel- und Nervenphysiologie hätte verleiten können. Natürlich hatte auf den jungen Studenten die Sichtweise seines Doktorvaters durchaus prägenden Einfluß. Auf der anderen Seite trat aber schon damals Bonhoeffers analytischer Denkstil hervor und jene Vorsichtigkeit, die er bei der Einschätzung von Dingen an den Tag legte, die sich seiner eigenen Beobachtung entzogen, so daß er nur nachweisbare Erkenntnisse anzuerkennen geneigt war – eine ausgesprochen empirische Einstellung. Sie trat später, nicht zuletzt im Zusammenhang mit der psychiatrischen Forschung, bei ihm immer stärker hervor. Allem Anschein nach offenbarten sich hier anlagebedingte und durch familiäre Erziehung entwickelte Persönlichkeitseigenschaften, die fortan das Wesen Bonhoeffers charakterisierten. Das, was Grützner an physiologischer Wissenschaftsmethodik Bonhoeffer mit auf den Weg gegeben hatte, fand auf ähnliche Weise seine Fortsetzung in der Psychiatrie und Neurologie Wernickes. Noch bemühte sich Bonhoeffer, seinem Lehrer mit einem Vortrag vor dem ostdeutschen Verein für Psychiatrie in Breslau über die bei einer akuten Psychose auftretende Seelenblindheit und Asymbolie gerecht zu werden. Aber schon durch die folgende Publikation[2] stellte er eine unabhängige Untersuchungsweise und Interpretation unter Beweis. Es ging um das allgegenwärtige Thema der Hirnlokalisation. Anhand der Krankengeschichte und der Befunde bei einer 55jährigen Patientin griff Bonhoeffer in eine wissenschaftliche Diskussion ein, die ihn unversehens in die Reihe namhafter Persönlichkeiten seines Faches stellen sollte. Seinerzeit wurde allgemein angenommen, daß Bewegungsstörungen beim Menschen ausschließlich auf eine Beeinträchtigung der Pyramidenbahn zurückzuführen sind. Eine Bahn, die ihren Ursprung im motorischen Rindenfeld des Gehirns hat und nach damaligem Verständnis nur die motorischen Rückenmarkskerne beeinflußt und so die Gesamtheit der Motorik bestimmt. Ihre Schädigung führt zu Lähmungen und Veränderungen in der Reflextätigkeit. Bonhoeffer beobachtete nun bei seiner am 9. Mai 1895 aufgenommenen Patientin eine motorische Störung, die sich von der durch eine Pyramidenbahnläsion hervorgerufenen deutlich unterschied: unregelmäßiges Grimassieren im Gesicht, Schluckstörungen, unverständliche Sprache, ruckartige Augenbewegungen, plötzlich und unwillkürlich auftretende schleudernde Bewegungen des rechten Arms und des rechten Beins, verbunden mit einer schnell ablaufenden seitengleichen Beugung und Streckung der Hand und des Fußes. Die Patientin war unfähig, einen Gegenstand zu greifen oder mit einem Bleistift zu schreiben, sie faßte weit daneben. Obwohl keine groben Ausfälle in der Kraftentwicklung bestanden, konnte sie weder aufrecht stehen noch ein paar Schritte gehen, sondern stürzte zu Boden. Das klinische Bild entwickelte sich so schnell fort, daß die Frau nach wenigen Tagen verstarb. Nicht, daß diese als choreatisch bezeichnete Bewegungsstörung im vorliegenden Fall eine Hemichorea, d. h. halbseitig auftretend, der Fachwelt schon bekannt war. Der Unterschied bestand im Fehlen halbseitiger Lähmungszeichen, der Abnahme des Muskeltonus (später als Bonhoeffersches Zeichen in die Literatur eingegangen) und der hieraus resultierenden fraglichen hirnlokalisatorischen Zuordnung. Bonhoeffer, nunmehr geübt in der Hirnsektionstechnik und nachfolgender Färbung von Hirnschnitten, stellte beim Studium der Bahnsysteme fest, daß nicht die Pyramidenbahn, sondern ein bis dahin unbekanntes Bahnsystem durch einen wenige Millimeter großen karzinomatösen Herd betroffen war. Dieser hatte seinen Sitz im vorderen Kleinhirnschenkel, einem Bindearm zwischen Kleinhirn und Stammhirn, also weitab von der Hirnrinde. Zwar kamen für ihn keine Zweifel auf, daß nach Lage der Dinge die beschriebene Symptomatologie nur hier ihren Ausgang nehmen konnte, dennoch, da es sich bisher nur um einen beweiskräftigen Fall solcher Art handelte, mahnte es ihn zur Vorsicht bei der Verallgemeinerung seiner Aussagen. Durch Heranziehung der bei Tierversuchen gewonnenen Befunde und präziser Analyse anderer Fälle mit einer Hemichorea untermauerte er jedoch seinen Befund dermaßen, daß Kritikern keine Handhabe zum Zweifel gegeben war. Trotzdem sind Bonhoeffers abschließende Bemerkungen in der 35 Seiten umfassenden Abhandlung für seine wissenschaftliche Einstellung kennzeichnend, wenn er schrieb: „Für die vorliegende Untersuchung genügt es mir zunächst nachgewiesen zu haben, daß wir in allen Fällen von Chorea, die durch Herdläsionen bedingt war, der Bindearmbahn entstammende Faserelemente verletzt finden und daß sich bei Kleinhirnaffektionen selbst choreatische und der Chorea nahestehende motorische Störungen vorfinden.“ Neben dieser wichtigen strukturell anatomisch-histologischen Aussage traf er eine nicht weniger bedeutsame klinisch-funktionelle Interpretation, indem er fortfährt: „Die Betrachtung der Pathologie lehrt, daß beim Zustandekommen der Willkürbewegungen außer dem psychischen, bewußten Anstoß, der von einer beliebigen Großhirnrindenstelle ausgehen mag, sich eine Reihe von nichtbewußten, der Anordung der Bewegung dienenden Vorgänge abspielen müssen, ehe die Erregungswelle die kortikomuskuläre Bahn betritt und die sogenannte Willkürbewegung auslöst. Die proportionierte Innervation von impulsiven und antagonistischen Muskelkomplexen, durch welche die sichere Ruhe und Exaktheit der Willkürbewegung gewährleistet wird, die richtige Abstufung des motorischen Kraftaufwandes im Verhältnis zum Zwecke, der erreicht werden soll, sind, wie wir anzunehmen gezwungen sind, komplizierte Leistungen, bei denen nicht allein der Rinde der Zentralwindungen, sondern ohne Zweifel auch subkortikalen Zentren mit zentripedalen Bahnen eine Mitwirkung zukommt."

Mit diesen Sätzen legte Bonhoeffer einen der Grundsteine für die Lehre der willkürlichen und unwillkürlichen motorischen Bewegungsabläufe beim Menschen, die an unterschiedliche und, wie sich später nachweisen ließ, gegenseitig beeinflussende Hirnsysteme gebunden sind. Er stellte insbesondere die Bedeutung der subkortikalen, d. h. unterhalb der Hirnrinde liegenden Stammhirnabteile heraus, die als extrapyramidales System dem bisher bekannten pyramidalen System gegenübergestellt wurde. Erst 1911 konnte darauf aufbauend durch Cécile Vogt (1875–1962) ein Syndrom beschrieben werden, das auf Funktionsstörungen eines bestimmten Teils jener Stammhirnteile, dem Corpus striatum, zurückgeführt wurde. Erst diese Beobachtung brachte nunmehr die Diskussion um die Substrate bei den extrapyramidalen Bewegungsstörungen in ganz Europa, vor allem in Berlin, in Gang, zumal das von Oskar Vogt (1870–1959) geleitete Hirnforschungsinstitut in Berlin-Buch das Zentrum der Erforschung extrapyramidaler Bewegungsstörungen wurde.

Die Bonhoeffersche „Bindearm-Chorea-Arbeit" wurde indessen von Wernicke sofort aufgegriffen, konnte er doch nur zu gut ihren Wert und ihre Bedeutung für die Wissenschaft einschätzen. Und so ist es nicht allzu verwunderlich, wenn er sie als ersten Beitrag in der von ihm und Theodor Ziehen (1862–1950) 1897 neu gegründeten „Monatsschrift für Psychiatrie und Neurologie" abdruckte. Da bisher in Deutschland nur wenige Fachzeitschriften existierten (1844 war erstmals die „Allgemeine Zeitschrift für Psychiatrie und psychisch-gerichtliche Medizin", das Publikationsorgan „deutscher Irrenärzte", erschienen, 1868 das „Archiv für Psychiatrie und Nervenkrankheiten" durch Wilhelm Griesinger (1817–1868), dem „Königlich-Preußischen Geheimen Medizinalrat, ordentlichen Professor an der Königlichen Friedrich-Wilhelm-Universität, dirigierenden Arzt an den Abteilungen für Gemütskrankheiten und für Nervenkrankheiten der Königlichen Charité zu Berlin" und das „Zentralblatt für Nervenheilkunde und Psychiatrie"), war damit zu rechnen, daß der Inhalt der Arbeit auf beträchtliche Resonanz stoßen sollte. Immerhin hatten Wernicke und Ziehen schon im ersten Band der Monatsschrift Gelehrte von Weltrang, so den spanischen Hirnforscher und Medizin-Nobelpreisträger von 1906 Santiago Ramón y Cajal (1852–1934) zu Wort kommen lassen. In jenem Band erschien eine weitere Arbeit Bonhoeffers über „klinische und anatomische Beiträge zur Kenntnis der Alkoholdelirien".[3] Sie war die erste Frucht der weitreichenden Beobachtungen und Untersuchungen auf der Aufnahmeabteilung und stellte gleichsam das Probestück zur nachfolgenden Habilitation dar, in der er sich dann umfassend mit dem „Geisteszustand des Alkoholdeliranten" auseinandersetzte. Die umfangreiche Abhandlung wurde 1897 bei Schletter in Breslau herausgegeben.[4] Unzweifelhaft belegte schon dieses Werk, daß Bonhoeffer im Delirium tremens des Alkoholikers nicht nur jenes „Mittelglied zwischen den sogenannten organischen Gehirnerkrankungen und den eigentlichen Psychosen" sah, sondern die Tatsache erkannte, daß Alkoholmißbrauch unterschiedliche psychische Auffälligkeiten oder Syndrome nach sich zieht, d. h., der Organismus mit bestimmten psychischen Reaktionsformen antwortet, eine Erkenntnis, die er in den folgenden Jahren nicht aus dem Auge verlieren sollte.

Wollte man an der Medizinischen Fakultät der Königlichen Universität zu Breslau zur Habilitation zugelassen werden, bedurfte es neben der Habilitationsschrift laut Satzung der Fakultät auch des Nachweises, daß der Kandidat „talentvoll, gelehrt und zum akademischen Lehrfach geeignet ist"[5]. Hinzu kamen 85 Mark Habilitationsgebühren, etwa soviel, wie Bonhoeffer in der Wernickeschen Klinik als Assistent „bei freier Wohnung, aber ohne Verköstigung"[6] im Monat an Gehalt bezog. All dem konnte er entsprechen, und so reichte er im Juni 1897 seine Arbeit nebst Lebenslauf und Gebühren bei der Fakultät ein, hielt im Oktober seine Antrittsvorlesung über die pathologische Anatomie der Geisteskrankheiten und durfte ab 3. November 1897 durch universitären Erlaß den Titel eines „Privatdozenten" führen.

Der Weg zur Eigenständigkeit (1898–1903)

Etwa um 1896 erhielt Bonhoeffer Kenntnis von den Bestrebungen der Stadt Breslau, eine Beobachtungsstation für geisteskranke Häftlinge einzurichten. Für die Übernahme der ärztlichen Leitung dieser dem Breslauer Zentralgefängnis angegliederten Abteilung bekundete er vorerst Interesse. Dafür, daß er sich dann tatsächlich entschloß, die Stelle anzunehmen, haben wohl drei Gründe eine Rolle gespielt. Zum einen versprach er sich ein neues interessantes Betätigungsfeld und Erweiterung seiner ärztlichen Kenntnisse und Fähigkeiten. Zum anderen eine Verbesserung seiner finanziellen Bezüge als besoldeter Beamter. Ein dritter Grund mag wohl den Ausschlag gegeben haben. Hatte er sich bisher seiner ärztlichen und wissenschaftlichen Tätigkeit mit Hingabe gewidmet, ohne ausreichend Zeit für andere Dinge des Lebens aufbringen zu können, bahnte sich hier im Winter 1896 ein doch entscheidender Wandel an, der auf „ein blondes, blauäugiges junges Mädchen", welches er anläßlich eines Familienbesuches kennenlernte, zurückging, und das ihm „schon beim ersten Eintreten ins Zimmer durch ihre freie natürliche Haltung, ihren offenen unbefangenen Blick in einer Weise gefangennahm", daß ihm dieser Augenblick des ersten Sehens seiner späteren Frau „als ein fast mystischer lebensentscheidender Eindruck in der Erinnerung steht"[1]. Der weitere Weg war durch diesen glücklichen Zufall abgesteckt. Mit großer Disziplin trieb er seine Habilitation voran, der Abschluß zeichnete sich ab. Die Aussicht auf eine neue Stelle rückte durch ein kurzzeitig anberaumtes persönliches Gespräch im Berliner Innenministerium in greifbare Nähe. Er konnte sich den zukünfigen Schwiegereltern standesgemäß offenbaren, war doch mit Schreiben vom 31. Januar 1898 die Bestätigung vom Minister des Inneren eingegangen, „dem Dr. Bonhoeffer in Breslau die Stelle des Gefängnispsychiaters zu vergeben“[2], so daß er aus der Wernickeschen Klinik ausscheiden und als „Privatdozent und dirigierender Arzt der Beobachtungsstation für geisteskranke Gefangene zu Breslau“ sogleich sein neues Amt antreten konnte.

Die Heirat erfolgte nach einer vierteljährigen Verlobungszeit bereits am 5. März 1898. Wer war aber jenes blonde Mädchen, das so plötzlich, so unvorhergesehen in Bonhoeffers Leben eintrat und seinen Lebensweg über Jahrzehnte so entscheidend mitbestimmte? Es handelte sich um die am 30. Dezember 1874 im Königsberg geborene Paula von Hase, Tochter des Karl Alfred von Hase (1842–1914), Professor für Theologie in Breslau, vordem Hofprediger an der Garnisonskirche in Potsdam, und dessen Ehefrau „Clara Karoline Xaverine Agnes Luise Elise Gräfin von Kalckreuth“ (1851–1903). Die Familientradition der aus dem Sächsisch-Thüringischen stammenden von Hase reichte weit zurück und wies überwiegend Theologen und Juristen auf. Ebenso lang war die Tradition der von Kalckreuth. Hier fand sich über Generationen hinweg ein soldatisches Erbe, das bis zu Hans Joachim von Ziethen (1699–1786), dem Husarengeneral Friedrichs des Großen, zurückreicht. Aber auch die künstlerisch-musische Seite war durch Stanislaus Graf von Kalckreuth (1831–1894), dem Landschaftsmaler der Düsseldorfer Malerschule, Direktor der Weimarer Kunstschule und Mitglied der Berliner Kunstakademie, ebenso gegeben wie der Einfluß, den Clara Schumann (1819–1896) und Franz Liszt (1811–1886) auf ihre Gesangs- und Klavierschülerin Clara von Kalckreuth ausübten. Mit Paula von Hase rundet sich die Tradition einer Familie nach vielen Richtungen hin ab. Durch sie wurden Werte und Haltungen eingebracht, die fortan das Wesen der rasch anwachsenden Bonhoefferschen Familie mitbestimmen sollten. Am 13. Januar 1899 kommt das erste von insgesamt acht Kindern der Bonhoeffers zur Welt, nach dem Vater Karl-Friedrich genannt. Es folgen am 10. Dezember 1899 Walter, am 5. Januar 1901 Klaus und am 21. Mai 1902 Ursula Bonhoeffer. Sie alle sind in Breslau geboren, in der Zeit, da ihr Vater als Privatdozent die 40 Betten umfassende Abteilung für geisteskranke Gefangene leitete und nebenher zur Aufbesserung seiner Finanzen noch eine eigene, wenn auch bescheidene Praxis als Nervenarzt betrieb.

Es gab für Bonhoeffer schon vor Antritt seiner Tätigkeit keinen Zweifel darüber, daß er sich auf psychiatrisches Neuland begeben würde, das zunächst fernab seiner bisherigen klinischen Tätigkeit lag, wie es überhaupt für einen jungen Privatdozenten ein etwas ungewöhnlicher Weg war, sich nunmehr auch mit „Bettlern, Vagabunden und Prostituierten", die sich im „Konflikt" mit der preußischen Justiz befanden, auseinanderzusetzen. Die spezifisch schlesische und Breslauer Situation aber, die sich infolge der extrem schlechten ökonomischen Verhältnisse mehr und mehr zuspitzte und zu einem Anwachsen jener Ärmsten unter den Armen führte, erweiterte Bonhoeffers bisherigen akademischen Blick auch für den zumeist unverschuldet in Not geratenen Menschen, der wegen solcher und anderer Belastungen im täglichen Leben psychisch abnorm und für die Welt nicht mehr einfühlbar reagierte. Die von solchen Menschen gebotenen Krankheitssymptome waren überaus facettenreich, und es bedurfte größter differentialdiagnostischer Anstrengungen, um zwischen Simulanten, Querulanten und jenen eindeutig psychiatrisch Kranken zu unterscheiden. Dabei gelangte Bonhoeffer zu Erkenntnissen, die er in dieser Form zweifellos nur hier in Breslau gewinnen konnte. In zunehmendem Maße veranlaßten sie ihn, das Ursachenspektrum psychischer Krankheiten, das ohnehin vielfach im dunkeln lag, unter einem neuen Blickwinkel zu sehen, indem Anlage, Konstitution und Umwelt in die Betrachtungsweise einbezogen wurden, ein Zusammenhang, auf den er erstmalig bei seinen Alkoholikerstudien gestoßen war. Um auch diesen Fragenkomplex näher beleuchten zu können, begann Bonhoeffer, ohne viel Zeit verstreichen zu lassen, mit der systematischen Analyse der von ihm beobachteten und untersuchten Patienten. An über 400 „Individuen, die nach § 361 Nr. 4 u. 8 des Strafgesetzbuches" als Bettler und Obdachlose im „Breslauer Zentralgefängnis" einsaßen, wurden über einen 122 Fragen umfassenden Katalog alle gängigen Daten ermittelt. Es handelte sich um eine, wie wir aus heutiger Sicht urteilen würden, epidemiologische Studie, die sowohl hereditäre als auch lebensgeschichtliche, soziale und die Intelligenz jedes einzelnen betreffende Faktoren zum Inhalt hatte. Bonhoeffer ging es um die Aufdeckung jener Unzulänglichkeiten, die den „steten Kreislauf dieser Individuen zwischen Freiheit, Gefängnis und evtl. Arbeitshaus" bedingen und um die zugrunde liegenden Gesetzmäßigkeiten, da erst durch deren Kenntnis „die notwendige Vorbedingung jedes zweckmäßigen praktischen Eingreifens“ gegeben war. Mit diesem Ansinnen entsprach er ganz dem Zeitgeist. Zunehmend wurde nämlich die plausible wie komplizierte Frage nach den Ursachen von Krankheiten gestellt, die durch eine Publikation von Paul Julius Möbius (1853–1907) aus dem Jahre 1892 mit dem programmatischen Titel „Über die Einteilung der Krankheiten. Neurologische Betrachungen“[4] in die deutsche Medizin, vor allem in die Psychiatrie Eingang fand und eine ebenso über viele Jahrzehnte reichende Diskussion auslöste wie sein im Laufe von acht Jahren neunmal aufgelegtes Buch „Über den physiologischen Schwachsinn des Weibes“. Die aufgeworfene Frage wurzelte in dem vorherrschenden geistesgeschichtlichen Hintergrund, allem Ursächlichen nachzugehen und so weit als möglich aufzudecken, sich freizumachen von spekulativen Annahmen und die naturwissenschaftlichen Erkenntnisse kompromißlos zu nutzen. Möbius' Beitrag lag darin, zwischen zwei Formen von Krankheitsursachen zu unterscheiden, einmal den exogenen, äußeren Beeinflussungsfaktoren, die im allgemeinen recht verschieden sein konnten, und den endogenen, inneren Faktoren. Für diese kam eigentlich nur eine Ursache in Frage: die menschliche Anlage und deren Entartung. Entartung aber konnte das Produkt einer Degeneration sein, als deren Grundlage wiederum die Vererbung angesehen wurde. Das Gegensatzpaar exogen – endogen spielte fortan in der Medizin bis in unsere Zeit hinein eine ausschlaggebende Rolle bei der Analyse von Krankheitsursachen. Als verheerend sollte sich die damals aufkommende Idee der Entartung und die Degenerationslehre erweisen, deren eigentlicher Begründer der Franzose Benedict Augustin Morel (1809–1873) war. Dieser hatte einige Jahre vorher aufgrund anthropologischer und anatomischer Studien eine Zunahme von Krankheiten und Kriminalität als Ausdruck der Entartung der Menschheit vorausgesagt und zu belegen versucht. Wie wenig es sich hierbei um eine echte nutzbringende medizinische Theorie als vielmehr um menschenverachtende nihilistisch-pessimistische Ideologie handelte, kam weniger als vier Jahrzehnte später in der Zeit des Faschismus auf unmenschlichste Weise zum Ausdruck. Der im Ausklang des 19. Jahrhunderts aufkommende Degenerationsgedanke war gleichsam ein Produkt des medizinisch-wissenschaftlichen Kenntnisstandes und der gesellschaftlichen Bedingungen. Während man bei der pathologisch-anatomischen Begründung von Erkrankungen in den medizinischen Disziplinen gewichtige Fortschritte gemacht hatte, konnte man in der Psychiatrie trotz der Entdeckungen von Meynert, Wernicke und anderen, die ja neben ihrer klinischen Tätigkeit zugleich auch Hirnpathologen waren und die Forschung mitbestimmten, keine spektakulären Ergebnisse aufweisen. Die Psychiatrie orientierte sich in jener Epoche des ursächlichen Denkens auf ihr Organ, auf das Gehirn, auf die klinischen Störungsmuster. Der Blick für eine differenzierte, die endogenen Faktoren umfassende Betrachtung des Wesens psychischer Erkrankungen schien noch verstellt zu sein.

Nicht so bei Bonhoeffer, der sich nach beiden Seiten hin offen gab. Natürlich hatte auch er sich mit den Auffassungen der Entartungs- und Degenerationslehre vertraut gemacht. Ihm waren auch die Schriften des Italieners Caesare Lombroso (1835–1909) bekannt, der auf dem Boden des Entartungsgedankens seine Theorie vom Wesen des Verbrechens aufgebaut hatte. Bei ihm galt der Verbrecher als Entarteter, bei dem anatomische Veränderungen am Gehirn und Schädel nachweisbar seien, so wie es ihm am Schädel eines Straßenräubers gelungen schien. Auf der anderen Seite stellte er die Theorie auf, daß dem Genie eine abnorme Äußerung der degenerierten Gehirntätigkeit zugrunde liege. Lombrosos Vorstellungen von den engen Beziehungen zwischen Genie und Wahnsinn hatten nachhaltige Folgen. Auf diesem ideengeschichtlichen Hintergrund können die Ansichten des Professors für Psychiatrie und Nervenkrankheiten Richard von Krafft-Ebing (1840–1902) nicht unerwähnt bleiben. In einer klinisch-forensischen Studie mit dem Titel „Psychopathia sexualis", die erstmals 1886 erschien und danach viele Auflagen erlebte, charakterisierte er den Homosexuellen als Psychopathen mit funktionellen Degenerationszeichen, die einer erblichen Grundlage nicht entbehren. Und nur wenige Jahre danach, 1889, wurde durch den Direktor der „Württembergischen Staatsirrenanstalt" Zwiefalten, Julius Ludwig August Koch (1841–1908), ein weiteres – Bonhoeffer nicht unbekanntes – Mosaik in einem psychiatrischen Panoramabild ohnegleichen eingefügt. Koch nämlich offeriert der Fachwelt den unheilvollen Begriff der „psychopathischen Minderwertigkeiten", deren Ursachen erbbedingt auf Störungen des Nervensystems zurückzuführen seien, wobei den Vorfahren Geisteskrankheiten und andere Erbleiden zugeschrieben werden. Die Gesamtheit dieser Entdeckungen, Beobachtungen, Beschreibungen und Interpretationen spiegelt die Unsicherheit, aber auch die gefährliche Situation wider, in der sich die Psychiatrie am Ende des 19. Jahrhunderts befand. Sie vermochte auf dem Weg zu einer wissenschaftlichen Disziplin gegenüber anderen Fächern der Medizin, wie Chirurgie, Bakteriologie oder der inneren Medizin, ja sogar der sich zum Teil eigenständig entwickelnden klassischen Neurologie nicht Schritt zu halten. Um bei diesen Auseinandersetzungen vom Wissenschaftspfad nicht abzukommen, bedurfte es des Festhaltens an Fakten und wirklich beweiskräftigen Folgerungen. Die Bonhoeffersche Methode der klinisch-empirischen Analyse konnte hier durchaus einen Beitrag leisten. Um die Jahrhundertwende legte er in einer nur 65 Seiten umfassenden psychiatrischen Untersuchung mit dem Titel „Zur Kenntnis des großstädtischen Bettel- und Vagabundentums" die ersten Ergebnisse seiner Arbeit als Gefängnispsychiater vor. In ihr fallen zwar eine Reihe von Äußerungen ins Auge, die der zweifelhaften Terminologie jener Zeit entsprechen. Wenn aber ebenso deutlich hervorgehoben wird, daß nicht allein die „endogenen degenerativen Einflüsse", eher „schlechte äußere Lebensbedingungen, mangelhafte Ernährungseinflüsse im Jünglings- und Kindesalter, schlechte Erziehungsverhältnisse" eine Gefahr für die Entwicklung „der schwach veranlagten psychischen Konstitution" bedeuten oder daß eine direkte Beziehung zwischen hereditärer Belastung und der Neigung zur Kriminalität nicht eindeutig hervortreten, dann heben sich solche Befunde doch deutlich von der seinerzeit üblichen einseitigen biologistischen Betrachtungsweise ab. Bonhoeffer konnte überdies den Nachweis antreten, daß zu den genannten Eignungsfaktoren auch eine „Armut an Begriffen und Worten, Mangelhaftigkeit der Kenntnisse, unzulängliche Verwertung der Erfahrungen, mangelhafter Schulbesuch, andauernde Entbehrungen geistiger Anregung" Ursache sozialen Schwachsinns bedeuten, den er vom organisch bedingten „klinisch exakt scheiden" konnte. Für ihn kamen nach Kenntnis der Lebensschicksale von Bettlern und Obdachlosen als Ursache des sozialen Scheiterns weniger individuelle pathologische

Momente als vielmehr die sozial ungünstigen Verhältnisse und das Milieu in seiner Gesamtheit in Betracht.

Mit seinen Anschauungen hielt sich Bonhoeffer in der Öffentlichkeit nicht zurück. Im Rahmen der ihm eingeräumten Dozententätigkeit hielt er Vorlesungen und Vorträge, wenn auch vor einem kleinen, aber um so interessierteren Zuhörerkreis, und publizierte die Ergebnisse seiner Untersuchungen. Auf lange Sicht wollte er sich jedoch der aufkommenden Einseitigkeit einer Gefängnispsychiatrie nicht aussetzen, wenngleich das, was er an neuen Erfahrungen sammeln konnte, für ihn einen unschätzbaren Gewinn darstellte. Es sprach auch für sein umfassendes Denken und Handeln, wenn er seine neurologischen und hirnpathologischen Studien nie ganz aus dem Auge verlor und schließlich daran ging, sie zu reaktivieren. Hierzu boten sich ihm einige günstige Möglichkeiten, wenn auch nicht an seiner alten Arbeitsstätte, der Universitätsklinik. Denn mit Wernicke hatte er sich mehr oder weniger wegen der Ausübung einer Nebentätigkeit, die Wernicke ihm nicht mehr einräumen wollte, überworfen. Dies änderte jedoch nichts an seiner inneren wissenschaftlichen Haltung gegenüber jenem Mann, dem er so vieles verdankte. Der Zufall wollte es, daß der seit 1890 in Breslau wirkende Ordinarius für Chirurgie, Johann von Mikulicz (1850–1905), ein entscheidender Verfechter der Antiseptik und seit 1891 weit über die Grenzen bekannt als der Begründer der Gastroskopie und Oesophaguskopie, auch Interesse für Operationen an der menschlichen Hirnrinde zeigte, um auf diese Weise dem Anfallsleiden, der Epilepsie, Einhalt zu gebieten. Das war eine geradezu ideale Konstellation für Bonhoeffer, hier klinisch-neurologische Untersuchungen vor und nach den Operationen durchzuführen, um Reiz- oder Ausfallserscheinungen zu beobachten und zu dokumentieren. Aber auch das Gebiet der alkoholbedingten Erkrankungen, auf dem er ja bereits mit seiner Habilitation hervorgetreten war, zog ihn immer wieder in seinen Bann. Neuere Ergebnisse hierzu, die er während seiner Tätigkeit im Gefängnis gewann, legte er in der 1901 erschienenen Monographie über die akuten Geisteskrankheiten der Gewohnheitstrinker nieder.[5] Alle diese Studien erweckten bei Bonhoeffer zunehmend wieder das Bedürfnis nach klinischer, vielleicht auch akademischer Tätigkeit. Er hatte ja in der zurückliegenden Zeit durch eine Reihe von Publikationen und Vorträgen beweisen können, daß er im Grunde genommen alle Belange der Psychiatrie und Neurologie, nunmehr auch solcher Grenzbereiche wie der forensischen Psychiatrie, vertreten konnte. Ein 35jähriger Privatdozent mit umfangreichen Kenntnissen in Theorie und Praxis, sein Fach überschauend, keiner extremen einseitigen wisenschaftlichen Betrachtungsweise verhaftet, galt schon als Kandidat für eine Berufung auf einen der Lehrstühle an Preußens Universitäten.

Akademisches Intermezzo oder das Karussell der Berufungen (Königsberg 1903 und Heidelberg 1904)

Es war die Medizinische Fakultät der Königlich-Preußischen Albertus-Universität in Königsberg, die mit einem Schreiben vom 30. Mai 1903 an den Minister in Berlin für die Neubesetzung des freiwerdenden psychiatrischen Lehrstuhls Bonhoeffer in Vorschlag brachte und auf der entsprechenden Liste unter „primo loco" plazierte.[1] Noch wußte Bonhoeffer nur aus spärlichen Gerüchten, daß er für Königsberg „gehandelt" würde. Doch schon bald erreichte ihn eine Einladung nach Berlin zum Berufungsgespräch bei Althoff. Es verlief für Bonhoeffer in höchstem Maße befriedigend, wurde ihm doch ein persönliches Ordinariat zugesprochen, was eine Verbesserung seiner materiellen Lage verhieß. Bei dem Gespräch stellte sich heraus, daß Althoff, mit dem nicht nur Wernicke einst seine Probleme hatte, „ein Freund der Schwaben"[2] war, die seine Erwartungen bei ihrer Amtsausübung nie enttäuscht hatten. Bonhoeffer war seinem Schicksal durchaus dankbar, wenngleich er nicht ahnen konnte, was ihn in Königsberg erwarten würde.

Die 1544 gegründete Universität Königsberg im Nordosten Preußens lag fernab der wirtschaftlichen, politischen und geistigen Zentren. Das Wirken des Philosophen Immanuel Kant (1724–1804) hatte die Universität jedoch zu einer bedeutenden Stätte deutschen Gelehrtentums werden lassen. Während Kant nachgesagt wurde, er habe sich zeit seines Lebens nie mehr als sieben Kilometer von Königsberg entfernt, blieben die meisten Gelehrten selten längere Zeit an der Universität. Die Mitglieder der Medizinischen Fakultät bildeten hierin keine Ausnahme. Zwar hatte der Staat dafür Sorge getragen, daß bis zur Jahrhundertwende auch in Königsberg Universitätskliniken gebaut wurden, so für die Chirurgie, Haut- und Augenkrankheiten, um den Kontrast zu den übrigen Universitäten Preußens nicht allzu deutlich werden zu lassen. Jedoch auch dieser Umstand vermochte nichts an der Tatsache zu ändern, daß einige der Ordinarien die Stadt mehr oder weniger als „Durchgangsstation" ansahen, um für Lehrstühle an anderen Universitäten disponibel zu sein. Vielleicht mögen auch Bonhoeffers Vorstellungen und Gedanken in diese Richtung gegangen sein, von vornherein konnte ihm das jedoch keiner unterstellen. Vielmehr zog er glücklich über die erste Berufung mit seiner Familie von Breslau nach Königsberg, in die Geburtsstadt seiner Frau, die in dieser Zeit ihr fünftes Kind erwartete. Die Entfernung zu seinen Eltern und zur württembergischen Heimat vergrößerte sich hingegen. Aber schon in Breslau hatte Bonhoeffer ja die Fähigkeit der Anpassung beweisen können. Hier in Königsberg, wo er ab 1. Oktober 1903 seinen Dienst antrat, vermochte er sich erstmals im Universitätsbetrieb voll zu entfalten, konnte die Dinge, auch die unliebsamen, selbst in die Hände nehmen und nach eigenem Ermessen die Belange der Psychiatrie und Neurologie bestimmen. Was er allerdings als Klinik vorfand, war geradezu grotesk und spiegelte drastisch die Situation der Psychiatrie und die Denkweise derer wider, die über Geld und Einfluß verfügten. Die Patienten waren in Dachräumen des ältesten Teils des Städtischen Krankenhauses untergebracht, in Zwangsjacken eingeschnürt, im Bett liegend, ob gehfähig oder nicht. Wie in Breslau forderten auch hier die Alkoholdelirien ihre Opfer. Die Räume selbst, infolge der kleinen Fenster, dunkel und unübersichtlich, spotteten aller hygienischen Bedingungen. Es fehlte sowohl an Aufenthaltsräumen wie zweckentsprechenden Gartenanlagen. Für Vorlesung und wissenschaftliche Tätigkeit standen lediglich zwei Zimmer zur Verfügung. Trotz dieser erschreckenden Bedingungen wurden allein im Jahre 1904 431 Patienten stationär behandelt und 201 in der Ambulanz betreut. Eine erstaunliche Entwicklung, die ohne Zweifel auf das sofortige engagierte Eintreten Bonhoeffers zurückzuführen war. Ihm ging es aber zugleich um die Verbesserung der Bedingungen für die studentische Ausbildung. Schriftliche Anträge an das Kuratorium der Universität mit Finanzwünschen zum Kauf von Demonstrationstafeln und zwei Mikroskopen führten nach zähen Bemühungen ebenso zum Erfolg wie die Bereitstellung von zwei Assistentenstellen. An wissenschaftliche Tätigkeit war vorerst nicht zu denken.

Inzwischen hatte sich durch die Geburt der Tochter Christine am 26. Oktober 1903 Bonhoeffers Familie weiter vergrößert. Im allgemeinen kam in der Familie nie Unruhe oder Hektik auf. Dafür sorgte seine Frau Paula durch ihr umsichtiges und freundliches Verhalten ebenso wie er selbst, der durch sein ruhiges, sachliches und tolerantes Wesen bekannt war. Da erreichte ihn, als man sich einigermaßen eingerichtet hatte, eine Berufung an die Heidelberger Universität. Mit hoher Wahrscheinlichkeit galt der bisherige Amtsinhaber, Emil Kraepelin (1856–1926), als der Betreiber einer solchen Entscheidung, die nach zwei Richtungen hin ungewöhnlich erschien. Zum einen hatte Bonhoeffer in Königsberg seinen Posten ja gerade erst angetreten, und es war üblich, daß man sich mindestens für drei Jahre verpflichtet fühlte. Zum anderen gehörte Bonhoeffer zu jener Generation, die das Fachgebiet der Psychiatrie und Neurologie gleichermaßen beherrschte und auch beanspruchte, während Kraepelin ausschließlich die Psychiatrie vertrat und die Trennung von der Neurologie geradezu propagierte. Wie auch immer, für Bonhoeffer stellte es ein überaus verlockendes Angebot dar. Unterstellenden Argumenten der Unglaubwürdigkeit begegnete er mit dem Argument sachlicher Notwendigkeit. Sein Entschluß stand fest. Nur das neuerliche Gespräch mit Althoff bereitete Schwierigkeiten, da der von dem Wechsel nichts wissen wollte, ja sogar durchblicken ließ, dagegen zu votieren. Juristisch befand sich Althoff in einer ungünstigen Position, denn auf die Besetzung des Heidelberger Lehrstuhls hatte er als Vertreter der preußischen Regierung nur indirekt Einfluß. Die Entscheidung oblag dem badischen Ministerium, und sie war entsprechend ausgefallen. So zog die mittlerweile siebenköpfige Familie mit Ablauf des Wintersemesters 1903/04 nach Heidelberg und quartierte sich hier Mitte März 1904 ein, nachdem man die Kinder fürs erste zu den Eltern nach Tübingen gebracht hatte.

Was den Eintritt Bonhoeffers in die Heidelberger Klinik betraf, so bekannte er freimütig, die Nachfolge Kraepelins, der hier seit 1891 wirkte, nicht ohne Befangenheit angetreten zu haben.[3] Ein solches Bekenntnis erschien nicht grundlos. Der um zwölf Jahre ältere Kraepelin schickte sich an, durch seine Forschungen beflügelt, in der Psychiatrie die Nummer Eins zu werden oder bereits zu sein. Kraepelin, ein Muster an Fleiß, Sachlichkeit und Nüchternheit, hatte sich als junger Mann in den Kopf gesetzt, mit 30 Jahren Professor zu werden und ein großes Werk zu vollbringen. Schon mit seinem 1883 erschienenen 384 Seiten umfassenden „Compendium der Psychiatrie" erregte er Aufsehen. Es stellte aber auch einen Prüfstein seiner selbst dar. Denn beim Abfassen des Manuskriptes wurde ihm die Unzulänglichkeit seiner psychiatrischen Kenntnisse deutlich bewußt, und er bedauerte lebhaft, die überall fühlbaren Lücken nicht durch Beobachtungen am Krankenbett ausfüllen zu können.[4] 32 Jahre später konnte er sich zugute halten, jene Lücken beseitigt, Tausende von Patienten bis ins Detail untersucht, nach bestimmten Krankheitsgruppen geordnet, seine Erkenntnisse in einem mittlerweile vierbändigen Lehrbuch der Psychiatrie auf 2372 Seiten niedergelegt zu haben, ein Standardwerk, an dem kein Psychiater mehr vorbei konnte und das ihm bis in die heutige Zeit Weltgeltung verschaffte.

Auf dem Wege dorthin war 1896 das entscheidende Jahr. Kraepelin hatte sich intensiv um eine neue Begriffsbestimmung und Umgrenzung der bis dahin sehr unterschiedlich charakterisierten menschlichen Geistesstörungen oder des „Irreseins" bemüht. Sie sollten weniger nach dem aktuellen symptomatologischen Erscheinungsbild und den vermeintlichen gehirnbedingten Ursachen eingeteilt werden als vielmehr nach dem Gesamtbild der Krankheit, deren Entwicklung und Verlauf vom Beginn bis zum Ende. Das setzte voraus, daß die Patienten über längere Zeiträume beobachtet und untersucht werden mußten. Und so waren stationäre Beobachtungszeiten von durchschnittlich vier Monaten in der Heidelberger Klinik unter Kraepelin an der Tagesordnung. Ganz im Gegensatz zu Wernicke in Breslau oder Bonhoeffer in Königsberg, die schon wegen der anfallenden Kosten von Stadt und Universitätskuratorium angehalten waren, die Patienten meist noch vor Ablauf von zwanzig Tagen wieder zu entlassen. Aufgrund der differenziert gewonnenen Verlaufskriterien gelangte Kraepelin Mitte der neunziger Jahre zu der Auffassung, zwischen dem Krankheitskomplex der „Dementia praecox" und dem „manisch-depressiven Irresein" zu unterscheiden. Damit war in der Geschichte der Psychiatrie ein entscheidender Durchbruch auf dem Gebiet der Klassifikation von Geisteskrankheiten gelungen.

Es ging aber nicht ausschließlich um Klassifikation, um die

Umgrenzung der Krankheiten, sondern weit mehr noch um ihre inhaltliche Ausformung und die Prognose. Während bei den Formen der Dementia praecox die „vorzeitige Verblödung“ das klinische Bild beherrschte, mußte bei allen Formen der manisch-depressiven Erkrankung eine solche infauste Prognose erfreulicherweise nicht abgegeben werden. Die von Kraepelin vorgenommene Zweiteilung der endogenen Psychosen war für die Entwicklung der Psychiatrie von großer Bedeutung, sie wurde aber auch mit Vorbehalten aufgenommen oder gar abgelehnt. Kraepelins Antipode Wernicke vertrat mit der Herausarbeitung vieler unterschiedlicher Erscheinungsformen psychischer Störungen eine geradezu entgegengesetzte Tendenz. Ein wissenschaftlicher Meinungsstreit konnte sich durch den frühen Tod Wernickes nicht entwickeln. Die beiden Männer hatten sich lediglich 1890 einmal anläßlich der Versammlung der „Ostdeutschen Irrenärzte“ im schlesischen Leubus getroffen, ohne näher miteinander in Beziehung zu treten. Auch Bonhoeffer hatte sich bei den endogenen Formen der Geisteskrankheiten zurückgehalten. Sicherlich durch Wernicke beeinflußt, mehr aber noch durch die Erfahrungen eigener klinischer Studien bedingt, hatte er sein Hauptaugenmerk eher auf die Analyse der Beziehungen zwischen dem klinisch-psychiatrischen Symptombild und den hirnbedingten Vorgängen gelegt, die für Kraepelin eine untergeordnete Rolle spielten. Diese Einstellung Bonhoeffers war den Assistenten der Heidelberger Klinik durchaus nicht unbekannt, und es mag sein, daß sie ihrem neuen Chef mit Vorbehalten entgegentraten. Wohlwollende Unterstützung fand er allerdings in seinem Landsmann Robert Gaupp, seit Dezember 1900 an der Heidelberger Klinik, den er noch aus der gemeinsamen Arbeit unter Wernicke in Breslau gut kannte. Auch der Kontakt zu Kraepelins Mitarbeiter Franz Nissl (1860–1919) gestaltete sich kollegial. Nissl ging der Ruf eines bedeutenden Forschers auf dem Gebiet der Neuropathologie, insbesondere der Histologie des Gehirns, voraus, und Bonhoeffer bedauerte es sehr, nicht mehr Zeit aufbringen zu können, um in dem kleinen und bescheidenen Laboratorium unter Nissls Anleitung histologische Studien zu betreiben.

Wie in Königsberg fand Bonhoeffer auch in Heidelberg keine Ruhe. Kraepelin hatte die Stadt gerade in Richtung München verlassen, um hier sein neues Amt anzutreten, da erreichte Bonhoeffer die Kunde von der notwendigen Besetzung des Wernickeschen Lehrstuhls in Breslau. Das Jahr 1904 schien in der Tat ein Jahr des Berufungskarussells zu sein. Wernicke, der Breslauer Querelen um den zügigen Verlauf des Neubaues einer psychiatrischen Universitätsklinik überdrüssig, bemühte sich um die in Halle durch den Weggang Theodor Ziehens (1862–1950) frei werdende Stelle. Ziehen, gerade erst 1903 dorthin gekommen, stand auf der Berufungsliste für die Direktion der Königlichen Charité-Nervenklinik. Der dort seit November 1890 wirkende Friedrich Jolly (1844–1904) war am 4. Januar 1904 an den Folgen der Ruptur eines Aortenaneurysmas verstorben. Es schien Wernicke entgangen zu sein oder wurde ihm nicht mitgeteilt, daß die Berliner Medizinische Fakultät ihn mit Schreiben vom 15. Januar 1904 einstimmig als besonders geeignet für die Nachfolgeschaft Jollys dem Berliner Ministerium vorgeschlagen, Theodor Ziehen erst an zweiter Stelle benannt hatte.[5] An dritter Stelle rangierte bereits der jüngste der psychiatrischen Ordinarien: Karl Bonhoeffer. Im übrigen bescheinigten ihm die Mitglieder der Berliner Fakultät schon damals eine glänzende Qualifikation, feine Beobachtungsgabe, hielten ihn für einen kritischen Kopf und selbständigen Denker, der sich durch gleichmäßigen Fleiß und respektable Arbeitskraft auszeichnete und dem Klinischen mehr zugetan war als dem Philosophischen. Eindeutig kam das Bemühen der Fakultät zum Ausdruck, nicht ausschließlich einen Psychiater, sondern einen gleichermaßen kompetenten Neurologen nach Berlin zu berufen, so wie es ihre Satzungen bestimmten: „Psychiatrie und Neurologie lassen sich auch nicht ohne Schaden für beide voneinander trennen, und die Fakultät könnte in keinem Fall einer solchen Trennung das Wort reden."[5] Gerade dieser Satz ist allerdings im Originalarchivmaterial mit Blaustift durchgestrichen. Sollte sich dahinter ein Handstreich des allgewaltigen Althoff verbergen, der insgeheim Kraepelin beauftragt hatte, sich „gutachterlich über die Frage einer Abtrennung der Neurologie von der psychiatrischen Professur in Berlin" zu äußern? Kraepelin befürwortete ja „aus voller Überzeugung jene Abtrennung", wobei er geltend machte, daß die Vertretung beider Gebiete durch den gleichen klinischen Lehrer undurchführbar sei und „regelmäßig zu einer Verkümmerung der psychiatrischen Forschung und Lehrtätigkeit führt".[6] Offenbar gelangte Kraepelins Gutachten zu spät nach Berlin, die Entscheidung war zugunsten von Theodor Ziehen gefallen. Möglicherweise hatte Althoff gegen Wernicke intrigiert, es wäre nicht das erste Mal gewesen.

Bonhoeffer wußte von all diesen Vorgängen nichts. Er wog das Für und Wider einer Berufung nach Breslau ab. Besser als mit seinen eigenen Worten kann die Wahl der Entscheidung nicht dokumentiert werden: „Es siegte aber in mir die Bequemlichkeit, daß mir in Breslau kampflos zufiel, was ich in Heidelberg erst hätte erstreiten müssen."[7] Streit und Kampf waren in der Tat nicht Bonhoeffersche Wesenszüge. Die objektiven Bedingungen sprachen aber auch so für Breslau: Er kannte die Stadt und die Bedingungen, der Neubau der Klinik näherte sich seinem Ende, Psychiatrie und Neurologie konnten gemeinsam gelehrt und erforscht werden, und seine Nachfolge war in Heidelberg durch Nissl gegeben. Noch am 21. Mai 1904 telegraphierte Bonhoeffer nach Berlin: „Kann Berufung Breslau nunmehr endgültig annehmen."[8]

Erneut begab sich Bonhoeffer auf Reisen, jetzt mit anderen Empfindungen als bei seiner ersten Fahrt nach Breslau um die Jahreswende 1893. „Als sich hinter Görlitz die Ebene nach Osten öffnete, wäre ich am liebsten wieder umgekehrt", hatte er damals geäußert. „Hinter Görlitz schien mir das Land öde und fremd und ich verfiel dem Heimweh. Der Eindruck wurde nicht rosiger, als ich in die Stadt mit den riesigen hohen Häusern und den Schornsteinen einfuhr, wenn ich sie mit der Einfahrt nach Stuttgart vom Hasenberg aus verglich."[9] Diesmal kehrte er mit der Familie in vertraute Gefilde zurück, vier seiner Kinder waren hier zur Welt gekommen. Hier hatte er seine Frau kennengelernt und entscheidende Erfahrungen als Arzt und Wissenschaftler gemacht.

Jahre der Kontinuität (Breslau 1904–1912)

Direktor der Psychiatrischen- und Nervenklinik in Breslau

Bei seinem neuerlichen Eintreffen in Breslau konnte Bonhoeffer in der Tat auf ein erfolgreiches Jahrzehnt zurückblicken, das ihn in die vorderste Reihe seines Faches gebracht hatte. Er war sowohl in der Psychiatrie wie in der Neurologie wissenschaftlich auf der Höhe der Zeit. Die Psychiatrie, die an der Universität bisher nur durch ein Extraordinariat vertreten war, wurde als Ergebnis seiner Verhandlungen mit Beginn des Jahres 1905 etatmäßig in ein Ordinariat umgewandelt und dadurch den anderen medizinischen Fachgebieten an der Fakultät gleichgestellt. Es entsprach zwar mittlerweile der Bedeutung und dem Ansehen des Faches in Breslau und überhaupt im deutschen Sprachraum, wo, gemessen an anderen Ländern, etwa in England, Frankreich oder gar außerhalb Europas, vergleichsweise eine Vielzahl von neuro-psychiatrischen Lehrstühlen (oder im damaligem Sprachgebrauch für „Gemüts- und Nervenkrankheiten") existierten, so in Jena, Leipzig, Berlin, Erlangen, Frankfurt, München, Würzburg, um nur einige zu nennen. Nicht so in der Neurologie, die zwar um ihre Eigenständigkeit kämpfte, aber von den Psychiatern oder von namhaften Internisten mit betrieben wurde. Die meisten dieser Lehrstühle wurden in Deutschland in den Jahren des Aufschwungs der kapitalistischen Entwicklung von 1860 bis 1880 geschaffen. Eine „Vormachtstellung" der deutschen Psychiatrie und Neurologie war trotz regionaler Unterschiede nicht von der Hand zu weisen, und sie trat in den folgenden Jahren eher noch mehr hervor. Hier reihte sich Breslau nun unter Bonhoeffer würdig ein. Im übrigen konnte dieser mit seinem sozialen Status durchaus zufrieden sein. Die finanzielle Unabhängigkeit war mit einem Jahresgehalt von 6600 Mark zuzüglich 660 Mark Wohnungsgeld gegeben. Die Ernennung zum Mitglied des Medizinalkollegiums der Provinz Schlesien wurde durch Seine Majestät, den Kaiser und König, „Allergnädigst" mit Schreiben vom 17. Oktober 1904 vorgenommen.[1] Neben fachlicher Einflußnahme brachte diese Funktion wertvolle äußere Anerkennung und eine zusätzliche Jahresbesoldung von 900 Mark mit sich. Das war ausreichend, um die Familie in Sicherheit zu wähnen und „ein hübsches, im großen Garten gelegenes geräumiges Haus am Birkenwäldchen in der Nähe der Kliniken zu mieten, das den fünf Kindern reiche Bewegungsfreiheit gab".[2] Unzufrieden hätte Bonhoeffer eher bei seinem Dienstantritt am 1. Oktober 1904 mit dem Zustand seiner neuen Wirkungsstätte sein können, da sich die Klinik immer noch im Bau befand. Er nahm es aber auf sich, daß seit dem Bruch des Kontraktes zwischen Staat und Stadt im Jahre 1900 ein eigentlicher Unterricht und eine ausreichende klinisch-stationäre Betreuung der Patienten nur mit Mühe zustande kam. Ein Zustand, der Wernicke aufs höchste belastet hatte und der wohl einen der Beweggründe für seinen Weggang nach Halle darstellte. Ab 1904 hatte die Stadt Breslau „entgegenkommenderweise" ihr Krankenhaus lediglich zu Vorlesungszwecken zur Verfügung gestellt. Mit Geduld und nachhaltiger Konsequenz betrieb Bonhoeffer den weiteren Neubau der Klinik, so daß im April 1907 endlich die neue „Psychiatrische- und Nervenklinik" in der Auenstraße 44 mit 80 Betten für die Aufnahme „psychisch Kranker und Nervenkranker" eröffnet werden konnte. Sie hatte ihren eigenen Etat, ihre eigene Verwaltung und war als selbständige Universitätsklinik nicht mehr der Stadt, sondern ausschließlich dem Staate Preußen verantwortlich. Damit hatten sich alle Möglichkeiten einer kontinuierlichen klinischen und wissenschaftlichen Tätigkeit eröffnet, die auch kontinuierlich genutzt wurden. Es gab keinerlei Beschränkungen hinsichtlich der Aufnahme von Patienten und der Zeit ihrer Betreuung. Auch gemessen an den günstigen Bedingungen in Heidelberg unter Kraepelin bedeutete es einen bemerkenswerten Schritt. Komplizierte Krankheitsbilder konnten so über längere Zeit auch unter wissenschaftlichen Gesichtspunkten beobachtet und den Studierenden problem- und praxisorientiert nahegebracht werden. Bonhoeffer selbst, „der immer äußerst gepflegte, brünette Mann mit den regelmäßigen Zügen und den nicht unfreundlich beobachtenden Augen", wie ihn ein Student beschrieb[3], hielt seine Vorlesungen jeweils mittwochs von 8.00 bis 10.00 Uhr und sonnabends von 10.00 bis 12.00 Uhr. Hinzu kamen sonnabends von 3.00 bis 5.00 Uhr „Demonstrationen ambulanter Nervenkranker“ und als „privatissime“ montags bis freitags von 8.00 bis 12.00 Uhr praktische Arbeiten auf dem Gebiete der Anatomie und Pathologie des Gehirns.[4] Zweifellos ein umfangreiches Lehrprogramm, was die Studenten erwartete, deren höchste Belegungszahl sich im Wintersemester 1910/11 auf 75 eingeschriebene Hörer belief.

Damit aber nicht genug. Die Breslauer Psychiatrie und Neurologie konnte noch weitere exzellente Wissenschaftler aufbieten, deren Namen allesamt in die Geschichte des Faches eingegangen sind. Ludwig Mann, Assistent bei Wernicke, hatte sich 1896 für Neuropathologie und Elektrotherapie habilitiert, war inzwischen Professor und mit hervorragenden Publikationen an die Öffentlichkeit getreten. Er hielt einmal wöchentlich Vorlesungen auf dem Gebiet, das er wie kein anderer in Deutschland beherrschte, „der Diagnostik und Therapie der Nervenkrankheiten mit besonderer Berücksichtigung der Elektrodiagnostik und Elektrotherapie“. Mann war eng mit einem Forscher befreundet, der ebenfalls Assistent bei Wernicke gewesen war: Karl Otfrid Foerster (1873–1941). Er habilitierte sich 1902 zu einem Thema, welches Wernicke mit Mann schon über längere Zeit hinweg bearbeitet hatte: „Die Physiologie und Pathologie der Koordination: eine Analyse der Bewegungsstörungen bei den Erkrankungen des Zentralnervensystems und ihre rationelle Therapie“. Mit dieser und einer Vielzahl weiterer Untersuchungen, Experimenten sowie Krankheitsbezeichnungen, die heute seinen Namen tragen, so die Durchtrennung der Hinterwurzeln des Rückenmarks bei Patienten mit einer Muskeltonussteigerung und Schmerzen („Foerstersche Operation“), er prägte den Begriff der „psychomotorischen Epilepsie“, nach ihm ist eine besondere Form der Reflexe („F“-Foerster-Reflexe) benannt, bestimmte und beeinflußte Foerster von Breslau, seiner Geburtsstadt, aus die deutschsprachige und internationale Neurologie über Jahrzehnte hinweg. Foerster hielt einstündige, äußerst anschauliche Vorlesungen über die Leitungsbahnen des Zentralnervensystems. Zusammen mit Wernicke hatte er 1903 einen bemerkenswerten Atlas des Gehirns herausgegeben, in dem auch fotografische Reproduktionen von Gehirnschnitten enthalten waren. Des weiteren betrieb er eine zweistündige Übungstherapie bei Nervenkrankheiten. Er hatte sich, wie die anderen, sein Rüstzeug für das Fach bei Wernicke erworben und gab es nun an die Studenten weiter. Er war ein Forscher von unbestechlicher Beobachtungsgabe und Präzision, der durch die Psychiatrievorlesungen seines Lehrers entscheidend beeinflußt worden war, sich allerdings nach seiner Antrittsvorlesung als Privatdozent, der er den Titel „Vergleichende Betrachtungen über Motilitätspsychosen und über Erkrankungen des Projektionssystems“[5] gab, ausschließlich der neurologischen, neuroanatomischen, neurophysiologischen und hirnlokalisatorischen Forschung unter funktionellen Aspekten widmete.

Zunächst als Außenseiter, da er ja von Hause aus kein Chirurg war, führte er Operationen am Gehirn und Rückenmark bei den von ihm diagnostizierten Tumoren durch. Foerster ist zweifellos als ein Vorreiter der Neurochirurgie zu bezeichnen, als faszinierender Diagnostiker und überaus ideenreicher Therapeut auf dem Gebiet der Neurologie, insbesondere der rehabilitativen Übungstherapie. Auf seine Erfahrungen und Erfolge war es wohl zurückzuführen, daß Jahre später, vom Juni 1922 bis Januar 1924, die sowjetische Regierung Foerster mit Billigung des deutschen Auswärtigen Amtes und auf Wunsch des damaligen Außenministers der Weimarer Republik Walther Rathenau (1877–1922) an das Krankenlager Wladimir Iljitsch Lenins (1870–1924) berief. Es stand außer Zweifel, daß Foerster die seit März 1922 bei Lenin auftretenden Kopfschmerzen, Ermüdungserscheinungen, aber auch Schlafstörungen als Vorboten einer hirnorganischen Erkrankung deutete und die dann wiederholt auftretenden Anfälle mit Sprachverlust und zunehmender Lähmung der rechten Hand und des rechten Beines hirnlokalisatorisch gemäß den bisher gemachten Entdeckungen und eigenen Forschungen zuzuordnen wußte.[6] Durch seine therapeutischen Empfehlungen, die von Lenin angenommen und unter Foersters Leitung durchgeführt wurden, konnten zeitweilige Besserungen erreicht werden. Günstig wirkte sich auch die Übersiedlung in ein Sanatorium nach Gorki, unweit von Moskau gelegen, im Frühjahr 1923 aus. Hier verbrachten Lenin und Foerster einige Monate. Die Progredienz des Leidens aber war nicht aufzuhalten. Darin waren sich Foerster und einige andere, auch deutsche Ärzte, die noch hinzugezogen worden waren, einig. Ein am 21. Januar 1924 erneut auftretender Schlaganfall, bei dem Foerster zugegen war, führte zum Tode. Foerster zählte dann zu denen, die am Sarge Lenins Ehrenwache hielten, und war derjenige, auf dessen Anregung hin ein anderer berühmter deutscher Forscher, Oskar Vogt, das Gehirn Lenins, der testamentarisch seinen Körper der Wissenschaft vermacht hatte, in Moskau untersuchen sollte. Zehn Jahre später waren Foerster und Vogt deshalb schweren Repressalien durch die Faschisten ausgesetzt.

Bei der klinischen Arbeit in Breslau stützte sich Bonhoeffer hauptsächlich auf zwei Mitarbeiter: Paul Schröder (1873–1941) und Franz Kramer (1878–1967). Schröder kannte Bonhoeffer noch aus der alten Wernicke-Zeit. Er habilitierte sich 1905 über „Chronische Alkoholpsychosen" und blieb bis 1912 an der Breslauer Klinik, wo er sich auf dem Gebiet der gerichtlichen Psychiatrie profilierte und Vorlesungen hielt. Jahre später, in der Zeit seines Direktorates an der Leipziger Klinik von 1925 bis 1938, wandte er sich vor allem der Kinder- und Jugendpsychiatrie zu. Kramer, gebürtiger Breslauer, promovierte 1902 noch bei Wernicke und habilitierte sich 1912 in Berlin unter Bonhoeffer mit einer aufschlußreichen Arbeit über „Psychologische Untersuchungsmethoden bei kindlichen Defektzuständen". Ihnen und den anderen an der Klinik tätigen Ärzten gewährte Bonhoeffer größtmögliche Freiheit und Eigenständigkeit in der klinischen und wissenschaftlichen Arbeit, wie er es unter Wernicke selbst erfahren hatte. Das Zusammenleben in der Klinik zeichnete sich durch „vorbildliche Kameradschaftlichkeit"[7] aus, obschon er als Chef die Zügel fest in der Hand halten mußte. Dies erschien notwendig und bezog sich in der Hauptsache auf Organisatorisches, das bei der Leitung der Klinik nach innen und außen berücksichtigt werden mußte. Es blieb auch Bonhoeffer nicht erspart, mit entsprechenden Schreiben immer wieder auf Unzulänglichkeiten oder Veränderungen hinzuweisen und um Abhilfe zu bitten. Eines der leidigsten Probleme, das auch bei anderen Universitäten anstand, betraf die Umwandlung von nichtbezahlten Volontärstellen in etatmäßige Assistentenstellen und die Anzahl der Assistenten, um einen ausreichenden Grad der Patientenversorgung zu sichern. Obwohl die Bonhoeffersche Klinik mit 80 Betten ausgestattet war, kam es ständig zu Überbelegungen bis zu 100 Patienten. Ähnlich stark wurde die Nervenpoliklinik frequentiert. Das hatte zwar entsprechend den damaligen Regelungen einer „Klassenbetreuung“, die selbstverständlich auch auf privater Basis ausgerichtet war, zur Folge, daß die Klinik über entsprechend höhere Einnahmen verfügte, ging aber zu Lasten der Ärzte, deren Zahl und deren Gehalt äußerst knapp bemessen waren. Die Zustände spitzten sich dermaßen zu, daß Bonhoeffer Anfang 1909 dringend um die Genehmigung einer weiteren Stelle nachsuchte, da außer einem Oberarzt und drei Assistenzärzten ein Rund-um-die-Uhr-Klinikbetrieb, die dazu noch ständig überbelegt war, nicht aufrechterhalten werden konnte. Das Finanzministerium sah sich in jener Zeit ohnehin genötigt, die Gehälter von Assistenzärzten in den Universitätskliniken der Psychiatrie generell anzuheben, da allerorten über Personalmangel geklagt wurde. So erhielt der 3. Assistent bei Bonhoeffer etwa 1 000 Mark im Jahr und konnte nun mit einer Steigerung von 150 Mark rechnen.

Ähnlich waren die Probleme auf dem Pflegesektor, obwohl die Psychiatrische- und Nervenklinik in Breslau, gemessen an anderen Kliniken, noch recht gut mit Personal versehen war. Das Finanzministerium wartete mit exakten Zahlen auf. Es entfielen auf „eine Warteperson bei der Irrenklinik in Breslau 3,3 etatmäßige Betten, in Halle 4, in Kiel 4, in Greifswald 4,5“. Unter Berücksichtigung der Tatsache, daß seinerzeit die überwiegende Zahl der psychiatrischen Patienten hochgradig erregt, expansiv und aggressiv waren und entsprechende Psychopharmaka zur Ruhigstellung erst Jahrzehnte später entdeckt wurden, konnte mit der so errechneten Anzahl von Pflegekräften kaum eine zufriedenstellende Betreuung erreicht werden, wollte man nicht einen Großteil der Patienten fortlaufender „Zwangsjackentherapie“ aussetzen. Die niedrige Entlohnung stellte darüber hinaus kaum einen Anreiz dar, als Krankenpfleger in der Psychiatrie zu arbeiten. Zu allem Überdruß erhielt das Pflegepersonal in psychiatrischen und Nervenkliniken der Universitäten weniger an Gehalt als jene in „städtischen Heilanstalten für Nerven- und Gemütskranke“. Auch bei der dann ab Oktober 1910 generell in Kraft getretenen Erhöhung der durchschnittlichen Löhne des Pflegepersonals blieb diese Differenz erhalten. So betrug das Anfangsgehalt eines Psychiatriepflegers im Universitätsbereich 35 Mark pro Monat mit einer

Steigerungsmöglichkeit bis zu 60 Mark, im städtischen Bereich hingegen von 40 Mark mit einer Steigerungsmöglichkeit bis zu 90 Mark. Bei den Pflegerinnen wirkte sich zusätzlich die Ungleichheit in der Bezahlung gegenüber ihren männlichen Kollegen aus; sie erhielten lediglich 25 Mark pro Monat und konnten sich bis zu 55 Mark steigern. Im städtischen Bereich erhielten sie anfangs 25 Mark pro Monat, eine Steigerung bis zu 75 Mark lag im Bereich des Möglichen.[8]

Allein diese Zahlen beleuchten die verwaltungstechnisch und psychiatrie-spezifischen Gegebenheiten, die nicht losgelöst von der Situation, in der sich die Psychiatrie und Neurologie in dieser Zeit befand, gesehen werden können. Sie waren und sind ein Teil ihrer Gesamtproblematik. Und dennoch waren alle, die die Geschicke der psychiatrischen und neurologischen Wissenschaft in der Hand hielten und zu verantworten hatten, besessen von ihrem Fach, taten das Mögliche und oft das scheinbar Unmögliche, um hinter die Geheimnisse der Gehirnfunktionen und der Krankheiten zu gelangen, die von dort ihren Ausgang nahmen.

In der medizinischen Fakultät der Breslauer Universität war sich Bonhoeffer als jüngstes Mitglied deren Tradition vollauf bewußt. Im Fakultätskollegium traf er auf weltweit bekannte Kliniker, wie auch in den vorhergehenden Jahren und Jahrzehnten an Breslaus Universität namhafte Wissenschaftler gewirkt und gelehrt hatten, die deren Ruhm und ihr Ansehen begründeten. Die Universität selbst war nicht älter als jene in der Hauptstadt Berlin. Zwar hatte der Jesuitenkaiser Leopold I. 1702 eine Universitätsgründung durch Stiftung erreicht, aber die Leopoldina, wie sie nach ihrem Gönner genannt wurde, war mehr eine philosophisch-theologische Studienanstalt der Jesuiten als eine Landesuniversität. Die Ereignisse Napoleonischer Fremdherrschaft und Preußens Niederlage bei Jena und Auerstedt am 14. Oktober 1806 führten zwangsläufig auch zum Niedergang der Wissenschaft, bis Männer wie Stein, Hardenberg, Fichte, Schleiermacher oder die Brüder Humboldt durch Reformen und Neubesinnung das Schlimmste abwehren konnten. Im Gefolge dieser Ereignisse hatte u. a. die Universität Frankfurt an der Oder, die Viadrina, viel von ihrem ehemaligen Glanz als Bologna des Nordens eingebüßt. Leopoldina und Viadrina wurden durch Kabinettsbefehl vom 24. April 1811 zusammengelegt. Das markige Wort des ansonsten von Friedrich Engels als feige charakterisierten Königs Friedrich Wilhelm III. „Der Staat muß durch geistige Kräfte ersetzen, was er an physischen verloren hat"[9], mag für diese Aktion im Sinne der Konzentration der Kräfte Pate gestanden haben. 1811 gilt als das Geburtsjahr der Breslauer Universität, die sich aus fünf Fakultäten, eine theologisch-protestantische, theologisch-katholische, juristische, philosophische und medizinische zusammensetzte. Sie gewann durch die Tätigkeit und Entdeckungen ihrer Wissenschaftler rasch an Einfluß und Ausstrahlungskraft. In erster Linie ist hier Jan Evangelista Purkinĕ (1787–1869) zu nennen. Der gebürtige Tscheche verbrachte 27 Jahre in Breslau, erhielt den ersten Lehrstuhl für Physiologie gleich nach Gründung der Universität und errichtete erstmals in der Welt ein Physiologisches Institut. Purkinĕ erregte bereits durch seine Dissertation „Zur Kenntnis des Sehens in subjektiver Hinsicht" Aufsehen und das Interesse von Johann Wolfgang Goethe (1749–1832), der zusammen mit Alexander von Humboldt (1769–1859) darauf drang, daß Purkinĕ recht bald auch eine Professur erhielt. Mit wissenschaftlichen Methoden, befreit von mystischen Gedanken und Vorstellungen, wurden von Purkinĕ in Breslau die normalen Lebensvorgänge bei Mensch und Tier erforscht. Systematisch nutzte er das Mikroskop und entdeckte dabei spezielle Zellen in der menschlichen Kleinhirnrinde sowie für das Reizleitungssystem des Herzens wichtige Fasern, die heute seinen Namen tragen. Als Purkinĕ in seine Heimat nach Prag zurückging, setzte Rudolf Heidenhain (1834–1897) die weltanerkannte Tradition der Breslauer Physiologie fort. Unter seinen Schülern befand sich Ivan Petrovitsch Pavlov (1849–1936), jener russische Gelehrte, der durch die Entdekkung der bedingten Reflexe als Physiologe und Neurobiologe weltbekannt und 1904 mit dem Nobelpreis für Medizin und Physiologie geehrt wurde, sowie Paul Grützner, der spätere Doktorvater Karl Bonhoeffers.

Auch Theodor Mommsen, den Bonhoeffer in seiner kurzen Berliner Studienzeit persönlich kennengelernt hatte, war von 1854 bis 1857 an der Breslauer Universität tätig gewesen und hatte in dieser Zeit zwei weitere Bände seines aufsehenerregenden Werkes über die römische Geschichte veröffentlicht. Um die Jahrhundertwende bestimmten viele Breslauer Kliniker die

Konturen der Wissenschaft. In der Chirurgie dominierte Mikulicz, dessen bekanntester Schüler Ferdinand Sauerbruch (1875–1951) war, der am 1. Oktober 1903 an der Chirurgischen Klinik seine Tätigkeit aufnahm. Mikulicz und Sauerbruch waren es, die die Brustkorbchirurgie vorantrieben und in deren Folge Sauerbruch jene Unterdruckkammer entwickelte, die seinen Weltruhm begründete.

Bonhoeffer hatte zu Mikulicz schon während seiner Tätigkeit als Gefängnispsychiater einen engen wissenschaftlichen Kontakt, der sich nunmehr auch auf die private Sphäre übertrug. Die von Bonhoeffer betriebenen Studien an Patienten, bei denen Mikulicz Hirnoperationen durchgeführt hatte, erbrachten wichtige Hinweise über das Verhalten der Sensibilität, insbesondere der Tastempfindungen bei umschriebenen Hirnläsionen. Während es über die motorischen Funktionen bereits hinreichende Informationen gab, daß bestimmte Rindenfelder des Gehirns für die Gesichts-, Arm- oder Beinmotorik verantwortlich zeichnen und es bei Schädigungen zu zentralbedingten Ausfallserscheinungen, Lähmungen kommt, war die Frage nach der Entstehung von Sensibilitätsstörungen, also von Störungen der Gefühlssphäre für Berührung, Temperatur, Schmerz, und deren vermeintliche Lokalisation im Gehirn noch nicht bis in alle Einzelheiten geklärt. So vertrat der Berliner Physiologe Hermann Munk aufgrund von Tierexperimenten die Auffassung, daß die motorisch erregbaren Gebiete gleichzeitig die sensiblen Rindenfelder für die betreffenden Arm- oder Beinabschnitte darstellen. Dem war aber keineswegs so. Bonhoeffer konnte im Gefolge seiner differenzierten klinischen Untersuchungen an Patienten jene Ergebnisse, die Munk an Tieren gewonnen hatte, widerlegen: „Eine gliedweise Übereinstimmung von motorischer und sensibler Parese besteht nicht“[10], so die Aussage und der Hinweis, daß für die sensiblen Funktionen andere, von den motorischen unabhängige Hirnabschnitte verantwortlich zu machen sind. Eine sich vollauf bestätigende Vermutung. Heute gehört das Vorhandensein sowohl einer primären motorischen als auch primären sensorischen Rinde zum Allgemeingut des Wissens um die Hirnfunktionen. Es spricht für die Vielseitigkeit Bonhoeffers, daß er Fragen der Hirnlokalisation im Zusammenhang mit der Hirnchirurgie nie aus den Augen verlor. Viele Beiträge von ihm sind hierfür

Zeugnis. Die freundschaftlich geknüpften Bande zu Mikulicz rissen allerdings durch dessen plötzlichen Tod am 14. Juni 1905 jäh ab.

Erfreulicherweise gestaltete sich das Verhältnis zu dessen Nachfolger, Karl Garré (1857–1928) ebenfalls recht fruchtbar. Denn auch Garré operierte am Gehirn, so daß Bonhoeffer seine Patientenuntersuchungen kontinuierlich fortsetzen konnte. Garré war ein außerordentlich vielseitiger Chirurg, der besonders durch seine Selbstversuche berühmt geworden war, indem er am eigenen Arm durch Infektion mit Abszeßmaterial Furunkel erzeugte, um so deren Wesen und Operabilität studieren zu können.

Ein weiteres prominentes Mitglied der Fakultät war der Dermatologe Albert Neisser (1855–1916), der die Breslauer Hautklinik zu Weltruhm führte. Mit ihm traf Bonhoeffer außer bei Fakultätssitzungen weniger zusammen, wenngleich Neissers Haus als Treffpunkt für Geselligkeiten und künstlerischen Austausch hinlänglich bekannt war. Gemeinsam organisierte man jedoch Vortragsabende in der damals viel besuchten „Medizinischen Sektion der Schlesischen Gesellschaft für Vaterländische Kultur“, bis Bonhoeffer 1911 selbst eine psychiatrisch-neurologische Gesellschaft gründete, deren offizielle Protokolle regelmäßig in der Berliner klinischen Wochenschrift veröffentlicht wurden.

Neissers Ruhm geht auf die Entdeckung des Erregers der Gonorrhoe im Jahre 1879 zurück, dem Micrococcus gonorrhoeae, der seinen Namen – Neisseria gonorrhoeae – trägt. Dieser kräftig gebaute Mann mit Bart und Hornkneifer war stets zu Scherzen aufgelegt und beeindruckte seine Zuhörer durch seine geistvolle Schlagfertigkeit. Sein ganzer Ehrgeiz zielte dahin, auch den Erreger jener anderen furchterregenden Geschlechtskrankheit, der Syphilis, zu entdecken, deren Folgeerscheinung, die progressive Paralyse, von Bonhoeffer zur Genüge in Breslau studiert worden war. Diese Entdeckung blieb ihm aber versagt. Neisser geriet um die Jahrhundertwende in die Schlagzeilen der Presse, weil er bei Kindern und weiteren acht Personen, davon vier Prostituierten, Syphilisserum als „Vorbeugungsmittel“ gegen die Krankheit gespritzt hatte. Da seinerzeit Fragen der ärztlichen Versuche an Menschen sehr kontrovers diskutiert wurden, kam Neissers Fall sogar im Preußischen Abgeordnetenhaus zur Sprache. Seine Bestrafung mit einem Verweis und 300 Mark Geldbuße ließen die Wogen der Empörung hochschlagen, stellte sich doch heraus, daß auch anderen Ortes entsprechend vorgegangen wurde. Besonders beschämend war die Tatsache, daß vor allem an „armen Leuten in Krankenhäusern“ Experimente durchgeführt wurden, Formulierungen wie „Menschenschinderei“, „Versuchskaninchen“ gingen um. Als gar die Münchner Freie Presse am 9. Oktober 1898 ihre Leser darüber informierte, daß in der österreichischen Irrenanstalt Valduna an vielen Geisteskranken Versuche mit Einspritzungen von „Hyoscin sulfur.“ (schwefelsaurem Bilsenkrautsamen) auch unter Gewaltanwendung durchgeführt wurden, war die Angelegenheit der „Menschenversuche“ derartig eskaliert, daß von seiten des Gesetzgebers reagiert werden mußte. Am 29. Dezember 1900 erreichte von Berlin aus eine ministerielle Anweisung alle „Vorsteher der Kliniken, Polikliniken und sonstigen Krankenanstalten“, daß medizinische Eingriffe nur als diagnostische oder zu Heil- und Immunisierungszwecken durchgeführt werden dürfen, wobei – Minderjährige ausgeschlossen – eine generelle Aufklärung zu erfolgen hat und die Zustimmung des Betroffenen vorliegen muß.[11] Es gehört zu den dunkelsten Kapiteln der Medizin und insbesondere der Psychiatrie, welchen Wandel diese damals getroffene Anweisung im Verlauf von 40 Jahren nehmen wird und wie die Eintellung zu Geisteskranken, zum psychisch Kranken in Deutschland eine geradezu mörderisch radikale Änderung erfahren sollte.

Zu denen, die die Entwicklung der Medizin in Breslau mitbestimmten, gehört ebenfalls Adolf von Strümpell (1853–1925), seit April 1903 Ordinarius für Innere Medizin, gleichzeitig einer der Begründer der deutschen Neurologie. Wenngleich die Neurologie hier, wie an anderen Orten, kein selbständiges Fachgebiet war, galt das unbeugsame Interesse Strümpells, Foersters und anderer, die Vielfalt der Nervenkrankheiten zu beschreiben, deren Krankheitsorte im Gehirn und Nervensystem auszumachen. Der einzig gängige Weg, dieses Ziel in jenen Jahren zu erreichen, bestand in der exakten Beobachtung und Untersuchung, wobei die Reflexlehre und die Analyse der Ausfallserscheinungen hier Wesentliches leisteten, unter genauer Kenntnis des Bauprinzips des Nervensystems oder durch die entsprechend zugeordneten Ergebnisse der Hirnsektionen. Man betrieb eine aktive topische Diagnostik. Moderne Untersuchungsverfahren, wie sie uns heute in Gestalt der Zerebralen Computertomographie oder Magnet-Resonanz-Tomographie zur Verfügung stehen, die einen direkten Einblick in die Gehirn- und Rückenmarksstrukturen erlauben, oder der Hirngefäßdarstellung, die Ableitung elektrischer Potentiale des Gehirns, dem Elektroenzephalogramm, sowie andere geeignete Methoden waren weder der Neurologie noch der Psychiatrie verfügbar. Die Psychiatrie mußte sich obendrein noch des Vorwurfs erwehren, daß sie trotz aller Forschungen am Gehirn keine ursächlichen Erklärungen der krankhaften psychischen Erscheinungsweisen, insbesondere bei den Psychosen, geben konnte und anstelle dessen mehr und mehr zur unterschiedlichen Deutung solcher Phänomene gezwungen war. Blieben schon die Aussagen über die Krankheitsursachen vielfach im Spekulativen, so gestalteten sich die Therapiemöglichkeiten ähnlich schwierig oder waren meist gar nicht möglich. Mit großem Respekt nehmen wir heute jene wissenschaftlichen Ergebnisse und Beschreibungen zur Kenntnis, die in Büchern oder in der 1891 von Strümpell und drei weiteren namhaften Forschern gegründeten „Deutschen Zeitschrift für Nervenheilkunde“ abgedruckt wurden.

Bonhoeffer trat auch mit dem Augenarzt Wilhelm Uhthoff (1853–1927) in fachliche Beziehungen. Er galt als der Begründer der Neuro-Ophthalmologie, einem interdisziplinären Gebiet der Augenheilkunde und Neurologie. Neurologie erlernte er noch unter Carl Westphal (1833–1890) an der Nervenklinik der Charité. Eine bei dem Nervenleiden multiple Sklerose auftretende Veränderung am Auge trägt heute als Uhthoffsches Zeichen seinen Namen. Des weiteren mit dem seit 1878 in Breslau tätigen Pathologen Emil Ponfick (1844–1913), ehemals Assistent bei Virchow, dem Physiologen Karl Hürthle (1860–1945), den Bonhoeffer noch aus seiner Tübinger Zeit kannte, und vor allem mit dem Pädiater Adalbert Czerny (1863–1941), der als eine der bedeutendsten Persönlichkeiten unter den deutschen Kinderärzten gilt. Czerny leitete die Geschicke der Breslauer Kinderklinik von 1894 bis 1910. Ähnlich wie Wernicke kämpfte auch er um einen Klinikneubau, der ihm schon bei seiner Berufung versprochen worden war, aber erst um die Jahreswende 1901/1902 realisiert werden konnte. Dafür hatte er auf die Gestaltung der Klinik Einfluß nehmen können, die sich durch eine große poliklinische Abteilung mit, für die damalige Zeit einzigartig, fünf Untersuchungszimmern auszeichnete. Czernys Bestrebungen lagen darin, jedem einzelnen Arzt Gelegenheit zu geben, sich mit jedem Kinde solange abzugeben, wie es erforderlich war; seine aufsehenerregenden Erkenntnisse schlugen sich in dem 1906 geprägten Begriff der „Ernährungsstörung“ nieder, die „ex alimentatione“, „ex infectione“, „ex constitutione“ bedingt sein konnte. Damit grenzte er drei der wichtigsten Ursachen der damals hohen Sterblichkeitsraten der Kinder sowohl in Breslau wie in anderen Städten ab (auch an der Berliner Charité-Kinderklinik betrug die Kindersterblichkeitsrate 78 %). Im gleichen Jahr führte er den Begriff der Toxikose (Vergiftung) ein, berichtete über Milch- und Mehlnährschäden, gab ein Handbuch der Ernährungsstörungen des Kindes heraus und 1908 ein kleines, aber um so berühmteres Buch mit dem Titel: „Der Arzt als Erzieher des Kindes“. Die in diesem Werk geäußerten Gedanken, Vorstellungen und Hinweise gelten auch heute noch im sozialpädiatrischen Sinne als richtungweisend. In der Tat war Czernys Klinik ein Mekka für Kinderärzte und Studenten. Sie mußten ab 1905 den Nachweis eines halbjährigen Besuches in einer Kinderklinik bei der Meldung zum ärztlichen Staatsexamen erbringen. Bisher war auch dieses Fach ebenso wie die Psychiatrie bei dem medizinischen Staatsexamen nicht obligatorisch. Die Studenten fanden bei Czerny die besten Bedingungen für ihre Ausbildung. Hatte schon in diesen Jahren Bonhoeffer zu Czerny nicht nur, wenn es um die Betreuung und Behandlung der eigenen Kinder ging, guten kollegial-kameradschaftlichen Kontakt, so setzte sich dieser auch in späteren Jahren fort, als Czerny von 1913 bis 1932 die Kinderklinik der Charité in Berlin leitete. Der traditionelle Ruf der Breslauer Universitätskinderklinik wurde nach dem Weggang Czernys durch Karl Freiherr von Pirquet (1874–1929) fortgesetzt, vordem Ordinarius für Kinderheilkunde an der John Hopkins Medical School in Baltimore. Sein Name steht für den Begriff der „Allergie“ und für die Immunitätsforschung. Die heutzutage zur Selbstverständlichkeit gewordene Hauttestung auf Tuberkulose (die kutane Tuberkulinprobe) wurde von ihm 1907 eingeführt und trägt seinen

Namen. Für die Berufung von Pirquet nach Breslau hatte sich Bonhoeffer in der Fakultät eingesetzt, wenngleich dieser im Juni 1911 bereits wieder nach Wien ging.

Berufungsfragen wurden im allgemeinen an den Fakultäten der Universitäten ausgiebig und lebhaft diskutiert. Breslau machte hierbei keine Ausnahme. Es war üblich, im Rahmen eines Dreiervorschlags, eine Rang- oder Reihenfolge vorzunehmen, indem mit „primo loco“, „secundo loco“ oder „tertio loco“ zum Ausdruck gebracht wurde, welchen Kandidaten die Fakultät im Ministerium durchbringen wollte. Es lag auf der Hand, daß durch die Berufung eines Ordinarius das Profil eines Faches oder einer Klinik auf Jahre hin entscheidend bestimmt wurde, so daß die Universitäten bemüht waren, namhafte Gelehrte zu gewinnen, die den Ruf stärkten. Außerdem darf nicht vergessen werden, daß die finanziellen Optionen ein wichtiges Regulativ darstellten. Die Gehälter der Ordinarien an den größeren Universitäten waren gleichwohl höher als an kleineren. So betrug das Durchschnittsgehalt eines Ordinarius in Berlin Ende des 19. Jahrhunderts 7 396 Mark und differierte zwischen 3 000 Mark und 12 000 Mark im Jahr. In Greifswald, dessen Universitätsgründung auf das Jahr 1456 zurückgeht, betrug das Durchschnittsgehalt 4 670 Mark und differierte zwischen 2 800 bis 6 000 Mark, da es zwischen den einzelnen Fakultäten noch erhebliche Unterschiede gab.[12] Es läßt sich also leicht ableiten, welch ungeheuren Einfluß seinerzeit ein Ordinarius in der Universitätshierarchie hatte. Fakultäts- und Hochschulpolitik glich einem Machtinstrument, das sehr wohl auch gegen Andersdenkende gerichtet sein konnte, etwa wenn deutsch-konservative Gesinnung einen jüdischen oder nach links tendierenden Wissenschaftler den Weg zu einer Hochschullaufbahn versperrte. Noch in der Zeit der Weimarer Republik wurden solche düsteren Machenschaften betrieben, bis sie mit der 1933 einsetzenden faschistischen Hochschulberufungspolitik an allen Universitäten ihren perfiden Höhepunkt erreichten.

Als die Bonhoeffers 1904 erneut nach Breslau zogen, waren die Eltern von den Kindern Karl-Friedrich, Walter, Klaus, Ursula und Christine umgeben. Am 4. Februar 1906 stellte sich im Haus Birkenwäldchen 7 mit den Zwillingen Dietrich und Sabine weiterer Familiennachwuchs ein, und drei Jahre später, am 22. August 1908, folgte noch Tochter Susanne. Innerhalb von einem Jahrzehnt war somit die Familie auf zehn Personen angewachsen. Außer Christine, die in Königsberg zur Welt gekommen war, waren alle Kinder in Breslau geboren. Dazu die Nähe des Großvaters, Großmutter Clara war schon 1903 in Breslau gestorben, und einer kinderlieben Tante gaben das Gefühl einer großen, harmonisch zusammenlebenden Familiengemeinschaft. Kindermädchen, Hausmädchen und Köchin bewältigten zwar den Großteil der Hausarbeit, dennoch blieb für Paula wenig Gelegenheit, sich mit ihrem Mann am Breslauer kulturellen und gesellschaftlichen Leben zu beteiligen. Bonhoeffer selbst legte allerdings auf Vergnügungen, Feiern oder Einladungen keinen besonderen Wert und hob eher abwehrend die Hände, wenn solcherart Abwechslungen auf ihn zukamen. Dabei bot die Provinzhauptstadt, die schon um die Jahrhundertwende über 400 000 Einwohner zählte, in dieser Hinsicht viele Möglichkeiten.

Wer Geld und Neigung hatte, amüsierte sich in den Bars und Restaurants oder besuchte eines der vielen Theater, denn vom Stadttheater mit seinen klassischen Aufführungen über das Thalia-Theater als Stätte der Operette, dem Komödientheater Lobe bis zum Breslauer Konservatorium oder Zoologischen Garten waren genügend Attraktionen vorhanden. Jene, die dem Vereinsleben zugetan waren, konnten sich je nach Belieben dem Breslauer Fortschrittsverein, dem Vaterländischen Frauenverein, Gewerbeverein, Armenpflegerinnenverein oder dem Verein gegen Verarmung und Bettelei anschließen. Trotz der städtisch kapitalistischen und junkerlich ländlich florierenden Wirtschaft waren die sozialen Unterschiede sehr kraß in der Stadt und ihrer Umgebung, so daß die Tätigkeit von Armenvereinen durchaus nutzbringend war. Außer dem Vater, der im Klinikalltag mit diesen Problemen konfrontiert war, registrierte wohl sonst kaum einer aus der Familie diese Zustände, auch nicht die Kinder, die durch ihren Hausunterricht ohnehin wenig Kontakt nach außen hatten. Auch von all den kulturellen Gegebenheiten machten die Bonhoeffers kaum Gebrauch. Gewisse Beziehungen gab es zu einigen in der Nachbarschaft wohnenden Familien von Bonhoeffers Fakultätskollegen, insbesondere zu Czerny, der gleichsam der Hauskinderarzt wurde und es später in Berlin bei Kindern und Enkelkindern blieb. Wohlwollend kommentierte Bonhoeffer das Wirken seines Kollegen: „Ich bin überzeugt, daß es sein Verdienst war, daß wir bei unseren acht Kindern keine Magenstörungen erlebt haben, daß wir so gut wie niemals durch die Kinder gestörte Nächte hatten.“[13]

Haus, Garten und die unmittelbare Umgebung boten ausreichend Freiraum und Abwechslung für die Familie. Trotzdem bemühte sich Bonhoeffer um ein Sommerhaus außerhalb der Stadt. Er fand es in einem ländlichen Anwesen, im Schlesischen Gebirge, erreichbar mit der Bahn in zwei Stunden. Bonhoeffer selbst war ein ausgesprochen naturverbundenener Mensch, erfreute sich an der Gartenarbeit, liebte vor allem Rosen und unternahm meist in Begleitung seiner Frau ausgedehnte Wanderungen. Abends zum Ausklang des meist anstrengenden Klinikalltags genoß er einen guten Wein oder Kognak und genehmigte sich eine Zigarre. Zigaretten oder Bier mochte er nicht. Probleme oder Ereignisse, die die Klinik betrafen, hielt er von der Familie fern. Gelegentlich lud er seine Assistenten nach Hause ein. Dann ging es recht unterhaltsam und ausgelassen zu, und seine Frau, eine ebenso charmante wie geistreiche Unterhalterin, kam auf ihre Kosten. Das Haus im Birkenwäldchen und ab 1910 das in Wölfelsgrund waren vor allem für die Kinder ideale Stätten, die zu ihrer harmonischen psychischen und physischen Entwicklung beitrugen. Trotz dieser guten äußeren Bedingungen wurden sie jedoch nicht verwöhnt. Bei Tisch herrschten durchaus strenge Sitten, während des Essens war Sprechen nicht erlaubt, und aufgegessen wurde alles, was auf den Tisch kam, dabei war Mäkeln nicht erwünscht. In die Erziehung seiner Kinder griff Bonhoeffer nicht unablässig ein. Mit überschauendem Abstand und souveräner Ruhe registrierte er jedoch alle Vorkommnisse, wurde im Gespräch nie laut, wußte aber mit wenigen sachlichen Worten seiner väterlich-dominierenden Rolle gerecht zu werden. Tochter Sabine charakterisiert ein erzieherisches Prinzip im Bonhoefferschen Haus mit dem treffenden Satz: „Nimm Rücksicht auf die anderen, und reiß dich zusammen.“[14] Toleranz, Rücksichtnahme und Gerechtigkeit gegenüber anderen waren in der Tat nicht nur Grundpfeiler erzieherischer Praxis, sondern entsprachen der allgemeinen Grundhaltung Bonhoeffers.

Seine Frau, die Mutter von acht sich zur vollen Zufriedenheit entwickelnden Kindern, war ihm eine überaus verständnisvolle Partnerin, die durch ihren Lebensmut, das Temperament und die Lebendigkeit die Geschicke der Familie unkonventionell und mit scheinbar leichter Hand lenkte. Vieles, was er durch seine Zurückhaltung oder wegen der vielen beruflichen Verpflichtungen und Aufgaben nicht in Angriff nahm, wurde von ihr über all die Jahre hinweg im Familieninteresse geregelt, ohne jede Aufdringlichkeit oder selbstherrlichen Ton. In gleicher Weise tat sie auch vieles für andere. Sie war wie ihr Mann ein Vorbild im Denken und Handeln für die Kinder. Besonders bei Familienfeiern, vor allem aber zu den Festtagen, offenbarte sich jener Familiengeist. An solchen Tagen konnte auch der Vater vollends von den Kindern vereinnahmt werden, während sonst im Hause Rücksicht auf ihn genommen wurde, da er sich abends meist noch zu wissenschaftlicher Arbeit zurückzog. Frohsinn und Ausgelassenheit sowie ungetrübte Lebensfreude bestimmten dann das Geschehen und verwurzelten sich tief im Bewußtsein der Kinder. Als sie älter wurden und Walter und Sabine Geige, Klaus Cello, Dietrich Klavier spielen gelernt hatten, traf man sich regelmäßig zu Musikabenden, an denen die Mutter Lieder von Schubert und Schumann sang. Alles in allem vollzog sich hier im wesentlichen unbeeinflußt vom Gang gesellschaftlicher Gegensätze und politischer Auseinandersetzungen, die auch in Breslau unübersehbar das Bild der Zeit bestimmten, eine zwar nicht weltfremde, aber in sich ruhende, undoktrinäre, alles Individuelle fördernde menschlich-familiäre Entwicklung, die damals kaum ihresgleichen hatte.

Mit der Übernahme der Klinik durch Bonhoeffer, die vordem viele Jahre von seinem Lehrer Wernicke geprägt worden war, erwartete wohl zunächst keiner eine grundsätzlich andere wissenschaftliche Ausrichtung. Wie die weitere Entwicklung zeigte, war das eine durchaus richtige Annahme, für die es Gründe gab. Zum einen betraf es den Charakter der in Breslau vielleicht mehr als anderswo vorherrschenden psychiatrisch-neurologischen Erkrankungen. Denn im Gefolge des niedrigen Lebensstandards breiter Schichten der Bevölkerung wirkte sich der übermäßige Alkoholismus besonders verhängnisvoll aus, auch gab es nach wie vor eine hohe Zahl von Geschlechtskranken. Ein Überwiegen von Patienten mit alkoholbedingten toxischen Erkrankungen, Alkoholdelirien, Alkoholpsychosen sowie mit progressiver Paralyse war über Jahre hinweg ein augenscheinlicher und nicht nur für die Medizinalbehörde Breslau bedrohlicher Tatbestand. Allein in der Zeit vom 1. Januar 1900 bis 13. September 1910 wurden in Breslau etwa 2 103 Fälle von Delirium tremens beobachtet. Davon waren 2 001 Männer und 102 Frauen. Mit einer jährlichen Durchschnittsfrequenz von 200 Deliranten stand Breslau unter den deutschen Städten wohl mit an erster Stelle.[15] Mehr noch als in den Jahren seiner Assistentenzeit war Bonhoeffer dieser Sachverhalt ins Bewußtsein gerückt, als er durch seinen Aufenthalt in der Heidelberger Klinik in die Lage versetzt war, Vergleiche zwischen Breslau und Königsberg auf der einen sowie Heidelberg auf der anderen Seite anzustellen. Es bestand kein Zweifel, daß in Heidelberg Patienten mit Geisteskrankheiten vom Dementia-praecox-Komplex und manisch-depressivem Irresein überwogen.

Ein weiterer Grund für die Kontinuität in der Klinikarbeit fand sich in der Bonhoefferschen Veranlagung, ohne Ungeduld und systematisch bei der Lösung psychiatrisch-neurologischer Fragen vorzugehen. Mehr denn je zeigte sich hierbei jene scharfsinnige Beobachtungsgabe, die für eine tiefgründige Bearbeitung psychiatrischer Themen unerläßlich war. Sein Blick schien unbeirrt auf die organischen Fundamente Gehirn und Gehirnpathologie gerichtet zu sein, und er war der festen Überzeugung, daß zunächst nur durch Beobachtung und Experiment neue Erkenntnisse über das Wesen psychischer Störungen in Erfahrung zu bringen waren. Spätestens durch seine Tätigkeit als Gefängnispsychiater hatte er sich den sozialen Wesensformen der Umwelt des Menschen geöffnet und berücksichigte aus seinem Blickwinkel fortan jene beeinflussenden Faktoren.

Was die Psychosenlehre betraf, so nahm Bonhoeffer durchaus die eingetretene Polarisierung zur Kenntnis, die durch die kraftvolle Entfaltung der Kraepelinschen Systematik nicht mehr aufzuhalten war. Bonhoeffer schien allerdings mehr seinem Lehrer Wernicke verpflichtet zu sein, der in dem 1900 erschienen „Grundriß der Psychiatrie“[16] umfassend die Vielfalt psychotischer Erscheinungsformen aufgrund klinischer Beobachtungen dargelegt und eine dazugehörige Theorie geliefert hatte, wonach diese Vielfältigkeit in einer Unterbrechung der Assoziationsbahnen im Gehirn, der „Sejunction“ begründet war. Dies war das Schlagwort und die passende Beschreibung, über die man seinerzeit im Wernicke-Kreis so lange nachgedacht und diskutiert hatte. Sejunction hieß Unterbrechung von Bahnen und Zentren im Gehirn und damit beeinträchtigte Erregung auf der einen oder Erregungszuwachs auf der anderen Seite, bedeutete psychisches Defizit oder krankhafte überschießende psychische Reaktion, die sich in Halluzinationen oder Wahnideen manifestierten. Psychosensorische, intrapsychische und psychomotorische Elemente konnten in ihrer Funktion verschiedenartig gestört sein. Die von Wernicke auf diesem Hintergrund beschriebene Motilitätspsychose, an deren einem Pol ein Zuviel an Motorik zu registrieren war, als hyperkinetische Phase gekennzeichnet, und am anderen Pol ein Zuwenig an Motorik, als akinetische Phase deklariert, fügte sich zu einem Musterbeispiel des von Wernicke entworfenen Systems. Zum anderen existierte kontrastierend hierzu die ausgesprochen einfache, aber pragmatische Kraepelinsche Einteilung psychischer Erkrankungen im Komplex der Dementia praecox mit den hebephrenen, katatonen und paranoiden Wahnformen und dem manisch-depressiven Irresein. Bonhoeffer, aus der Schule des einen kommend, kannte ebenso gut, spätestens nach seinem Heidelberger Intermezzo, die Anschauungen des anderen. In der Zwischenzeit war allerdings noch ein weiterer Mann in die Arena derer getreten, die in der Psychiatrie und Neurologie Wichtiges zu sagen hatten: Sigmund Freud

(1856–1939). Unbekannt war er allerdings schon in jenen Jahren nicht mehr. Denn bereits ab Mitte der achtziger Jahre des vorigen Jahrhunderts war Freud dem Zeitgeist entsprechend mit einer Reihe ausgezeichneter Publikationen, die den Faserverlauf und die Kerngebiete des Zentralnervensystems bei Mensch und Tier zum Inhalt hatten, hervorgetreten. Gleich Wernicke wurde auch Freud von den Ideen Theodor Meynerts stark beeinflußt, in dessen 2. Psychiatrischer Klinik des Allgemeinen Wiener Krankenhauses er 1883 einige Monate verbrachte. 1885 trat er mit einem Buch über die Wirkungsweise des Kokains und der Kokain-Sucht[17] an die Öffentlichkeit, das ebensolches Aufsehen erregte wie die Gesamtdarstellung seiner neurologischen Erfahrungen, die er an einer Wiener Kinderklinik gesammelt hatte. Das 1891 erschienene Buch über die „halbseitige Cerebrallähmung der Kinder“[18] erhielt durch den in Breslau mit Wernicke zusammenarbeitenden Neurologen Ludwig Mann in der Monatsschrift für Psychiatrie und Neurologie mit den Worten „unübertrefflich klare und gründliche Darstellung sowie kritische Würdigung des gesamten klinischen und anatomischen Materials“[19] ein verdient hohes Lob.

Damit aber nicht genug. Im gleichen Jahr griff Freud mit einer Abhandlung „Zur Auffassung der Aphasien“[20] in die von Broca und Wernicke in Gang gebrachte Diskussion um die gehirnbedingten Sprachstörungen des Menschen ein. Der junge Privatdozent versah zudem seine Arbeit mit einem fast provokatorisch anmutenden Untertitel „Eine kritische Studie“, nicht zuletzt deswegen, weil er als kritischer Geist den vorherrschenden Anschauungen einer Zentrenlehre so nicht folgte und zumindest genetische Aspekte, aber auch die Möglichkeit funktioneller Störungen berücksichtigt wissen wollte. Mehr noch regten sich in ihm Veränderungswünsche in der Beurteilung und Sichtweise von Leistung und Bedeutung der menschlichen Psyche. Nach einem Aufenthalt in Paris bei Jean-Martin Charcot (1825–1893) übersetzte er dessen Buch „Neue Vorlesungen über die Krankheiten des Nervensystems, insbesondere über Hysterie“ ins Deutsche und tat bereits im Vorwort kund, daß man eine „neue Epoche in der Würdigung der wenig bekannten und dafür arg verleumdeten Neurose erwarten darf“. Freud und einige seiner Vertrauten schickten sich an, über das hinauszugehen, was bisher über Hysterie, Neurose und Hypnose bekannt war und gelehrt wurde. Mit den „Studien über Hysterie“[21] nahm 1895 das Zeitalter der Psychoanalyse, d. h. der „Analyse seelischer Erkrankung eines Menschen mit allen Mitteln einfühlender Psychologie bei sorgfältigster Beobachtung“ unter Berücksichtigung des Unbewußten, der Sexualität, der Triebe, der Träume, seinen Lauf. Eine andere und zugleich neue Sichtweite der menschlichen Psyche, der psychischen Erkrankungen war damit gegeben, die für die damalige Zeit Umwälzendes mit sich brachte. Wer glaubte, daß die psychoanalytische Bewegung ausschließlich der Medizin oder Psychologie vorbehalten sein sollte, sah sich rasch getäuscht: Die Literatur geriet ebenso unter ihren Einfluß über Jahre hinweg wie die bildende Kunst. Nur in der Psychiatrie selbst konnten vorerst Freuds Ideen nicht so recht Fuß fassen. Im Gegenteil, Psychiater und Neurologen wehrten sich eher heftig gegen das Eindringen psychoanalytischer Vorstellungen, vor allem in die bisher gängige Lehre über die Psychosen. Bonhoeffer verfolgte mit abwartendem Interesse die Freudschen Ansichten, allein in der Monatsschrift für Psychiatrie und Neurologie, deren regelmäßiger Leser er war, fanden sich bis zum Jahre 1906 vier wichtige Originalarbeiten Freuds, die den psychischen Mechanismus der Vergeßlichkeit, die Deckerinnerungen, die Hysterie und einen Beitrag über die Psychopathologie des Alltagslebens zum Inhalt hatten. Gerade über letzteres schrieb Freud an seinen Mitarbeiter Wilhelm Fließ (1856–1928) am 25. Januar 1901 in einem Anflug von intellektueller Ironie, daß er wohl hiermit der Zeitschrift „ein Kuckucksei ins Nest gelegt habe“[22]. Er wußte, wovon er sprach, denn alle diese Überlegungen und Deutungen waren doch eher ein Stachel für die Vertreter der Schulpsychiatrie. Bonhoeffer hielt sich aber in jenen Jahren wie auch in den späteren aus der Diskussion über Sinn und Zweck psychoanalytischer Betrachtung heraus. Sein Freund Robert Gaupp charakterisierte dieses Verhalten treffend mit den Worten: „Die theoretische Deutung dessen, was hinter dem Beobachteten im Unbewußten lebte und ins Bewußtsein bisweilen vorstieß, lag seiner Veranlagung nicht. Das Intuitive war ihm nicht fremd, das beweist sein ganzes Lebenswerk. Aber es drängte ihn nicht, ins Reich des Dunklen, Unbeweisbaren, der kühnen phantasievollen Deutungen vorzudringen, wo so viel zu behaupten und so wenig wirklich sicher zu beweisen ist.“[23]

Von einem der anderen „etablierten“ Psychiater erhielt Freud allerdings unversehens doch wichtige fachbezogene Unterstützung. Es war Eugen Bleuler (1857–1930). Er erkannte den Stellenwert der von Freud inaugurierten psychologischen Methodik nicht zuletzt in ihrer Anwendung bei den endogenen Psychosen und erhoffte sich ein über die bisher geübte und in einer Sackgasse steckende hirnpathologische Interpretationsweise hinausgehendes tieferes Eindringen in das Verständnis vom Wesen dieser Erkrankungen. Bleuler, der nur ein Jahr jünger als Kraepelin war, hatte zunächst in den Jahren seiner Tätigkeit in der schweizerischen „Irrenanstalt“ Rheinau von 1886 bis 1898 reichlich Gelegenheit gehabt, die Vielfalt der klinischen Erscheinungsbilder bei den chronisch Geisteskranken zu studieren und Kraepelins Systematik kritisch zu reflektieren. Ab 1898 zum Direktor der Züricher Klinik Burghölzli berufen, jener berühmten psychiatrischen Universitätsklinik (an der bereits Wilhelm Griesinger tätig war, bevor dieser 1865 nach Berlin an die Psychiatrische- und Nervenklinik der Charité ging), war Bleuler über 29 Jahre hinweg bis 1927 im Amte. Bleuler gelangte durch seine umfangreichen klinischen Studien zu Erkenntnissen, die über das, was Kraepelin zur Dementia praecox bisher festgeschrieben hatte, hinausgingen. Zum einen betraf es das Manifestationsalter der Krankheit selbst, die nicht, wie Kraepelin glaubte, häufig im Jugendalter ihren Anfang nimmt, sondern auch im mittleren oder späteren Alter zum ersten Mal auftreten kann. Zum anderen betraf es die Krankheitsausgänge. Nicht bei allen Patienten mit endogenen Psychosen, so registrierte Bleuler, trat das eher hoffnungslose Bild der Dementia praecox, der „vorzeitigen Verblödung“, des schweren psychischen Defektes, in Erscheinung. Des weiteren erkannte Bleuler die Bedeutung der Akuität der Erkrankung, d. h. wie akut, wie vehement, die Erkrankung ihren Anfang nimmt, in ihrer Auswirkung auf die prognostische Einschätzung. Von den chronisch beginnenden Formen endeten im Unterschied zu den akut auftretenden Erkrankungen mehr im Defektzustand der „Verblödung“. Offensichtlich gab es aber auch vollständige Heilungen nach Ablauf einer solchen akuten Erkrankung, so selten sie auch waren. Auf der Suche nach der eigentlichen Grundstörung des von Kraepelin herausgestellten Dementia-praecox-Komplexes kam Bleuler die Freudsche Methodologie gerade recht. Bei jedem Einzelfall versuchte er, psychologisch scharfsinnig analysierend, die Gesamtsymptomatologie in ihre einzelnen krankhaften Teile zu differenzieren und je nach Wertigkeit zwischen primären und sekundären Symptomen zu unterscheiden. Vielleicht war es für viele seiner Zeitgenossen überraschend, als er 1906 in einer Publikation systematisch die „Freudschen Mechanismen in der Symptomatologie von Psychosen“[24] herausgearbeitet und im Detail beschrieben hatte. Ausgehend von der Behauptung Freuds, daß unsere Psyche die Tendenz hat, das Weltbild so umzuarbeiten, wie es unseren Wünschen und Bestrebungen entspricht, schrieb Bleuler, daß dies „ungehemmt in allen Situationen zum Vorschein kommt, wo das durch die äußeren Verhältnisse gebotene Denken mit seiner logischen Anknüpfung an die Wirklichkeit gestört ist“ und führte weiter aus: „Unter pathologischen Umständen hat Freud diese Tendenz in der Symptomatologie der Neurosen nachgewiesen und die gewonnenen Erkenntnisse auch therapeutisch zu verwerten gesucht. Noch nicht bekannt ist aber, daß die gleichen Mechanismen auch in der Pathologie der anderen Geisteskrankheiten eine große Rolle spielen.“ Bleuler schien auf dem rechten Wege zu sein. Immer stärker verdichtete sich in ihm die Vorstellung, daß als das grundlegende Symptom bei der Krankheitsgruppe der Dementia praecox „die Zerreißung oder Spaltung der psychischen Funktionen“ zu Tage tritt. Auf der 1908 in Berlin einberufenen Versammlung der deutschen Psychiater trat Bleuler mit seiner neuen Erkenntnis erstmals an die Öffentlichkeit. Er benannte die von ihm in der ganzen Gruppe der Erkrankungen vorgefundene Zerreißung, Spaltung mit dem umfassenden Wort „Spaltungsirresein“, vom Griechischen abgeleitet „Schizophrenie“, und betonte, daß die Persönlichkeitsstruktur in der Krankheit verloren gehe, daß vor allem das Denken, das Fühlen, das Wollen, das subjektive Erleben des Menschen in seinen Zusammenhängen gespalten und verloren sei. Bleuler hatte mit diesem Vorgehen eindeutig die psycho-pathologische Struktur des Krankheitsbildes differenziert herausgestellt und baute dieses System in den folgenden Jahren weiter aus. Damit war wenige Jahre nach der von Kraepelin vorgenommenen Einteilung und der von Wernicke eingeführten „Sejunction“ ein weiterer entscheidender Schritt auf dem Felde der endogenen Psychosenlehre mit der Heraushebbung und Charakterisierung der Schizophreniegruppe in der klinisch-psychiatrischen Systematik vollzogen. Insofern hatten sich die von Freud verfaßten Zeilen, die er am 30. Januar 1906 von Wien aus als Reaktion auf Bleulers Artikel im selben Jahre nach Zürich geschickt hatte, bewahrheitet: „Verehrter Herr College ... ich bin zuversichtlich, wir erobern bald die Psychiatrie"![25]

Nun hatte in der Tat die Lehre von den endogenen Psychosen, von jenen chronischen Geisteskrankheiten, eine enorme Entwicklung durchlaufen, die durch Höhen, aber auch Tiefen gekennzeichnet war. Aber weder Freud noch Bleuler, weder Wernicke noch Kraepelin, noch viele Forscher nach ihnen konnten ein sicheres Urteil darüber abgeben, weshalb der Schizophrene schizophren ist.

Es konnte nicht ausbleiben, daß solche Fragen auch Bonhoeffer in seiner täglichen klinischen Arbeit in Breslau bewegten. Für jeden der Forscher stellte die Gruppe der Schizophrenien mit all ihren komplizierten psychopathologischen Symptomen nicht nur ein Phänomen dar, das sich sehr schwer klassifizieren ließ, sondern sie war auch eine permanente Herausforderung, insbesondere wenn Antworten auf die Frage nach den Ursachen gegeben werden sollten. Es hatte sich einmal mehr gezeigt, daß die Wernickesche Orientierung, wonach Psychosen Krankheiten des Gehirns darstellen, eine ebensowenig erschöpfende Auskunft geben konnte wie die Kraepelinschen oder Bleulerschen Vorstellungen. Vorsichtigerweise mußte man von Annäherungen ausgehen. Vielleicht gab es auch nicht die Ursache schlechthin, vielleicht ein Ursachenbündel? Fragen über Fragen, aber keine eindeutigen umfassenden naturwissenschaftlich fundierten Beweise, die auch von anderen reproduziert werden konnten. Bonhoeffer verspürte bei alldem vorerst kein zwingendes Bedürfnis, mit eigenen Deutungen, an denen ihm ohnehin immer wenig gelegen war, in die sicherlich interessanten Auseinandersetzungen einzugreifen. Aufmerksam verfolgte er allerdings die gesamte Entwicklung. Bei der Vielzahl der zu lesenden Fachartikel und der geistigen Verarbeitung des Gebotenen vergaß er nicht, seine eigenen Forschungen voranzutreiben. Dabei bewegte er sich im Rahmen dessen, was ihm die Breslauer Klinik schon während seiner Assistentenzeit im Übermaß geboten hatte und was er nunmehr systematisch aufgriff und weiter verfolgte. Es gab ja jene Vielzahl psychotischer Reaktionen oder Geisteskrankheiten, die in irgendeiner Beziehung zu einer körperlichen Krankheit standen. Wurde die progressive Paralyse als Folgeerkrankung der syphilitischen Infektion typischerweise als eine solche Geisteskrankheit betrachtet, ohne daß man bisher um die direkte Wechselwirkung wußte, so traf das in gleichem Maße für die Symptome des Alkoholdeliriums zu. Bonhoeffer machte darüber hinaus die Erfahrung, daß Psychosen ebenso sehr im Gefolge von anderen akuten Infektionen oder inneren Erkrankungen beim Menschen auftreten können. Es bestand geradezu eine zwingende Notwendigkeit, in der Zeit anhaltender Diskussionen zur Schizophreniefrage auch diesen Phänomenen analysierend nachzugehen, nicht etwa, um damit in Konkurrenz zu treten, sondern um die Gesamtheit der psychischen Reaktionen des Gehirns auf allerdings bekannte äußere Einwirkungen zu studieren, zu differenzieren und zu beschreiben.

Die Lehre von den symptomatischen Psychosen und den exogenen Reaktionstypen

Bereits über einen längeren Zeitraum hinweg hatte Bonhoeffer bei seinen täglichen Visiten in der Klinik immer wieder beobachtet, daß Patienten mit krankhaften psychischen Symptomen in Form einer gehoben-euphorischen, aber auch traurig-depressiven Stimmung, mit verflachten Gefühlsreaktionen oder verzerrter Gesichts- und Körpermotorik, selbst mit wahnhaften Vorstellungen aufgenommen worden waren, die sich im weiteren Verlauf als Folgeerscheinung von unterschiedlichen körperlichen Erkrankungen wie Fieber, Typhus, Urämie oder Stoffwechselstörungen herausstellten, wenngleich man vom klinischen Bild her durchaus an das Vorliegen einer endogenen Psychose denken konnte. Diese zunehmenden Erfahrungen, in die obendrein auch seine Beobachtungen aus der Assistentenzeit, vor allem auf der Paralytiker- und Alkoholikerstation, mit einflossen, waren für Bonhoeffer Veranlassung, bei den Diskussionen über die Krankheitsbilder seine Mitarbeiter darauf aufmerksam zu machen, daß man eigentlich aus dem psychischen Zustandsbild allein keine differenzierte Diagnose zu stellen

Bild 21. Otfrid Foerster
(1873–1941)

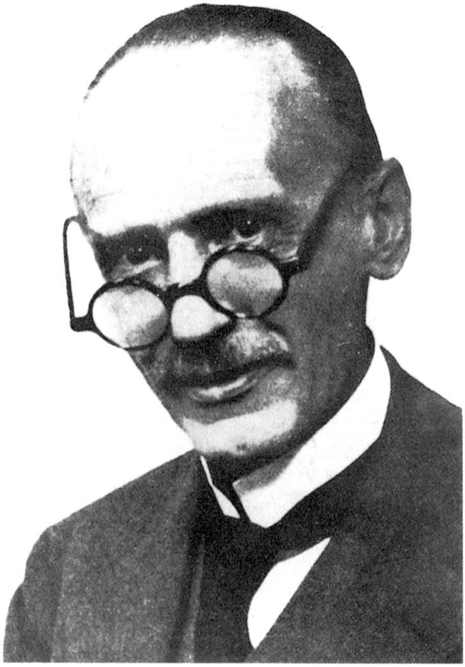

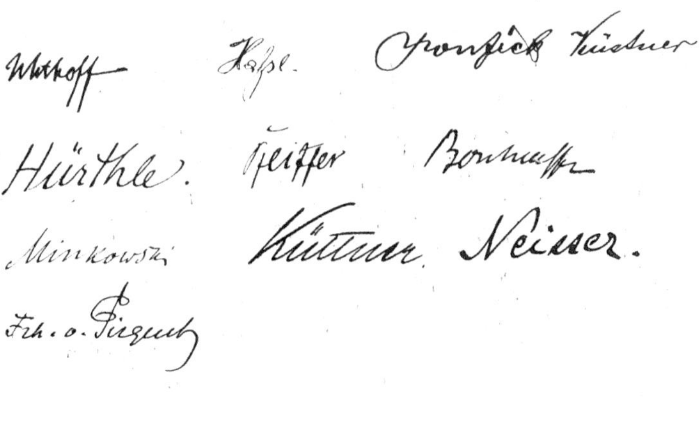

Bild 22. Unterschriften von Mitgliedern der Medizinischen Fakultät der Universität Breslau (Bonhoeffer rechte Seite; Mitte)

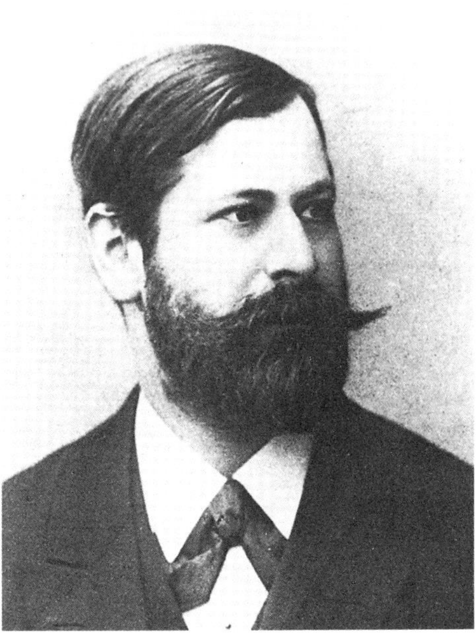

Bild 23.
Sigmund Freud
(1856–1939)

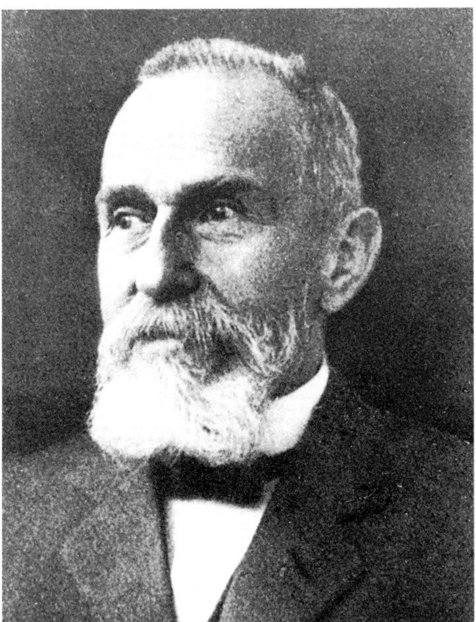

Bild 24.
Eugen Bleuler
(1857–1930)

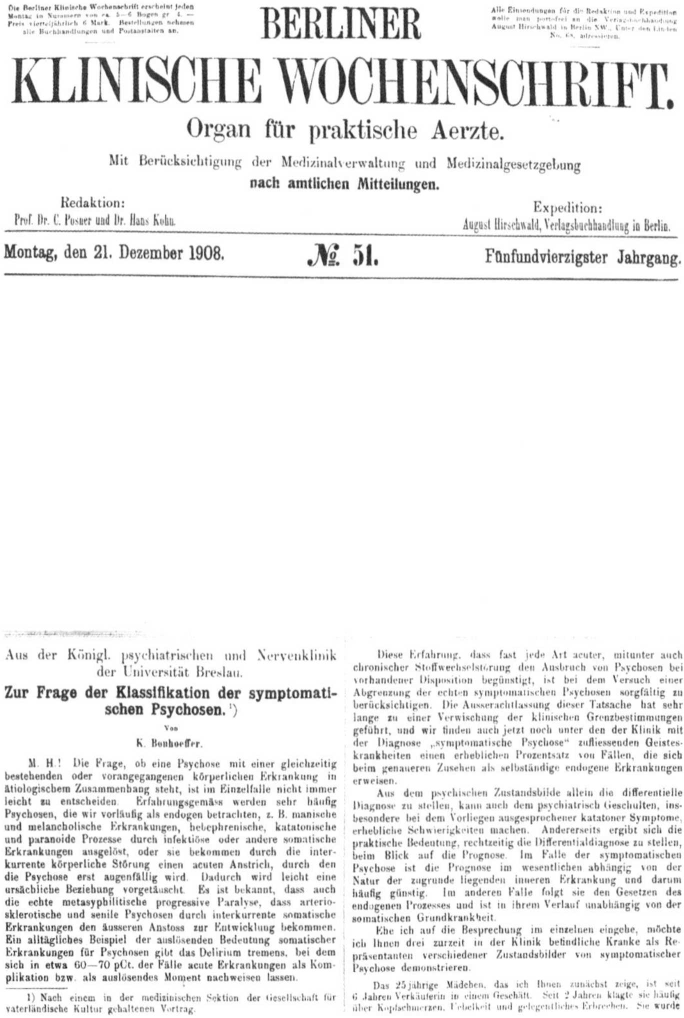

Die Berliner Klinische Wochenschrift erscheint jeden Montag in Nummern von ca. 5—6 Bogen gr. 4. — Preis vierteljährlich 6 Mark. Bestellungen nehmen alle Buchhandlungen und Postanstalten an.

BERLINER KLINISCHE WOCHENSCHRIFT.

Alle Einsendungen für die Redaktion und Expedition wolle man portofrei an die Verlagsbuchhandlung August Hirschwald in Berlin NW., Unter den Linden No. 68, adressieren.

Organ für praktische Aerzte.

Mit Berücksichtigung der Medizinalverwaltung und Medizinalgesetzgebung **nach amtlichen Mitteilungen.**

Redaktion: Prof. Dr. C. Posner und Dr. Hans Kohn.

Expedition: August Hirschwald, Verlagsbuchhandlung in Berlin.

Montag, den 21. Dezember 1908. № 51. Fünfundvierzigster Jahrgang.

Aus der Königl. psychiatrischen und Nervenklinik der Universität Breslau.

Zur Frage der Klassifikation der symptomatischen Psychosen.[1]

Von

K. Bonhoeffer.

M. H.! Die Frage, ob eine Psychose mit einer gleichzeitig bestehenden oder vorangegangenen körperlichen Erkrankung in ätiologischem Zusammenhang steht, ist im Einzelfalle nicht immer leicht zu entscheiden. Erfahrungsgemäss werden sehr häufig Psychosen, die wir vorläufig als endogen betrachten, z. B. manische und melancholische Erkrankungen, hebephrenische, katatonische und paranoide Prozesse durch infektiöse oder andere somatische Erkrankungen ausgelöst, oder sie bekommen durch die interkurrente körperliche Störung einen acuten Anstrich, durch den die Psychose erst augenfällig wird. Dadurch wird leicht eine ursächliche Beziehung vorgetäuscht. Es ist bekannt, dass auch die echte metasyphilitische progressive Paralyse, dass arteriosklerotische und senile Psychosen durch interkurrente somatische Erkrankungen den äusseren Anstoss zur Entwicklung bekommen. Ein alltägliches Beispiel der auslösenden Bedeutung somatischer Erkrankungen für Psychosen gibt das Delirium tremens, bei dem sich in etwa 60—70 pCt. der Fälle acute Erkrankungen als Komplikation bzw. als auslösendes Moment nachweisen lassen.

Diese Erfahrung, dass fast jede Art acuter, mitunter auch chronischer Stoffwechselstörung den Ausbruch von Psychosen bei vorhandener Disposition begünstigt, ist bei dem Versuch einer Abgrenzung der echten symptomatischen Psychosen sorgfältig zu berücksichtigen. Die Ausserachtlassung dieser Tatsache hat sehr lange zu einer Verwischung der klinischen Grenzbestimmungen geführt, und wir finden auch jetzt noch unter den der Klinik mit der Diagnose „symptomatische Psychose" zufliessenden Geisteskrankheiten einen erheblichen Prozentsatz von Fällen, die sich beim genaueren Zusehen als selbständige endogene Erkrankungen erweisen.

Aus dem psychischen Zustandsbilde allein die differentielle Diagnose zu stellen, kann auch dem psychiatrisch Geschulten, insbesondere bei dem Vorliegen ausgesprochener katatoner Symptome, erhebliche Schwierigkeiten machen. Andererseits ergibt sich die praktische Bedeutung, rechtzeitig die Differentialdiagnose zu stellen, beim Blick auf die Prognose. Im Falle der symptomatischen Psychose ist die Prognose im wesentlichen abhängig von der Natur der zugrunde liegenden inneren Erkrankung und darum häufig günstig. Im anderen Falle folgt sie den Gesetzen des endogenen Prozesses und ist in ihrem Verlauf unabhängig von der somatischen Grundkrankheit.

Ehe ich auf die Besprechung im einzelnen eingehe, möchte ich Ihnen drei zurzeit in der Klinik befindliche Kranke als Repräsentanten verschiedener Zustandsbilder von symptomatischer Psychose demonstrieren.

Das 25jährige Mädchen, das ich Ihnen zunächst zeige, ist seit 6 Jahren Verkäuferin in einem Geschäft. Seit 2 Jahren klagte sie häufig über Kopfschmerzen, Uebelkeit und gelegentliches Erbrechen. Sie wurde

[1] Nach einem in der medizinischen Sektion der Gesellschaft für vaterländische Kultur gehaltenen Vortrag.

Bild 25. Veröffentlichung von Bonhoeffers Vortrag über die symptomatischen Psychosen

Die symptomatischen Psychosen

im Gefolge von akuten Infektionen und inneren Erkrankungen.

~~2026~~ ~~ungültig~~

Von

Dr. K. Bonhoeffer,

o. ö. Prof. der Psychiatrie und Neurologie in Breslau.

Leipzig und **Wien.**

Franz Deuticke.

1910.

Bild 26. Die Buchausführung mit der bis heute geltenden Darstellung über die symptomatischen Psychosen

Bild 27. Darstellung der Tanzwut des ausgehenden Mittelalters, die mit hysterischen Erscheinungen in Zusammenhang gebracht wird. Kupferstich nach einer Federzeichnung von Pieter Bruegel d. Ä. (um 1525–1659)

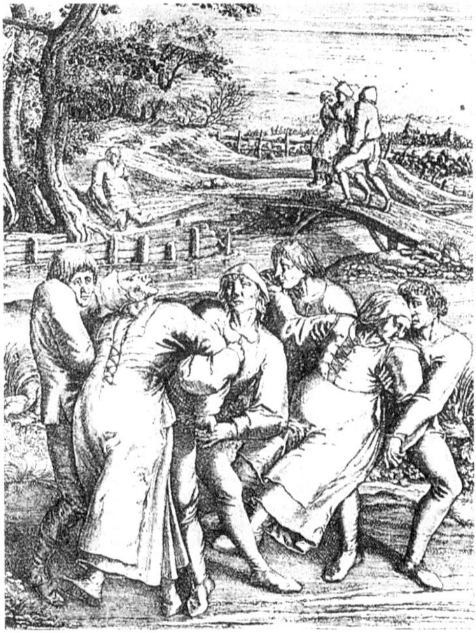

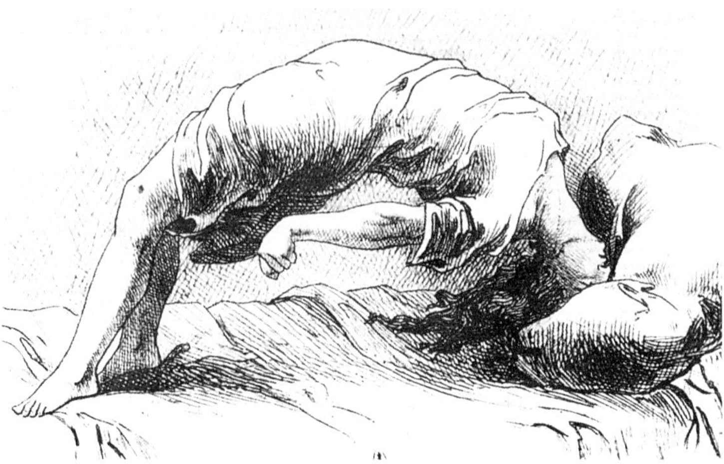

Bild 28. Hysterischer Anfall „arc de cercle“. Zweite Periode des Anfalls nach der Einteilung von Charcot. Zeichnung von Paul Richter (1849–1934)

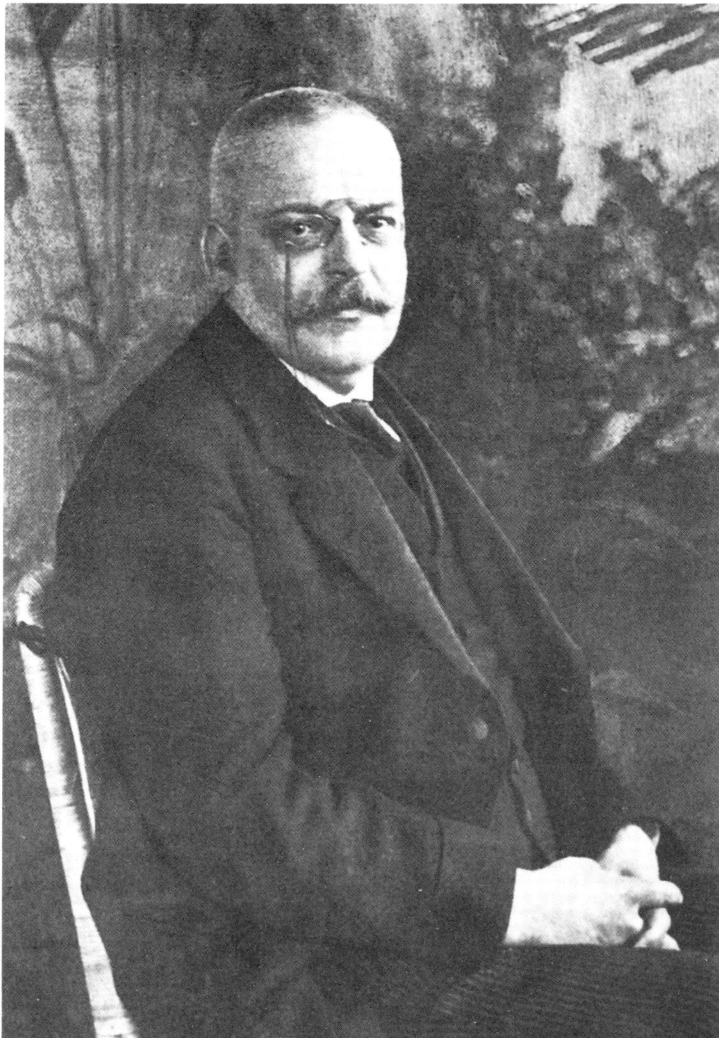

Bild 29. Alois Alzheimer (1864–1915)

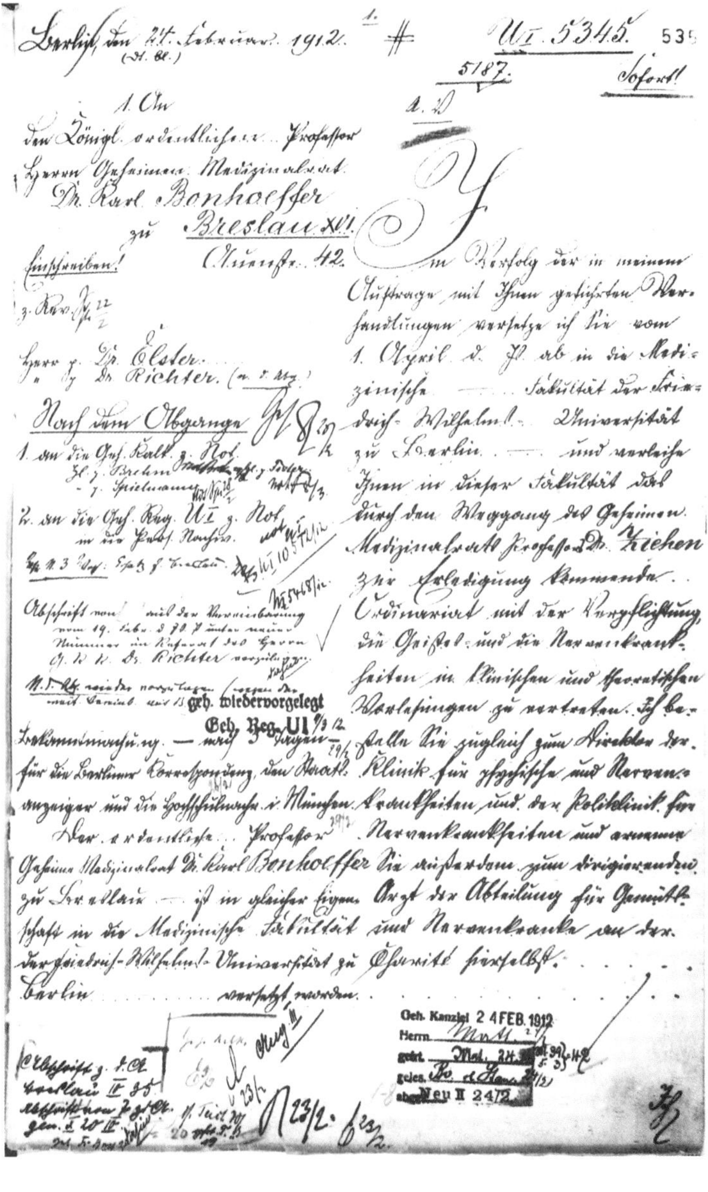

Berlin, den 24. Februar 1912.

U I 5345. 5187. Sofort!

1. An den Königl. ordentlichen Professor Herrn Geheimen Medizinalrat Dr. Karl Bonhoeffer zu Breslau XVI. Auenstr. 42.

Im Verfolg der in meinem Auftrage mit Ihnen geführten Verhandlungen versetze ich Sie vom 1. April d. Js. ab in die Medizinische Fakultät der Friedrich-Wilhelms-Universität zu Berlin und verleihe Ihnen in dieser Fakultät das durch den Weggang des Geheimen Medizinalrats Professor Dr. Ziehen zur Erledigung kommende Ordinariat mit der Verpflichtung, die Geistes- und die Nervenkrankheiten in klinischen und theoretischen Vorlesungen zu vertreten. Ich bestelle Sie zugleich zum Direktor der Klinik für psychische und Nervenkrankheiten und der Poliklinik für Nervenkrankheiten und ernenne Sie außerdem zum dirigierenden Arzt der Abteilung für Gemütskranke und Nervenkranke an der Charité hierselbst.

Der ordentliche Professor Geheime Medizinalrat Dr. Karl Bonhoeffer zu Breslau ist in gleicher Eigenschaft in die Medizinische Fakultät der Friedrich-Wilhelms-Universität zu Berlin versetzt worden.

geh. wiedervorgelegt

Geh. Reg. U I

Geh. Kanzlei 24 FEB 1912
Herrn
gefert.
geles.
abges. Neu II 24/2

Bild 30. Berufungsurkunde Bonhoeffers an die Berliner Universität

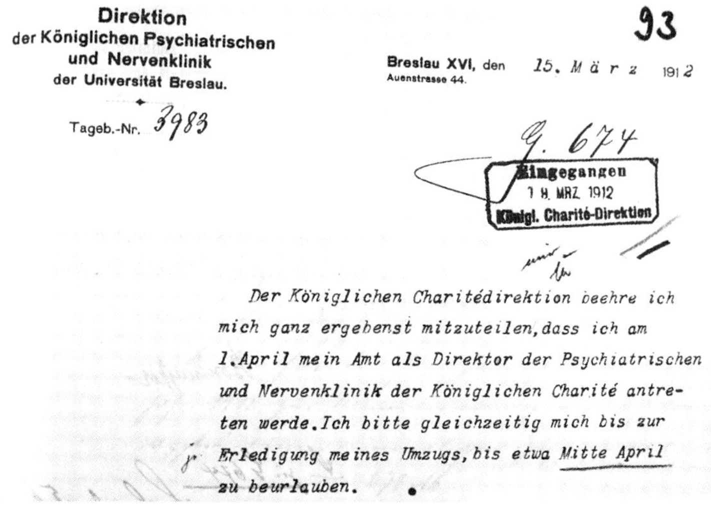

Direktion
der Königlichen Psychiatrischen
und Nervenklinik
der Universität Breslau.

Tageb.-Nr. 3983

93

Breslau XVI, den 15. März 1912
Auenstrasse 44.

G. 674
Eingegangen
18. MRZ. 1912
Königl. Charité-Direktion

Der Königlichen Charitédirektion beehre ich mich ganz ergebenst mitzuteilen, dass ich am 1. April mein Amt als Direktor der Psychiatrischen und Nervenklinik der Königlichen Charité antreten werde. Ich bitte gleichzeitig mich bis zur Erledigung meines Umzugs, bis etwa Mitte April zu beurlauben.

Bild 31. Ankündigungsschreiben Bonhoeffers an die Charitédirektion, sein Amt am 1. April 1912 anzutreten

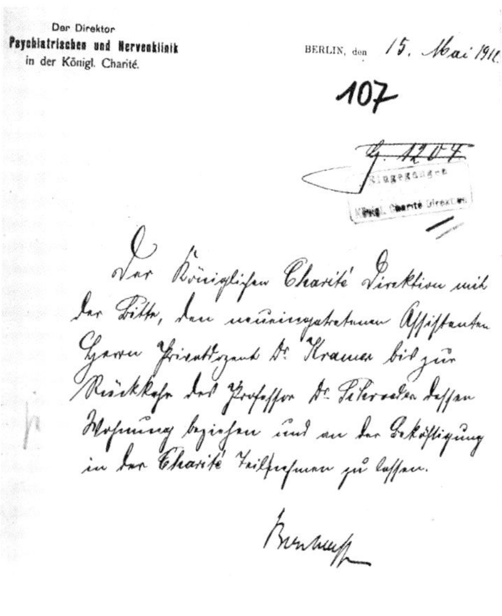

Der Direktor
Psychiatrischen und Nervenklinik
in der Königl. Charité.

BERLIN, den 15. Mai 1912

107

~~G. 1207~~
Eingegangen
Königl. Charité Direktion

Der Königlichen Charité Direktion mit der Bitte, den neueingetretenen Assistenten Herrn Privatdozent Dr. Kramer bis zur Rückkehr des Professor Dr. [illegible] dessen Wohnung beziehen und an der Beköstigung in der Charité teilnehmen zu lassen.

Bonhoeffer

Bild 32. Schreiben Bonhoeffers vom 15. Mai 1912 an die Charitédirektion, seinem Mitarbeiter Franz Kramer Wohnung und Beköstigung zu gewähren

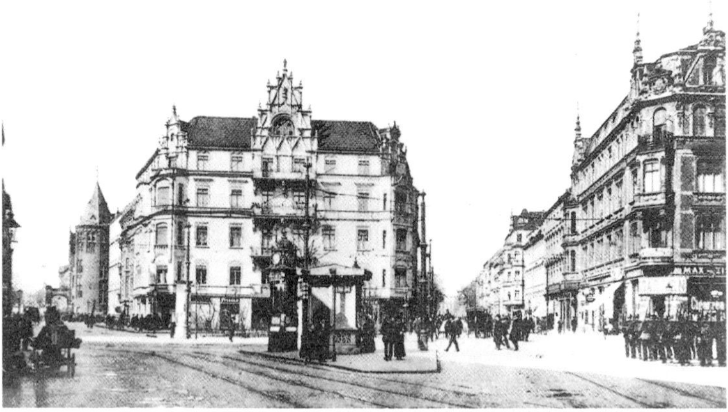

Bild 33. Eingang in die Charité von der Charitéstraße aus. Zeitgenössische Aufnahme

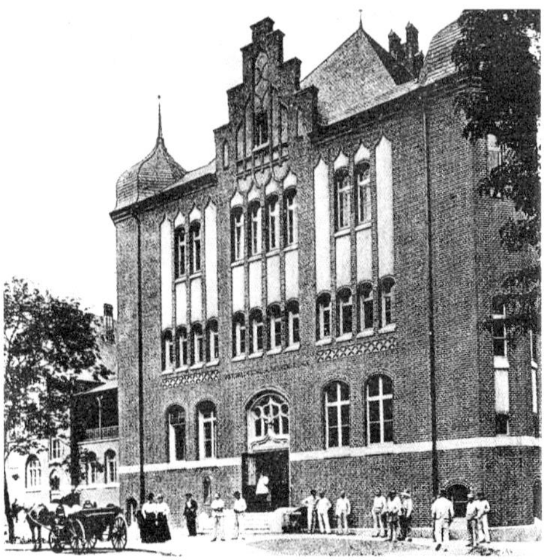

Bild 34a. Psychiatrische- und Nervenklinik der Charité (zeitgenössische Aufnahme). Haupteingang zum Vestibül. Rechts Aufgang zum Hörsaal. Links Westflügel mit Poliklinik im Erdgeschoß und Abteilung für Nervenkranke im Obergeschoß

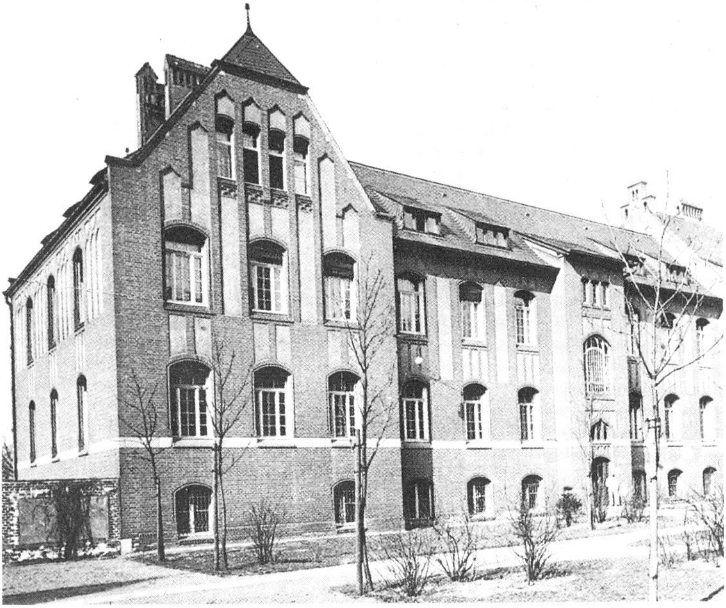

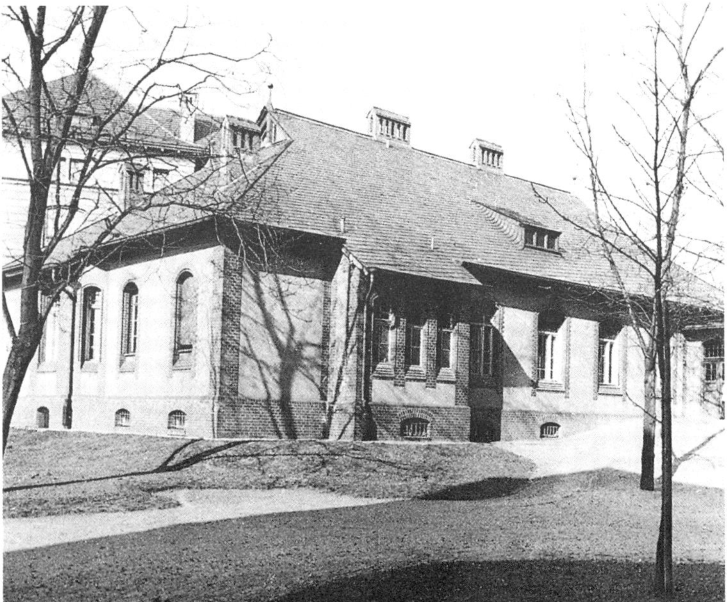

Bild 34b. Links oben. Hinterhaus Westflügel mit Abteilung für „ruhige weibliche Geisteskranke“ im Erd- und Obergeschoß

Bild 34c. Links unten. Pavillon mit separatem Garten für „unruhige weibliche Geisteskranke“

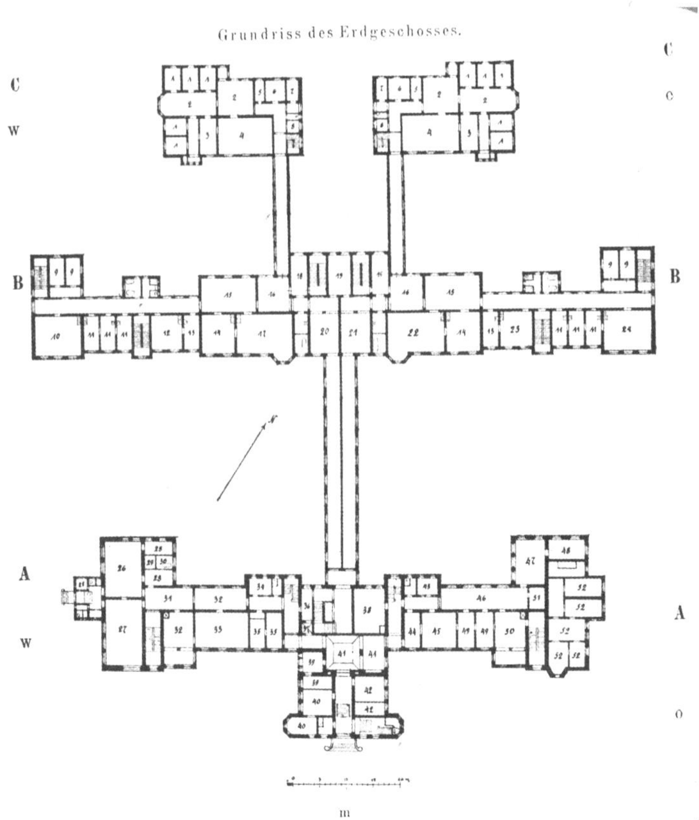

Bild 34d. Grundriß vom Erdgeschoß: A. Gebäude für die Nervenabteilung und für wissenschaftliche und Unterrichtszwecke. B. und C. Gebäude für die psychiatrische Abteilung. o. Ostflügel, w. Westflügel, m. Mittelbau

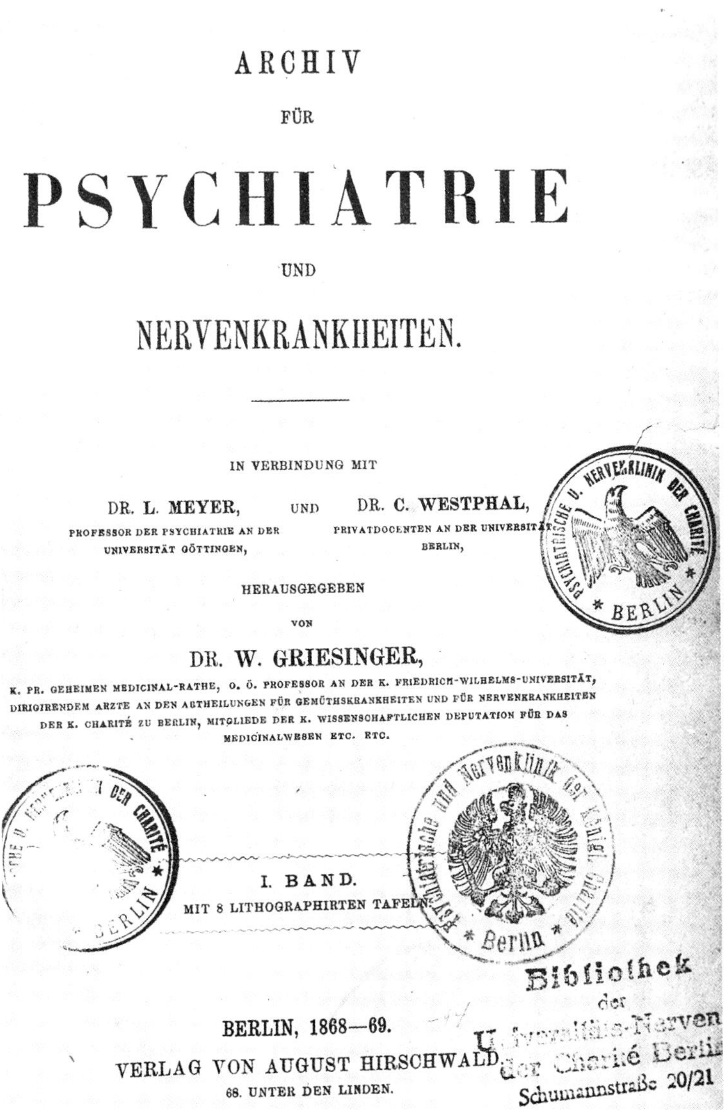
ARCHIV

FÜR

PSYCHIATRIE

UND

NERVENKRANKHEITEN.

IN VERBINDUNG MIT

DR. L. MEYER, UND DR. C. WESTPHAL,

PROFESSOR DER PSYCHIATRIE AN DER UNIVERSITÄT GÖTTINGEN, PRIVATDOCENTEN AN DER UNIVERSITÄT BERLIN,

HERAUSGEGEBEN

VON

DR. W. GRIESINGER,

K. PR. GEHEIMEN MEDICINAL-RATHE, O. Ö. PROFESSOR AN DER K. FRIEDRICH-WILHELMS-UNIVERSITÄT, DIRIGIRENDEM ARZTE AN DEN ABTHEILUNGEN FÜR GEMÜTHSKRANKHEITEN UND FÜR NERVENKRANKHEITEN DER K. CHARITÉ ZU BERLIN, MITGLIEDE DER K. WISSENSCHAFTLICHEN DEPUTATION FÜR DAS MEDICINALWESEN ETC. ETC.

I. BAND.

MIT 8 LITHOGRAPHIRTEN TAFELN.

BERLIN, 1868—69.

VERLAG VON AUGUST HIRSCHWALD.

68. UNTER DEN LINDEN.

Bild 35. Titelblatt des von W. Griesinger 1868 gegründeten Archivs für Psychiatrie und Nervenkrankheiten

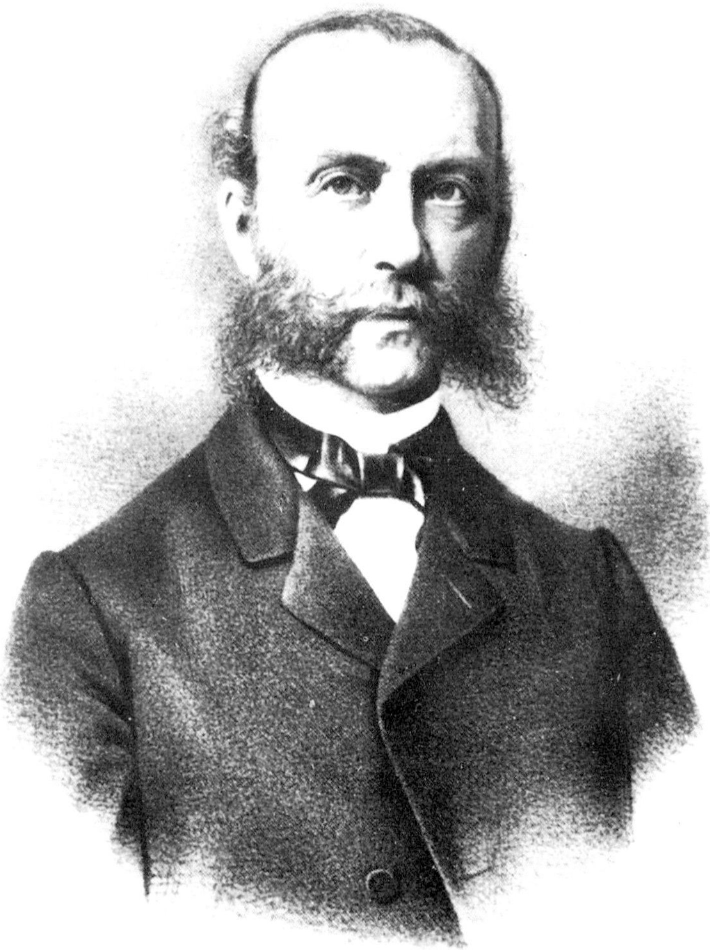

Bild 36. Wilhelm Griesinger (1817–1868). Direktor der Psychiatrischen- und Nervenklinik der Charité von 1865–1868

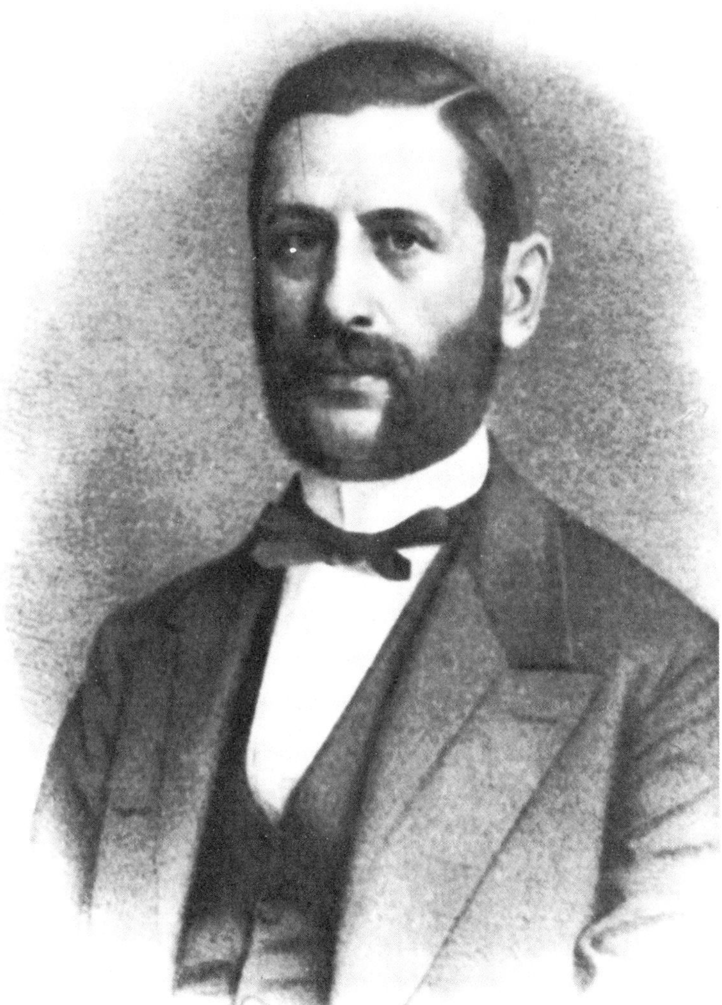

Bild 37. Carl Westphal (1833–1890). Direktor der Klinik von 1869–1889

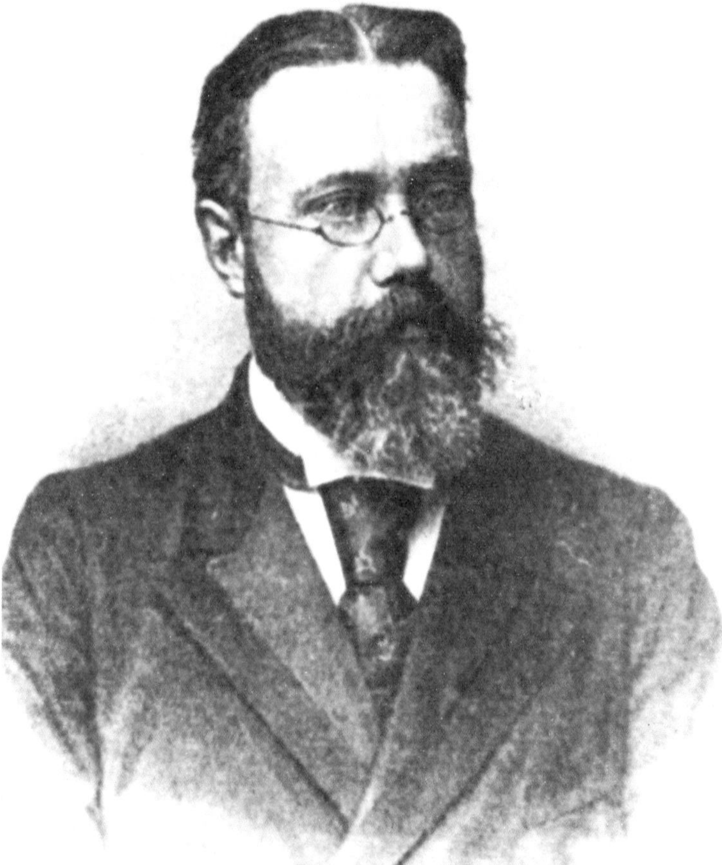

Bild 38. Friedrich Jolly (1844–1904). Direktor der Klinik von 1890–1904

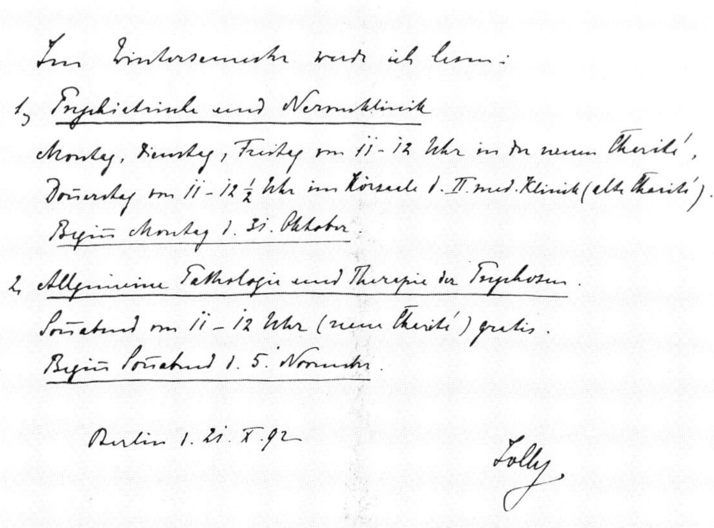

Im Wintersemester werde ich lesen:

1, Psychiatrische und Nervenklinik

Montag, Dienstag, Freitag von 11-12 Uhr in der neuen Charité,

Donnerstag von 11-12½ Uhr im Hörsaale d. II. med. Klinik (alte Charité).

Beginn Montag d. 31. Oktober.

2, Allgemeine Pathologie und Therapie der Psychosen.

Sonnabend von 11-12 Uhr (neue Charité) gratis.

Beginn Sonnabend d. 5. November.

Berlin d. 21. X. 92

Jolly

Bild 39. Jollys Vorlesungsankündigung für das Wintersemester vom 21. Oktober 1892

vermag, da die Symptome oft mehrdeutig sind. Den Assistenten konnte wegen solcher ständigen Hinweise und entsprechender Beweise an Patienten nicht entgehen, daß sich ein Gegensatz zur Kraepelinschen Lehrmeinung auftat, der ja gerade aus der aktuellen Symptomatologie und dem Verlauf der Erkrankung eindeutige Einteilungen und Zuweisungen vornahm, es sei denn, daß nach den Bonhoefferschen Beobachtungen und Vorstellungen noch andere Einteilungs- oder Differenzierungsprinzipien Gültigkeit erlangen könnten. Auch eine weitere, im Laufe der Jahre gewonnene Erkenntnis bedurfte einer besseren Einordnung oder Interpretation. Sie betraf die Folgen des Alkoholmißbrauchs. Immer wieder konnte nämlich die interessante Beobachtung gemacht werden, daß die stets gleiche Ursache Alkohol bei den Konsumenten zu durchaus unterschiedlichen, wenn auch regelhaft krankhaften psychischen Reaktionen führte, ohne daß es hierfür eine plausible Erklärung gab. Bonhoeffer verspürte ein immer dringender werdendes Bedürfnis, hier im Bereich der vorgefundenen psychopathologischen Auffälligkeiten Klarheit in der Abgrenzung zu schaffen, vor allem im Hinblick auf die Erscheinungsbilder bei den endogenen Psychosen. Zu Beginn des Jahres 1908 hatten sich seine Vorstellungen so weit verdichtet, daß er mit einem Vortrag „Zur Frage der Klassifikation symptomatischer Psychosen“ in der „Medizinischen Sektion der Gesellschaft für Vaterländische Kultur“ in Breslau an die Öffentlichkeit trat. Der Beitrag wurde Ende Dezember 1908 auch in der Berliner Klinischen Wochenschrift, dem „Organ für praktische Ärzte“, einer Zeitschrift mit weiter Verbreitung, abgedruckt.[26]

Aus dem umfangreichen klinischen Beobachtungsgut entwickelte Bonhoeffer exemplarisch anhand der Krankheitsverläufe von drei Patienten seine aus der „natürlichen Betrachtung der klinischen Verhältnisse“ gewonnenen Vorstellungen. Er hielt sich „zunächst an das einzige Einteilungsprinzip, das nichts präjudiziert, an das Symptomatologische“, und grenzte eine Anzahl von Zustandstypen ab, „die wir in besonderer Häufigkeit als psychische Begleiterscheinungen oder als Folgeerscheinungen der verschiedensten körperlichen Erkrankungen antreffen“. Bonhoeffer stellte mehrere Zustandstypen heraus: „Zunächst sind zu nennen die einfachen Delirien. Der Typus ist das eigentliche Fieberdelir.“ Nun traten Delirien auch bei anderen Körpererkrankungen auf, vor allem alkoholbedingt. Das Delir (vom Lateinischen delirus „wahnsinnig“, „aus den Geleisen geraten“ abgeleitet) war durch das Auftreten eines akuten oder weniger akuten Verwirrtheitszustandes gekennzeichnet, der mit einer Einschränkung der Bewußtseinsklarheit, also Bewußtseinstrübung, einhergeht, die über den Tag unterschiedlich ausgeprägt sein kann. Zwangsläufig kommt es zu Aufmerksamkeitsstörungen des Patienten, zu leichter Ablenkbarkeit und Suggestibilität. Unzusammenhängendes, nicht geordnetes Denken kann ebenso in Erscheinung treten wie gesteigerte oder auch verminderte psychomotorische Aktivität. Das Symptom der Bewußtseinstrübung kristallisierte sich für die klinische Orientierung zunächst als ein gewichtiges Argument für das Vorliegen einer symptomatischen, auf eine körperliche Erkrankung zurückzuführende Psychose heraus und sprach gegen eine endogene Psychose. Es handelte sich also um ein bedeutsames Differenzierungskriterium in der Psychosendiagnostik.

Ein zweiter den Delirien nahestehender Komplex wurde von Bonhoeffer als „halluzinoseartiges Zustandsbild“ hervorgehoben, das sich vom Delir „vor allem durch eine schnell entwikkelte systematisierende Wahnbildung und durch die geringe Ausbildung der Benommenheit und die meist erhaltene Orientierung“ unterscheidet. Solche Zustandsbilder fand Bonhoeffer vor allem im Verlauf von Typhuserkrankungen, fieberhafter Pleuritis oder von Basedowerkrankungen.

Als dritten Haupttyp hob Bonhoeffer den „epileptiformen“ hervor. Hierbei kam es im Verlauf einer körperlichen Erkrankung zu körperlichen Erregungen „bald mehr rein motorischen, bald affektvollen Charakters. Die Orientierung geht verloren, und die Situation wird phantastisch, religiös oder im Sinne der Angst und Bedrohung verkannt.“ Ebenso kann sich ein Dämmerzustand entwickeln, bei dem die Patienten scheinbar geordnet und bei klarem Bewußtsein Handlungen ausführen. Häufig beobachtete Bonhoeffer, daß der geschilderte Zustand einer epileptiformen Erregung zu einer anderen „Kategorie, zu den symptomatischen Stuporzuständen“ überleitet. Stuporzustände (Stupor = Betroffenheit, Dummheit), so ergaben die Beobachtungen bei entsprechenden Patienten, waren durch eine Herabsetzung der Aufmerksamkeit, Interessenabnahme, Verlangsamung in Auffassung und Reaktion, aber auch leichte Euphorie gekennzeichnet. Da solche Phasen bei den Patienten recht lange anhalten konnten, kam es häufig zu Fehlinterpretationen in Richtung eines „einfachen Defektzustandes, insbesondere mit der dementen Form der progressiven Paralyse“. Eine letzte Gruppe, die Bonhoeffer herausarbeitete, umfaßte „die als Amentia bezeichneten Zustände“ (von „a“ = weg und „mens“ = Verstand), die er folgendermaßen beschrieb: „Halluzinatorische, ideenflüchtige, hypermetamorphotische Elemente, psychomotorische Symptome, wechselnde Affekte, labile Orientierung, Schwäche der kombinatorischen Fähigkeiten, in der Intensität schwankende Benommenheit konstituieren ein Bild der Inkohärenz. Je nachdem, ob mehr die halluzinatorischen, psychomotorischen oder ideenflüchtige Elemente im Vordergrund stehen, lassen sich hier noch Untergruppen aufstellen. Nicht selten findet man ein Gemisch der genannten Symptomkomplexe.“ Nachdem nun Bonhoeffer mit dem Delir, der Halluzinose, der epileptischen Erregung einschließlich dem Dämmerzustand, den Stuporzuständen und der Amentia die vorherrschenden Zustandsbilder oder Reaktionsformen beschreibend herausgearbeitet und klassifiziert hatte, ging er noch einen entscheidenden Schritt weiter, indem er die auftretenden Verlaufstypologien kennzeichnete. „Eine schnelle progressive Fortentwicklung unter den Symptomen schwerster motorischer Erregung und zunehmender Inkohärenz nach dem Bilde eines sogenannten Delirium acutum“ wurde als ein prognostisch besonders ungünstiger Verlaufstyp herausgehoben, während dessen subakut unter Amentiasymptomen verlaufende Erkrankungen sich häufig zu Schwächezuständen entwickeln, denen er die Bezeichnung „hyperästhetisch, emotionell“ verlieh. Nachfolgende Symptome traten hier in Erscheinung: Weinerlichkeit, Überempfindlichkeit gegen sensorische und psychische Reize, Schreckhaftigkeit, starke Ermüdbarkeit, Erschwerung der Kombination, Merkstörung. Beim hyperästhetisch-emotionellen Schwächezustand mußte Bonhoeffer einräumen, daß dieser wohl in der Mehrzahl der Fälle zu allmählicher Gesundung in Abhängigkeit vom Grundleiden, aber auch zum Tode führen konnte. Trotz dieser möglichen fatalen Entwicklung hob sich jedoch dieser Verlaufstyp ebenso wie die anderen im Gegensatz zu den Entwicklungen bei den endogenen Psychosen durch die Tatsache ab, daß hier kein Persönlichkeitsabbau, kein Defekt, daß nicht jene verhängnisvolle „Spaltung“ oder „Zerreißung“ der Persönlichkeit eintrat, eher Reversibilität zu verzeichnen war. Einen weiteren nicht weniger häufig auftretenden Verlaufstyp sah er im amnestischen Symptomenkomplex. Hier beherrschen Merkfähigkeitsstörungen, situative Desorientiertheit und Konfabulationen, bei denen der Patient infolge vorhandener Erinnerungslücken willkürlich Erfundenes erzählt, das klinische Bild. Bonhoeffer griff mit dem amnestischen Komplex auf ein von dem russischen Psychiater und Neurologen Sergej Sergejewitsch Korsakow (1854–1900) bereits beschriebenes Syndrom zurück, das als amnestisch-konfabulatorisches Erscheinungsbild seinen Namen „Korsakow-Syndrom“ trägt. Korsakow beobachtete dieses Syndrom in besonderem Maße beim Alkoholismus. Aber sowohl er als auch später Bonhoeffer gelangten zu der Überzeugung, daß Merkfähigkeitsstörungen, Desorientiertheit und Konfabulationen nicht ausschließlich beim Alkoholismus, sondern eben auch bei anderen Erkrankungen auftreten können, so daß aufgrund dieser Tatsache Bonhoeffer das amnestische Syndrom nahtlos in sein Konzept der Verlaufstypologien symptomatischer Psychosen mit einbezog. Korsakow hatte im übrigen ein Klassifikationssystem psychischer Krankheiten aufgestellt, das dem Kraepelinschen recht ähnlich war. Korsakow, seit 1888 Direktor der Psychiatrischen Klinik in Moskau, hatte enge Kontakte zur deutschen Psychiatrie und Neurologie. Er bestimmte über viele Jahre hinweg die Geschicke der russischen Psychiatrie. Die heutige sowjetische Fachzeitschrift „Journal für Neuropathologie und Psychiatrie“, die 1900, dem Todesjahr Korsakows, erstmals herausgegeben wurde, trägt seinen Namen. Die sowjetische Regierung errichtete 1949 in der Nähe seiner ehemaligen Wirkungsstätte ein Denkmal mit der Inschrift: „Dem Gelehrten, Denker, Psychiater, Humanisten“. Einen letzten Verlaufstyp, bei dem Interessenlosigkeit, Euphorie, Gedächtnis- und Merkfähigkeitsdefekte, Urteilsschwäche und neurologische Symptome im Vordergrund standen, bezeichnete Bonhoeffer als „pseudoparalytisch“.

Damit hatte der Kliniker und Wissenschaftler Bonhoeffer eine wichtige und die weitere Entwicklung der Psychiatrie, vor allem im Bereich der Psychosenlehre, befruchtende Klassifikation der symptomatischen Psychosen vorgelegt, die späterhin jedoch nicht seinen, sondern die Namen „exogene Psychosen" oder „organische Psychosen" trugen, wenngleich inhaltlich keinerlei Unterschiede bestanden. „Warum in einem Fall dieses oder in einem anderen Fall jenes Zustandsbild auftritt, ist mit Sicherheit nicht zu entscheiden", resümierte Bonhoeffer mit der ihn auszeichnenden vorsichtigen Art und Weise, wobei er mit ebensolcher Vorsicht auch die Verlaufsformen mit einschloß. Natürlich spielten die Intensitätsunterschiede der Schädigung, die Dauer der schädigenden Wirkung, die individuelle Anlage, das Alter des Patienten eine Rolle. Alles änderte aber nichts an der grundsätzlich vorgenommenen Aussage. Der große klassifikatorische Wurf war gelungen, die empirische Erkenntnis eher bedrückend: „Es scheint ..., daß das Gehirn auf exogene Schädigungen – seien sie toxischer, infektiöser, erschöpfender, ja vielleicht sogar nur rein traumatischer Art – in übereinstimmender Form reagiert, so daß wir vielleicht in letzter Linie nur dazu gelangen, gewisse exogene psychische Schädigungstypen festzustellen." Vortrag und Publikation enden mit dem Satz: „Die Schwierigkeiten, die sich wiederum bei dem Versuch einer scharfen Trennung exogener und endogener psychischer Typen ergeben, mögen hier nur erwähnt, nicht erörtert werden."

Bonhoeffer wäre nicht Bonhoeffer, wenn er bei aller zu Gebote stehenden Vorsicht die von ihm eingeräumten offenen Fragen keiner weiteren Klärung zugeführt hätte. Es entsprach ja seinem Wesen, so tiefgründig wie nur möglich nach allen Seiten hin auszuloten, was klinische Empirie hergab. Das erschien ihm auch als die fruchtbare Basis, von der aus er den Komplex der symptomatischen Psychosen über jenen Vortrag und Publikation des Jahres 1908 hinausgehend, an der Grundkonzeption jedoch festhaltend, einer umfassenden Darstellung unterzog. Als Resultat dieser Bemühungen erschien 1910 sein Buch „Die symptomatischen Psychosen im Gefolge von akuten Infektionen und inneren Erkrankungen"[27]. Auch griff er das Angebot des seit 1904 als Professor für Psychiatrie an der Kölner Akademie für praktische Medizin wirkenden Gustav Aschaffenburg (1866–1928) gerne auf, um für das von ihm in mehreren Bänden von 1911 bis 1928 herausgegebene Handbuch der Psychiatrie einen umfassenden Beitrag zum gleichen Thema auszuarbeiten, der bereits 1912 erschien,[28] so daß nunmehr erstmals in der Psychiatrie und Neurologie die Bereiche der symptomatischen (exogenen, organischen) Psychosen durch Bonhoeffer und die der endogenen Psychosen, der Schizophrenien und dem manisch-depressiven Irresein von anderen Wissenschaftlern in einem Standardwerk abgehandelt wurden.

Bonhoeffers Ausführungen lösten unter seinen psychiatrischen Kollegen eine lebhafte Diskussion aus, wobei es vordergründig um die Frage nach der Herkunft der Symptome, nach ihren Zusammenhängen und ihren Beziehungen zum Kreis der endogenen Psychosen, insbesondere zum manisch-depressiven Irresein, ging. Bonhoeffer hatte keinen Grund, diesen Fragen aus dem Wege zu gehen, er glaubte aber nur das formulieren zu können, was er beobachtet hatte, wovon er überzeugt war. Und so bediente er sich bereits in der Vorbemerkung seines Beitrages einer Formulierung, die nicht nur den Stoff, sondern die Problemlage der Psychiatrie, der Psychosen im ganzen, charakterisierte: „Eine zusammenhängende Darstellung der Psychosen, die man, kurz gesagt, als symptomatische zusammenfassen kann, ist bei dem derzeitigen Stand unseres Wissens schwierig. Der Stoff ist nicht so vorbereitet und klinisch klargelegt, daß eine fortlaufende Schilderung im Sinne allgemeingültiger Anschauungen möglich wäre. Daß dies nicht nur eine spezielle Anschauung von mir ist, ergibt sich aus der Äußerung Bleulers in seiner im Jahre 1908 abgeschlossenen Arbeit über Schizophrenie, eine diagnostisch brauchbare Beschreibung dieser Psychosen existiere noch nicht. Ich habe aus der Literatur den Eindruck gewonnen, daß durch bestehende Lehrmeinungen an manchen Punkten Trennungen des Stoffes vorgenommen worden sind, die den natürlichen Verhältnissen nicht entsprechen. So hat sich im Verlauf des Niederschreibens die Notwendigkeit ergeben, zahlreiche Krankengeschichten heranzuziehen, nicht, wie es bei im wesentlichen abgeschlossenen Wissensgebieten der Fall ist, um Besonderheiten zu zeigen und Einzelfragen zu erörtern, sondern es erschien mir erforderlich, vor allem die gewöhnlich vorkommenden Typen zunächst zu schildern und festzulegen, ohne die Bindung an ein vorher aufgestelltes Einteilungsprinzip." Die Vorbemerkungen abschließend, fährt Bonhoeffer mit dem Satz fort: „Ich bin mir klar darüber, daß der im wesentlichen symptomatologisch-klinische Charakter der Darstellung anstelle einer ätiologischen gerade bei diesen

Erkrankungen von mancher Seite als ein Rückschritt betrachtet werden wird. Es scheint mir aber, daß der Stand unseres Wissens eine andere Behandlung vorläufig nicht zuläßt, und wie wir sehen werden, ergibt sich auch bei dieser Betrachtungsweise ein einheitlicher ätiologischer Gesichtspunkt."[28] Noch präziser als im Vortrag und im Artikel von 1908 niedergelegt, gelangte Bonhoeffer nunmehr zu einer bis heute gültigen fundamentalen Aussage: „Beim Überblick über die Gesamtheit der geschilderten symptomatischen psychischen Störungen hebt sich, wie mir scheint, ein Punkt mit besonderer Deutlichkeit hervor. Der Mannigfaltigkeit der Grunderkrankungen steht eine große Gleichförmigkeit der psychischen Bilder gegenüber. Es ergibt sich die Auffassung, daß wir es mit typischen psychischen Reaktionsformen zu tun haben, die von der speziellen Form der Noxe sich verhältnismäßig unabhängig zeigen. Infektionskrankheiten, zur Erschöpfung führende somatische Erkrankungen, Autointoxikationen von den verschiedensten Organerkrankungen ausgehend, zeigen im wesentlichen übereinstimmende psychische Schädigungen. Ich habe an anderer Stelle darauf hingewiesen, daß man den Kreis der Ätiologien noch weiter ziehen kann. Man ist von exogenen psychischen Reaktionstypen zu sprechen berechtigt, denn auch die chronischen Intoxikationen, auch schwere Hirntraumen, Strangulationshyperämien können übereinstimmende akute Bilder zeigen." Damit schien alles gesagt, was zu dem Thema hätte vorgetragen werden können. Alles weitere würde unweigerlich im Spekulativen enden.

Erst fünf Jahre später, durch die Ereignisse des 1. Weltkrieges bedingt, bereits in Berlin wirkend, hat Bonhoeffer 1917 mit dem Artikel „Die exogenen Reaktionstypen"[29] nicht nur seine Meinung über die symptomatischen Psychosen und den exogenen psychischen Reaktionstypen bekräftigt, sondern prägnant in die kontrovers und heftig geführte Diskussion um seine Anschauungen eingreifen können. Dabei stellte er nochmals heraus, daß man rückschließend aus dem Vorliegen der genannten Zustandsbilder eine äußere Ursache annehmen darf, wobei von ihm die mit Benommenheit einhergehenden Delirien und der amnestische Symptomenkomplex als „reine Typen einer exogenen Schädigung" betrachtet wurden. Speziell setzte er sich aber mit seinem in Erlangen tätigen, acht Jahre älteren wissenschaftlichen Widerpart Gustav Specht (1860–1940) in dieser Frage auseinander, der sowohl vom Logischen ausgehend als auch durch zwei klinische Beobachtungen bestärkt die These vertrat, daß selbst die Depression exogener Natur sein könne, zumal Bonhoeffer dies für die entgegengesetzten manischen Zustandsbilder ursprünglich eingeräumt, später aber diese Aussage mangels entsprechender Beobachtungen wieder zurückgenommen hatte. Bonhoeffer trat in diesem Zusammenhang Specht mit der Formulierung gegenüber, daß dann eben „die klinische Erfahrung über das logische Bedürfnis" gestellt werden müßte. Da Specht ohnehin die qualitative Sonderstellung der exogenen Reaktionstypen bestritt, ging Bonhoeffer nochmals auf den Komplex „endogen-exogen" und den damit zusammenhängenden Auslöse- und Verursachungsmechanismus psychischer Störungen ein. Es war und ist ja dies eines der zentralen Probleme der Psychiatrie, aber, so Bonhoeffer, „der Tatsache, daß das eine Individuum leichter, das andere schwerer mit Delirien reagiert, mag wohl ein endogenes Moment zugrunde liegen, ebenso wie bei der anderen Erscheinung, daß der eine Säufer eher und öfter zum Delirium tremens kommt als ein anderer. Die exogene, vom chronischen Alkoholismus abhängige Natur der einzelnen Delirs wird dadurch aber, wie mir scheint, ebenso wenig berührt, wie beim sogenannten Fieberdelir die toxisch-infektiöse Ätiologie." Das aber war nur der erste Part in der Gegenargumentation. Bonhoeffer fühlte, daß er in die Materie weiter eindringen, mehr ausholen mußte, er konnte nicht mehr nur ausschließlich, wie im Artikel von 1908, auf der naturgetreu beschreibenden Position verbleiben. Er mußte sich in den Bereich des Hypothetischen begeben, um seine eigenen Vorstellungen besser verteidigen zu können. Und so fährt er fort, „daß bei dem Dämmerzustand, der sich nach geringen Alkoholdosen einstellt, ein von dem Alkoholkonsum unabhängiges Moment, das der Intoleranz zugrunde liegt, von Bedeutung ist, ist natürlich nicht zu bestreiten. Aber die Sache liegt doch nicht so einfach ... es muß eine besondere innere Konstellation hinzutreten, um ihn zur Auslösung zu bringen. Diese unbekannte innere Konstellation könnte ein in meinem Sinne exogenes, vielleicht autotoxisches Agens sein, so daß damit die Brücke zu den exogenen Störungen geschlagen wäre. Über den hypothetischen Charakter einer solchen Auffassung ... bin ich mir völlig im klaren, auch darüber, daß wir hier an einer Stelle stehen, wo sich die Abgrenzungsmöglichkeit des Exogenen und Endogenen verwischt".

Abgesehen davon, daß bis heute keine endgültige Klarheit über das von Bonhoeffer seinerzeit vermutete „autotoxische Agens" jenes imaginäre, vielleicht dem Gehirn zuzuordnende „ätiologische Zwischenglied" besteht und er in seinen Ausführungen bis an das Verwischen der Abgrenzungsmöglichkeit von exogen-endogen gelangte, wird er seinen Grundanschauungen nicht untreu. Im Gegenteil, er gelangt im Prozeß der Auseinandersetzung und Erkenntnisfindung zu einer Position, die er ebenso einfach wie zwingend überzeugend darstellt: „Bei den manisch-depressiven und schizophrenen Erkrankungen handelt es sich um in der Anlage der in Betracht kommenden Organe präformierte Störungen wahrscheinlich ganz bestimmer Art, von denen jede ihren eigenen Gesetzen folgt, die sich als besondere geartete Krankheitsprozesse kundtun. Die Sonderstellung der exogenen Reaktionstypen ist wahrscheinlich darin begründet, daß es sich um Erkrankungsprozesse handelt, bei denen es sich eben nicht um krankhafte Anlage bestimmter Funktionssysteme handelt, sondern um die Reaktion ursprünglich gesunder Gehirne auf Schädigungen, die im Laufe des Lebens einsetzen."

Damit war ausgesprochen, was den eigentlichen, als gesetzmäßig anzuerkennenden Unterschied zwischen den manisch-depressiven und schizophrenen Erkrankungen, also den endogenen Psychosen auf der einen Seite und den exogenen Reaktionstypen den symptomatischen exogenen Psychosen auf der anderen Seite ausmachte: hier die anlagebedingte präformierte Störung des Gehirns, dort ein durch unterschiedliche äußere Einwirkungen hervorgerufener Krankheitsprozeß eines ursprünglich gesunden Gehirns.

Wie nun endeten die Auseinandersetzungen? Wie konnten die von Bonhoeffer analysierten und beschriebenen psychischen Erscheinungsformen in den nachfolgenden Jahren bestätigt werden? Hielten sie der klinischen Praxis als dem wahren Kriterium stand? Die Antwort fällt eindeutig aus: das Bonhoeffersche Konzept der akuten exogenen Reaktionstypen, die Herausarbeitung der qualitativen Unterschiede in der Symptomatik exogener und endogener Psychosen als auch die aufgestellte

Lehre von der Unspezifität der psychischen Erscheinungsbilder, die weniger durch die spezielle Art der Noxe, der Schädigung des Gehirns, als durch die Schwere, die Zeitdauer der Einwirkung, das Lebensalter des Betroffenen, das Milieu sowie durch dessen individuelle Konstitution, d.h. die Gesamtpersönlichkeit des Menschen, des Patienten, bestimmt sind, hat sich im Grundsätzlichen bis in die Gegenwart gehalten, wenn auch hier und da einige Korrekturen oder Ergänzungen vorgenommen wurden. Der Mensch in seiner physisch-psychischen Gesamtheit rückte unter Einbeziehung der ihn umgebenden und beeinflussenden Faktoren in das Zentrum ärztlich-psychiatrisch-neurologischen Bemühens. Bonhoeffers Lehre wirkte auf die gesamte Psychiatrie und Psychiatrieforschung befruchtend.

Die heute gebräuchliche internationale Klassifikation der Krankheiten, aber auch andere moderne Klassifikationsschemata psychischer Erkrankungen stützen sich bei der Beschreibung organischer Psychosen, insbesondere der Alkoholpsychosen, auf jene von Bonhoeffer herausgestellten Zustandsbilder, wie Delirium tremens, alkoholisches Korsakow-Syndrom, Alkoholhalluzinose u. a. m.

Eine bessere als die Bonhoeffersche Argumentation konnte von keinem bisher in der Psychiatrie und Neurologie geliefert werden. Fast ein halbes Jahrhundert später bekannte Robert Gaupp: „Es gibt wenig Forscher, die mit 80 Jahren nach einer wissenschaftlichen Laufbahn von mehr als einem halben Jahrhundert so wenig von dem zurückzunehmen hatten, was sie einst gelehrt hatten ... Was er (Bonhoeffer) wissenschaftlich vertrat, ruhte auf guter Grundlage.“ [30]

Keiner dachte wohl in jenen Jahren des wissenschaftlichen Ringens um den Stellenwert endogener und exogener Faktoren bei den Psychosen daran, daß die nicht nur ausschließlich von Bonhoeffer herausgehobene „krankhafte Anlage“, „präformierte Störung“ bestimmter Funktionssysteme des Gehirns bei den manisch-depressiven und schizophrenen Erkrankungen, die ja das Abgrenzungskriterium gegenüber den symptomatischen Psychosen mit deren exogenen Reaktionstypen darstellte, sich als jenes Kriterium herausstellen sollte, das für Zwangssterilisation und spätere Vernichtung „lebensunwerten Lebens“ ausschlaggebend war. Wer wollte auch schon über einen Mißbrauch der Wissenschaft in einer nicht zu beschreibenden, geradezu utopischen Dimension nachdenken? Und überhaupt, wer glaubte schon an einen Mißbrauch der Wissenschaft in einer Zeit, da man sich im Einklang mit Staat und Recht wähnte, dieser Staat um eine Vergrößerung des wissenschaftlichen Potentials bemüht war und Wissenschaft und Technik das ihre tun sollten, um Deutschlands Ansehen in der Welt zu stärken. Es schien ausreichend und notwendig zu sein, sich auf die eigenen wissenschaftlichen Positionen zu konzentrieren, hier Ideen zu entwickeln und Forschung zu betreiben, die auf dem Gebiet der Psychiatrie und Neurologie im Gegensatz zu anderen medizinischen Fächern, geschweige denn zur Chemie, Physik, Mathematik, ohnehin äußerst kompliziert und schwierig war.

Über psychogene Krankheitszustände und die Hysterielehre

Gegen Ende des Jahres 1910 erreichte Bonhoeffer ein Brief aus Berlin vom Vorsitzenden des „Deutschen Vereins für Psychiatrie“, Karl Moeli. Neben niedergelassenen Nervenärzten in Stadt und Land gehörten dieser Vereinigung, die damals 586 Mitglieder zählte, Ordinarien und Direktoren großer psychiatrischer Kliniken an, darunter schillernde und das Fach bestimmende Namen: Alzheimer, Kraepelin, Otto Binswanger, Bleuler, Bumke, Edinger, Goldstein, Heilbronner, Kahlbaum, Nissl. Noch bis zum Jahre 1903 als „Deutscher Verein der Irrenärzte“ bekannt, war diese Institution aus der 1846 in Kiel gegründeten psychiatrischen Sektion der „Gesellschaft deutscher Naturforscher und Ärzte“, die seit 1822 existierte, hervorgegangen. Der Vorsitz des „Deutschen Vereins der Irrenärzte“ lag während der Jahre 1891 bis 1904 in den Händen von Friedrich Jolly (1844–1904), Direktor der Psychiatrischen- und Nervenklinik der Berliner Charité der Jahre 1890 bis 1904.

Moeli (1849–1919), ein angesehener Fachmann, der durch die Schule Karl Westphals an der Psychiatrischen- und Nervenklinik der Charité gegangen war, sich dort auch 1883 auf dem Gebiet der Neuropathologie und Psychiatrie habilitiert hatte, seit 1893 Direktor der gerade erbauten psychiatrischen Klinik in Herzberge (Berlin-Lichtenberg), übermittelte Bonhoeffer das

Anliegen des Vorstandes, auf der anstehenden Jahresversammlung ein Grundsatzreferat über das Wesen der Hysterie zu halten. Es war dies für den Mann im entfernten Breslau eine hohe Ehre, wenngleich die Wahl nicht von ungefähr kam. Bonhoeffer hatte in den Jahren seiner Tätigkeit als Gefängnispsychiater reiche Erfahrungen bei Simulanten, Bettlern und Alkoholikern sammeln können, die aus unterschiedlichen Gründen „Wunschvorstellungen" unterworfen waren und zu entsprechenden abnormen psychischen Reaktionen neigten, die gemeinhin wenig mit den endogenen Psychosen zu tun hatten, aber schwerlich von denen zu trennen waren. In einer 1907 erschienenen kleineren Abhandlung über „Degenerationspsychosen"[31] hatte er sich mit diesen Fragen „am Material der Breslauer Beobachtungsstation für geisteskranke Gefangene" mit Blick auf die Kraepelinsche Zweiteilung der endogenen Psychosen in die Dementia praecox-Gruppe und das manisch-depressive Irresein kritisch auseinandergesetzt. Bonhoeffer sah hierin „eine sachlich nicht begründete Vereinfachung der klinischen Diagnostik", zumal er eben akute psychotische Krankheitszustände beobachtet hatte, die weder der einen noch der anderen von Kraepelin herausgestellten Form zuzuordnen waren. Dies betraf akut oder weniger akut auftretende „einfache paranoide Erkrankungen", bei denen es „zur Entwicklung von Beziehungswahn und Erklärungswahnideen" bei den Patienten kam, die einen durch das Gefängnismilieu gegebenen Inhalt hatten. Zum anderen beobachtete er Gefängnisinsassen, die einen „Querulantenwahn" entwickelten, und beschrieb eine dritte Gruppe, die durch „eine Labilität des Persönlichkeitsbewußtseins als Degenerationssymptom" charakterisiert war. Diese Patienten neigten zur Simulation, zu krankhaften Schwindeleien, zu Größenwahn. Bonhoeffer vertrat die Ansicht, daß dabei eine krankhafte Leichtigkeit der Erinnerungsreihe des wirklichen Lebens gegenüber Phantasievorstellungen besteht, wie sie dem kindlichen und unreifen Bewußtsein eigen sind, daß aber das Moment der Persönlichkeit, das man als Individualität, als Charakter bezeichnet, unberührt bleibt. Der Begriff „Labilität" war zwar, wie Bonhoeffer kritisch einräumte, etwas unglücklich, er charakterisierte aber am ehesten den Zustand eines Menschen, der die Grundlage für das abweichende und damit auch hysterische Verhalten abgeben kann.

Es war anzunehmen, daß der Vorstand davon ausging, daß Bonhoeffer mit seiner praktischen und theoretischen Kenntnis, seiner abwägenden, exakten Haltung am ehesten die Gewähr bot, zu dem heiklen Thema psychogener Krankheitszustände und zur Hysterie einen ausgewogenen Standpunkt zu beziehen.

Bonhoeffer selbst war, abgesehen von der Ehre und der Verlockung, seine Meinung zu einem ihn beschäftigenden Problem darzulegen, davon angetan, an der Jahresversammlung vom 21. bis 22. April 1911 in Stuttgart teilzunehmen, bot sich doch so auch die beste Gelegenheit, mit seiner Frau Paula wieder einmal ins Württembergische, in seine Heimat fahren zu können. Den Kindern wurde die Tatsache einer elterlichen gemeinsamen Kongreßreise meist erst wenige Tage vor Abfahrt eröffnet, ohne daß weitere Mitteilungen hierzu gemacht wurden. Bis zum Referat, das von Bonhoeffer am Nachmittag des 21. April 1911 im großen Hörsaal des neuen Physikalischen Institutes der Technischen Hochschule in Stuttgart gehalten werden sollte, lagen noch knapp vier Monate. Es galt, sich intensiv auf die vielschichtige Problematik vorzubereiten und einzustimmen.

Daß sich die deutsche Psychiatrie nunmehr mit dem Thema Hysterie auseinandersetzte, dafür gab es sowohl historische als auch gewichtige fachliche Gründe. Hysterie (vom Griechischen abgeleitet, die Gebärmutter betreffend) war ja ein mehrere Jahrhunderte alter Krankheitsbegriff, der auf Hippokrates (um 460–370 v. u. Z.) zurückgeht. Er vermutete den Sitz dieser Erkrankung in der Gebärmutter, die er sich als zweihörniges Organ vorstellte, das sich im Inneren des Körpers verschieben kann. Von daher glaubte er die unterschiedlichen hysterischen Symptome, die ja ausschließlich bei den Frauen zur Beobachtung kamen, ableiten zu können. Wenngleich später von griechischen und römischen Ärzten auch eine humorale Ursache angenommen wurde, galt die Hysterie lange als eine Erkrankung der Gebärmutter, die den unterschiedlichsten spekulativen, zeitweise phantastisch anmutenden Deutungen unterlag, denen sich Ärzte und Kurpfuscher gleichermaßen hingaben. Erst die französische Psychiatrie und Neurologie, an ihrer Spitze Jean-Martin Charcot, räumte in den siebziger Jahren des vorigen Jahrhunderts entschieden mit der verhängnisvollen Theorie der genitalen Ursache auf, durch die ja das Mittelalter mit seinen großen psychischen Epidemien so geprägt war. Damals waren Tanzwut oder der Veitstanz ebenso an der Tagesordnung wie Hexenwahn und Hexenverbrennung. Es ist anzunehmen, daß Hysteriker infolge ihrer Suggestibilität und ihrer Persönlichkeit in der Lage waren, seelische Erregungen in entsprechende Symptome umzuwandeln, die uns von Zeitgenossen im Bild überliefert worden sind.

Charcot nun entwickelte die These, wonach es sich bei der Hysterie um eine degenerative Erkrankung des zentralen Nervensystems, des Gehirns handelt, da die von ihm registrierten Symptome der großen hysterischen Anfälle, die bei den Patientinnen stets den gleichen Ablauf zeigten, nur von hier ihren Ausgang nehmen konnten. Die Verbiegung des Körpers mit starker Drehung des Beckens, jener „arc de cercle“, die rhythmischen Bewegungen des Körpers bis zum Bewegungssturm, aber auch die Steifheit, Starre oder Gangstörungen, die in bestimmter Reihenfolge auftraten, konnten nur so einer Erklärung zugeführt werden. In seinen berühmten Vorlesungen, die er an dem berühmten Pariser Krankenhaus Salpetrière stets vor einem größeren Personenkreis hielt, unter dem sich zeitweise Sigmund Freud befand, demonstrierte er der beeindruckten Fachwelt die bei den Hysterikern vorübergehend oder auch längere Zeit anhaltenden Stigmata wie Taubheit, Einengung des Gesichtsfeldes, Sensibilitätsstörungen, Riechstörungen, Lähmungen, Heiserkeit oder Zittern. Die Symptome wurden von den Patienten so dargeboten, daß sie in der Tat als organisch und nicht funktionell aufgefaßt werden konnten. Die Tatsache, daß sie obendrein auch durch eine Hypnose herbeigeführt werden konnten, war für Charcot der Beweis, daß entsprechende Vorstellungen durch Nervenmechanismen ausgelöst werden können. Aber schon 1893, mit dem Tod Charcots, wurden kritische Stimmen laut, die von Artefakten durch übertriebene Suggestion und Manipulation bei den Patienten sprachen. Das Gebäude der Hysterie schien abermals zu wanken. Um die Jahrhundertwende kam erneut Unsicherheit auf, was es denn mit der Hysterie und ihrer Abgrenzung zur Neurose und Psychose auf sich hat. Unklarheit bestand weiterhin in der Frage, inwieweit es sich bei der Hysterie um eine eigenständige Krankheit, um eine Entartung, um eine Flucht in die Krankheit, um den Willen zum Kranksein handele, welche inneren oder äußeren Faktoren in Erscheinung treten mußten, wenn es schon nicht zur Hysterie, sondern zu hysterischen Reaktionen, zu hysterischen Symptomen kommen sollte. Die durch Freud und seine Anhänger in Gang gebrachte psychoanalytische Bewegung hatte ja gerade auf dieses Terrain die Aufmerksamkeit gelenkt und die Vorstellung entwickelt, daß die hysterische Symptomatik wohl nichts anderes als der körperliche Ausdruck einer verdrängten Vorstellung, eines unbewußten Konfliktes darstellt und auf diesem Wege zur Befriedigung des Menschen beiträgt. Die Umsetzung einer unverträglichen Vorstellung in den Bereich des Körperlichen, die sich als Gangstörung, Lähmung von Armen oder Beinen, Ausfall der Funktionen der Sinnesorgane, wie Auge, Gehör, dokumentiert, in der Gesamtheit von Freud als Konversion bezeichnet, wurde gleichsam als der für die Hysterie verantwortliche Mechanismus angesehen und von Freud mit den Worten charakterisiert: „Die hysterischen Symptome sind nichts anderes als die durch Konversion zur Darstellung gebrachten Phantasien.“[32]

Mit der psychoanalytischen Auffassung hatte man zwar die von Charcot aufgestellte degenerative Theorie der Hysterie zugunsten einer psychogenetischen verlassen und damit die innerseelischen und Sexualkonflikte des Menschen berücksichtigt, das Wesen der Hysterie aber eben doch wieder nur einseitig erklären können. Viele Fragen blieben also offen und bedurften einer umfassenden Bearbeitung, die nun im Auftrag des Deutschen Vereins für Psychiatrie Bonhoeffer zugefallen war. Er griff das Problem von einer ganz anderen Seite auf, indem er den Unterschied zwischen psychogen und hysterisch heraushob. Hierzu bediente er sich eines einfachen klinischen Beispiels, das er folgendermaßen beschrieb: „Was gibt uns Veranlassung, die funktionelle Taubheit eines Mädchens, die sich im Gefolge der Ohrfeige eines Lehrers entwickelt ..., als hysterisch zu bezeichnen? Es ist nicht die Emotivität, nicht die Suggestibilität im allgemeinen, auch nicht die generelle Neigung zur Abspaltung und Versenkung von Bewußtseinsvorgängen ins Unbewußte oder Halbbewußte, was uns als hysterisch erscheint ... Was dem hysterischen Typus seine charakteristische Farbe verleiht, ist, daß die Abspaltung der psychischen Komplexe unter dem Einfluß einer inhaltlich bestimmt gearteten Willensrichtung geschieht. Das Durchscheinen dieser Willensrichtung in der Krankheitsdarstellung ist das, was uns speziell als hysterisch imponiert. Die häufigste Form der hysterischen Willensrichtung ist der Wille zur Krankheit. Ich glaube nicht, daß man bei dem Hysteriebegriff um die Einstellung eines solchen Willensmomentes herumkommt.“[33]

So Bonhoeffers Auffassung von der Hysterie. Keine unbewußte Verarbeitung, keine unbewußten Phantasien gleichsam als Erwiderung zur Freudschen Lehre, sondern das Willensmoment, ein Wunschfaktor, ist das spezifische Kennzeichen des Hysterischen gegenüber dem Psychogenen. Mit dieser Definition wurde kenntlich gemacht, daß auch außerhalb der Hysterie psychogene Zustände und Krankheitsprozesse beim Menschen in Erscheinung treten können. Als weiterer Beleg wurden die Folgen der Erdbebenkatastrophe von Messina angeführt, wo „ein gleichartiges schweres emotionelles Erlebnis eine große Anzahl Individuen gleichzeitig betroffen hat“, es zu mannigfaltigen psychischen, d. h. psychogenen, Störungen kam, die sich vor allem in „vasomotorischen Störungen, Herzklopfen ... Labilität und Steigerung der Frequenz des Pulses ... ängstliche, der Erdbebensituation entnommene Träume, nächtliches Aufschrecken ... kurz das Bild einer Herzneurose mit Andeuten von Phobien“ äußerten. Von Bonhoeffer werden aber noch weitere psychogene Krankheitszustände aufgeführt und geschildert. So die reaktiven Depressionen als Folge von psychischen Erschütterungen bei Menschen, die ohnehin „die Neigung haben, die Dinge schwer zu nehmen“. Als eine weitere Gruppe psychogener, nicht hysterischer Erkrankungen sind gewisse, auf dem Boden überwertiger Ideen erwachsene paranoische Prozesse zu bezeichnen. Hierbei kommt es unter dem Eindruck affektbetonter Erlebnisse oder Situationen zu krankhaften Eigenbeziehungen, positiven und negativen Erinnerungsfälschungen. Im Referat führte Bonhoeffer noch eine Reihe anderer Beispiele auf, endet aber mit den ihm gut vertrauten „haftpsychotischen Komplexen“ in Form der Dämmerzustände oder Stuporzustände, denen er allesamt eine begründete psychogene Auslösung zuspricht.

Die Diskussion zum Bonhoeffer-Referat war lebhaft und nicht frei von Widerspruch. Viele der anwesenden Wissenschaftler waren anderer Meinung, man nahm, wie Gaupp[34] später formulierte, Anstoß an der moralisierenden Tendenz, die man aus der Kennzeichnung eines Willens zur Krankheit herauslas.

In den folgenden Jahren spitzte sich die Auseinandersetzung besonders mit einem Mann zu, der einer der Großen deutscher und internationaler Neurologie war: Hermann Oppenheim (1858–1919). Wie bei vielen anderen war auch dessen Lebensweg dadurch gekennzeichnet, daß er in den Jahren 1883 bis 1890 Schüler von Westphal an der Psychiatrischen- und Nervenklinik der Berliner Charité war. Als dieser starb, blieb ihm allerdings die Nachfolge als Direktor der Klinik, obwohl hinreichend prädestiniert, verwehrt. Ob Oppenheims jüdische Herkunft für die ablehnende ministerielle Entscheidung der Grund war, läßt sich nur vermuten, heute jedoch nicht mehr beweisen. Er legte später seine Dozentur an der Berliner Universität nieder und errichtete in der Stadt eine private Nervenpoliklinik, die großen Ruhm erlangte und von Ärzten aus der ganzen Welt aufgesucht wurde. Einer der engsten Mitarbeiter Oppenheims war ab 1895 Richard Cassirer, mit dem Bonhoeffer schon in Breslau unter Wernicke zusammengearbeitet hatte. Oppenheims Weltruf war durch die Beschreibung einer Reihe neurologischer Symptome und Krankheiten begründet, die heute noch seinen Namen tragen, vor allem aber durch seine wissenschaftlichen Abhandlungen, insbesondere sein zweibändiges Lehrbuch der Nervenkrankheiten, das in sieben deutschsprachigen Auflagen, drei englischen und in je einer russischen, spanischen und italienischen Übersetzung erschien. Als 1907 eine Gruppe neurologisch tätiger Ärzte, zumeist aus der inneren Medizin kommend, eine „Gesellschaft deutscher Nervenärzte“, gewissermaßen als Pendant zum „Deutschen Verein für Psychiatrie“, gründete, stand Oppenheim dieser Gesellschaft von 1912 bis 1917 als erster Vorsitzender vor, nachdem die ersten Jahre Erb aus Heidelberg diese Funktion ausgeübt hatte. Daß Oppenheim diesen Vorsatz nun von sich aus niederlegte, hatte seine Ursache in einem über längere Zeit heftig geführten wissenschaftlichen Streit. Ausgangspunkt waren Oppenheims Vorstellungen über die „traumatischen Neurosen“, die er in einem erstmals 1889 erschienenen Buch beschrieben hatte und die von ihm ständig bekräftigt wurden, insbesondere auf der sogenannten „Kriegstagung“ der Gesellschaft deutscher Nervenärzte, die vom 21. bis 22. September 1916 gemeinsam mit dem „Deutschen Verein für Psychiatrie" in München durchgeführt wurde. Es ging um das Thema „Neurosen nach Kriegsverletzungen". Während Bonhoeffer auf der Grundlage seiner 1911 vorgetragenen Ansichten, die auch von Gaupp und mittlerweile von Max Nonne (1860–1959), einem weiteren renommierten Neurologen, unterstützt und bestätigt wurden, hier zu „Erfahrungen aus dem Kriege über die Ätiologie psychopathologischer Zustände" referierte und dabei auf die Tatsache verwies, daß trotz der „Schreckerlebnisse" bei Kriegsgefangenen und Verwundeten hysterische Reaktionen ausgeblieben waren und es in höchstem Maße wahrscheinlich sei, „daß bei der Entwicklung der hysterischen Symptome ein anderer pathogener Faktor wirksam ist als der Schreck", es wohl am wahrscheinlichsten erscheint, „diesen Faktor, in dem Wunsche, aus der Situation herauszukommen", zu sehen, verteidigte Oppenheim seine Auffassung, wonach ein „gewaltsamer Sinneseindruck, eine Schreckemotion zu einer traumatischen Neurose führe, die mit mikrostrukturellen Veränderungen des Nervenystems einhergeht bzw. durch solche verursacht wird". Oppenheim konnte sich die traumatische Wirkung auf die Psyche eines Menschen einfach nicht anders als über den Weg entsprechender Veränderungen am Gehirn vorstellen. Die Kontroverse war hart, die Diskussion objektiv. Bonhoeffer, Gaupp und Nonne konnten sich mit der Ablehung der traumatischen Neurosenentstehung durchsetzen. Oppenheim zog die wissenschaftliche Konsequenz aus dieser Kontroverse und trat auch vom Vorsitz einer Gesellschaft zurück, der ihn in aller Welt bekanntgemacht hatte. Den wissenschaftlichen Niederschlag in der Frage der Deutung der traumatischen Neurose hat er, wie Zülch es deutete,[35] wohl nie überwunden, „daß Oppenheim, der Sieggewohnte, hier nicht Sieger blieb, war ihm ein tiefer seelischer, nicht nur, wie er offenbar selbst glaubte, wissenschaftlicher Schmerz".

So paradox es scheinen mag, der erste Weltkrieg hatte mit den tausendfachen Beispielen der „Kriegszitterer" in den Schützengräben die Bonhoeffersche Interpretation belegt, daß sich solche psychogenen Reaktionen sofort verlieren, sobald der „Mensch" aus der Todesgefahr heraus war, der „Sicherungswunsch" Erfolg hatte, und sei es im Zustand des Kriegsgefangenendaseins. Die jahrelang von Oppenheim vertretene Auffassung der traumatischen Neurose erwies sich als ein Irrtum.

Abschied von Breslau

Abgesehen von dem kurzen Intermezzo in Königsberg und Heidelberg hatte Bonhoeffer nunmehr fast 20 Jahre seines Lebens in Breslau verbracht. In Deutschland galt er durch seine wissenschaftlichen Arbeiten und Anschauungen als der Vertreter der „Neuropsychiatrie“. Neurologie und Psychiatrie waren für ihn keine separaten Wissenschaftszweige, sondern sich ergänzende, gegenseitig befruchtende Fachgebiete. In Breslau hatten seine Klinik und Praxis einen sehr guten Ruf. In der Medizinischen Fakultät war er ein geachteter Vertreter seines Faches. Die Familie fühlte sich in Breslau heimisch und wohl, die Entwicklung seiner acht Kinder bereitete keine Sorgen. Das Wohnhaus, unmittelbar in der Nähe der Klinik gelegen, bot der Familie genügend Raum und Behaglichkeit. Der das Haus umgebende Garten war ausreichend groß und bot sommers wie winters, wo Teile von ihm unter Wasser gesetzt wurden, um auch Schlittschuhlaufen zu können, genügend Abwechslung. Den Sommer über konnte zudem das rustikale Ferienhaus im Wölfelsgrund genutzt werden, ein durch und durch idealer Platz für das Spiel der Kinder und die Erholung der Eltern. Sie unternahmen von Breslau aus, die Aufsicht der Kinder in guten Händen wissend, Sommerreisen nach Österreich oder Italien und fuhren des öfteren zu den Eltern ins Württembergische. Jahr für Jahr nahm Bonhoeffer zu Silvester sein Tagebuch zur Hand, um die vielfältigen familiären und beruflichen Gegebenheiten, Ereignisse und Vorkommnisse niederzuschreiben. Jenes Silvestertagebuch, der Familie, den Kindern und zukünftigen Enkelkindern zugedacht, war das Spiegelbild der Familie. Mehr denn je gelangten die Bonhoeffers mit Blick auf die berufliche Karriere und die sich entwickelnden privaten Dinge zu der Auffassung, „den Breslauer Aufenthalt als endgültig zu betrachten.“[36]

In der Berliner Metropole verspürte allerdings der seit 1904 als Direktor der dortigen Psychiatrischen- und Nervenklinik an der Königlichen Charité wirkende Theodor Ziehen (1862–1950) schon geraume Zeit, wie er später äußerte, „genaugenommen seit 1908“, das zwingende Bedürfnis, sich ausschließlich seinen philosopischen Neigungen hinzugeben. Philosophische und psychologische Ambitionen spielten bei ihm bereits in der Studentenzeit eine wesentliche Rolle bei der Wahl des Faches Psychiatrie. Dabei hatte er sich auf dem Fachgebiet durch eine Reihe bedeutsamer Abhandlungen und Bücher hervorgetan, die die Anatomie des Gehirns, die Geisteskrankheiten im Kindesalter und das Seelenleben der Jugendlichen beschrieben, er verfaßte außerdem einen Leitfaden der physiologischen Psychologie. Die von ihm entwickelte und nach ihm benannte „Merkprobe“ gilt auch heute noch als ein durchaus einfaches wie praktikables Diagnostikum. Trotz alledem, Ziehen fühlte sich in seiner philosophischen Arbeit eingeengt, auch war ihm „das Talent, die Verantwortung auf andere abzuwälzen“, versagt, „die unvermeidliche Pflicht des klinischen Direktors, sich um zahllose triviale Angelegenheiten und triviale Menschen zu kümmern, lastete schwer auf ihm“.[37] Sein Weg führte ihn fort von Berlin zunächst nach Wiesbaden, ab 1917 nach Halle, wo er als ordentlicher Professor für Philosophie bis 1930 im Amte war.

Mitte Februar 1912 erreichte Karl Bonhoeffer eine Nachricht aus Berlin, daß er für die Berufung auf den dortigen Lehrstuhl jener sogenannten ersten Stellung innerhalb des Faches vorgesehen sei. Seit der Jahrhundertwende waren die Berliner Charité und deren Kliniken unangefochten die Nummer Eins in Preußens Wissenschafts- und Medizinallandschaft. Nach fast einem Jahrzehnt des großen Um- und Neubaus der Charité, von Althoff unermüdlich mit vorangetrieben, durch den Landtag mit fast einer Million Mark finanziert, hatte auch die Nervenklinik ein modernes ansehnliches Domizil erhalten, das seit 1905 voll genutzt werden konnte. Der gute Ruf der deutschen Medizin in der Welt hatte hier in der Charité zweifellos seine Wurzeln. Entsprechend umkämpft waren die Lehrstuhlbesetzungen. Schon Kraepelin hatte die Situation mit den Worten charakterisiert „alle psychiatrischen Lehrstühle in Preußen wurden ... von Berlin aus besetzt, wo die neurologische Richtung herrschte, eine Berufung dorthin war demnach für mich, den reinen Psychiater mit psychologischen Neigungen, unbedingt ausgeschlossen“[38]. Es hatte sich aber schon in den zurückliegenden Jahren gezeigt, daß die von Kraepelin vertretene Auffassung nicht ganz der historischen Entwicklung an der Psychiatrischen- und Nervenklinik und den Vorstellungen der Medizinischen Fakultät der Königlichen Charité entsprach.

Vielmehr wünschte man sich einen kompetenten Vertreter, der Psychiatrie und Neurologie gleichermaßen aufgeschlossen gegenüberstand, dem keine Einseitigkeiten, keine Extrempositionen vorausgingen, einen „Neuropsychiater“ im wahrsten Sinne des Wortes. Daß sich Bonhoeffer zu einer einheitlichen Neuropsychiatrie bekannte, war kein Geheimnis, mehr noch, er verkörperte geradezu den Prototyp eines solchen Gelehrten und Forschers, so daß Berlin in der Tat eine entsprechende Wirkungsstätte für ihn bedeutete. Noch bevor man im Familienkreis der Bonhoeffers in Breslau, selbst unter Einbeziehung der Kinder, „soweit sie schon ein gewisses Urteil hatten – der Älteste war 13 Jahre alt“[39], das Für und Wider eines Wegganges diskutierte, hatten die Verhandlungen um die Nachfolge Ziehens zunächst einen ganz anderen Verlauf genommen. Es war ja das verbriefte Vorrecht Ziehens, der Fakultät Vorschläge für seine Nachfolge zu unterbreiten. Die Unbestechlichkeit preußischer Akten aus dem „Ministerium der geistlichen Unterrichts- und Medicinalangelegenheiten“ verraten nun, was Bonhoeffer sicherlich nie in Erfahrung bringen konnte, den Ablauf der Ereignisse:[40] Ziehen und die Fakultät sprachen sich mit Schreiben vom 23. Januar 1912 gegenüber dem Ministerium an erster Stelle für „Herrn Prof. Cramer in Göttingen“ aus, und erst an zweiter Stelle wird auf Bonhoeffer Bezug genommen. Der 1860 geborene August Cramer hatte seit 1900 die Direktion der Heil- und Pflegeanstalten Göttingen übernommen und war sowohl mit psychiatrischen als auch neurologischen Arbeiten an die Öffentlichkeit getreten. Besondere Verdienste erwarb er sich um die Betreuung psychopathischer Fürsorgezöglinge. Er verfügte aber wohl nicht über jene Ausstrahlungskraft, die von anderen aus dem Fachgebiet ausging. Während ihm von Ziehen und der Fakultät „wissenschaftliche Qualität, großes organisatorisches Talent, kraftvolle Persönlichkeit“ bescheinigt wurden, beschrieb man Bonhoeffers vortreffliche wissenschaftliche Arbeiten als weniger umfassend und weniger grundlegend als die Cramers. Im direkten und ausschlaggebenden Vergleich heißt es dann, „Bonhoeffer gilt ebenso wie Cramer als ausgezeichneter Lehrer, muß aber als Persönlichkeit hinter Herrn Cramer zurücktreten“. Wohl hatte Cramer daraufhin in Berlin bereits zugesagt, entschloß sich aber mit Schreiben vom 11. Februar an das Ministerium in letzter Stunde doch noch, in Göttingen zu bleiben, und lehnte den Ruf nach Berlin mit Bedauern ab. Begründung: „Die Provinz hat mir so glänzende Anerbietungen gemacht, daß ich mich, was die sicheren Einnahmen betrifft, hier besser stehe als dort.“ Die Würfel waren gefallen. Das Schicksal tat sein übriges: Am 5. September 1912 erlag Cramer den Folgen eines Krebsleidens.

Berlin: Stationen zwischen Ruhm und Tragik (1912–1945)

Die ersten Berliner Jahre an der Charité

Der geheime Medizinalrat Prof. Dr. Karl Bonhoeffer stand im 45. Lebensjahr, als ihm zum 1. April 1912 das Amt des Direktors der Klinik für psychische und Nervenkrankheiten und der Poliklinik für Nervenkrankheiten sowie des dirigierenden Arztes der Abteilung für Gemüts- und Nervenkrankheiten an der Königlichen Charité der Friedrich-Wilhelms-Universität zu Berlin übertragen wurde. Umzugsbedingt konnte er sein Amt aber erst Mitte April antreten, wobei Bonhoeffer zu diesem Zeitpunkt wohl weder glaubte noch ahnte, daß er es 26 Jahre lang, bis in sein 71. Lebensjahr ausüben sollte. Vielmehr hatte er die Absicht, sich ähnlich wie sein Vorgänger Ziehen nach etwa acht Jahren an eine kleinere Universität zur „ruhigen Verarbeitung meiner klinischen Erfahrungen", wie er sich äußerte, versetzen zu lassen[1], nachdem er das „große Berliner Krankenmaterial" kennengelernt hatte. Was seine Klinik in Breslau im Rückblick betraf, so konnte er mit Genugtuung feststellen, daß sie von einem Mann geleitet werden sollte, der sich mit Hingabe der Erforschung des Gehirns, insbesondere der Großhirnrinde, verschrieben und die psychiatrisch-neurologische Wissenschaft um wichtige Erkenntnisse bereichert hatte, der die Gewähr gab, die guten Traditionen fortzusetzen: Alois Alzheimer (1864–1915). Diesem war 1904 mit seiner Habilitationsschrift über histologische Studien zur Differentialdiagnose der progressiven Paralyse die Entdeckung gelungen, daß jener unheilbaren Geisteskrankheit ein organisches Hirnsubstrat zugrunde liegt, die progressive Paralyse also dem Bereich der symptomatischen Psychosen zugeordnet werden mußte, um deren Beschreibung psychopathologischer Auffälligkeiten sich Bonhoeffer in der Abgrenzung zu den endogenen Psychosen, den Schizophrenien, so verdient gemacht hatte.

Bereits im November 1906 konnte Alzheimer auf der 37. Versammlung der Südwestdeutschen Irrenärzte in Tübingen von einer weiteren Entdeckung berichten: „einen eigenartigen schweren Erkrankungsprozeß der Hirnrinde“, den er bei einer 56jährigen Patientin feststellte, die in zunehmendem Maße unter Merkschwäche, Gefühlslabilität, Orientierungsstörungen, aphasischen Störungen und einem Intelligenzabbau, einer Demenz, litt. In der Folge häuften sich Beschreibungen von Patienten, bei denen solche vorzeitigen Abbauprozesse nachgewiesen werden konnten. Auf Vorschlag Kraepelins, in dessen Münchner Klinik Alzheimer von 1904 bis 1912 tätig war, trug diese Erkrankung fortan die Bezeichnung „Morbus Alzheimer“. Bei der Alzheimerschen Demenz, die vor allem ältere Menschen betrifft, handelt es sich aus heutiger Sicht wahrscheinlich um einen genetischen Defekt mit einem Defizit des Neurotransmitters Azetylcholin in der Großhirnrinde. Sie ist allgemeiner Forschungsgegenstand bei der Bekämpfung psychiatrischer Alterskrankheiten, da das Erkrankungsrisiko etwa 10 % bei den über 65jährigen und ca. 20 % bei den über 80jährigen beträgt.

Für Alzheimer stellte die Berufung nach Breslau als Nachfolger Bonhoeffers den Höhepunkt seiner Laufbahn dar. Bonhoeffer wiederum war sich sehr wohl dessen bewußt, was ihn erwartete. Lebensweg und wissenschaftlichen Werdegang seiner Vorgänger im Amt hielt er sich ebenso vor Augen wie die Entwicklung der Psychiatrie und Neurologie an der Charité. Über all dies berichtete er Jahre später, 1940, in einem feinsinnigen, von historischem Bewußtsein und Humanismus getragenen Aufsatz, als die faschistische Ideologie nicht nur an der Charité, insbesondere an der Nervenklinik, Ärzte und Personal in ihrem Denken und Handeln schon auf das schlimmste verändert hatte. Es war nicht nur damals das Gebot der Stunde, daß Psychiatrie, wenn überhaupt, nur der verstehen und begreifen kann, der ihre Geschichte kennt!

Psychiatriegeschichte umfaßt aber nicht nur die Biographien derer, die entscheidende Beobachtungen, Beschreibungen, Entdeckungen hervorbrachten, die das Fach entwickelten, sondern auch jener, die durch Ideologie und eigene Hypothesen zum Fehlverhalten und zur Selbstüberschätzung beitrugen. Psychiatriegeschichte ist gleichsam Spiegelbild gesellschaftlicher Verhältnisse, der Stellung ihrer Patienten in der Gesellschaft. Das war und ist der alles entscheidende Gradmesser, den auch Bonhoeffer bei seiner klinischen Tätigkeit stets im Auge behielt. Im April des Jahres 1912 verblieb indessen wenig Zeit, um sich des Ausmaßes seiner eigenen Stellung nicht nur in fachhistorischer Reminiszenz so recht bewußt zu werden. Berlin war nicht die Provinzhauptstadt Breslau. Diese Stadt hatte ihre eigenen Maßstäbe und Gesetze. Sie war Hauptstadt des deutschen Kaiserreichs, hatte 1910 gerade die Zweimillionen-Einwohnergrenze überschritten. Sie war kapitalistische Metropole, politischer Machtfaktor und Impulsgeber für Wirtschaft, Wissenschaft, Kultur und Kunst, eigentlich für alles, was sich in Deutschland abspielte und vollzog. Berlin war das Zentrum bürgerlich-humanistischer und proletarisch-sozialistischer Kräfte. Längst war sie nicht mehr, wie sie der junge Student Bonhoeffer aus dem Jahre 1889/90 in Erinnerung hatte, sondern eher „die große Stadt“, wie sie Theodor Fontane kennzeichnete: Sie „hat nicht Zeit zum Denken und, was noch schlimmer ist, sie hat auch nicht Zeit zum Glück. Was sie hunderttausendfältig schafft, ist nur die Jagd nach dem Glück, die gleichbedeutend ist mit dem Unglück.“[2]

Berlin war Weltstadt. Überhaupt wurde in dieser Zeit, wie Golo Mann in seinen Geschichtsbetrachtungen resümiert, „das Wörtlein Welt in Deutschland so manchem Hauptwort wohlgefällig vorgesetzt ... Weltstadt Berlin, deutscher Welthandel, deutsches Ansehen in der Welt, Weltpolitik, Weltmacht, aus dem deutschen Reich ist ein Weltreich geworden“.[3] Ein Teil in diesem Gefüge und „Meister der neuen Weltpolitik“ war Bernhard von Bülow (1849–1929), deutscher Reichskanzler von 1900 bis 1909, ein Mann, den Bonhoeffer nach der Lektüre von dessen Memoiren später öffentlich als psychiatrischen Fall kennzeichnete (s. Seite 159). 1912 war auch das Jahr, in dem bei der Reichstagswahl die deutsche Sozialdemokratie zur stärksten Partei aufrückte und allein in dieser Stadt in fünf der sechs Wahlkreise siegte.

Wie die Dinge auch lagen, Bonhoeffer war schon „von mehreren Kollegen darauf vorbereitet worden, daß man einige Jahre brauche, bis man sich in Berlin wohlfühle“[4]. Schließlich hatten aber die Bonhoeffers bei der Entscheidung, nach Berlin zu gehen, die breiteren Entwicklungsmöglichkeiten ins Auge gefaßt, die diese Stadt vor allem für die Kinder bot. Obendrein fielen die vom Ministerium gewährten Bedingungen, über die man sich bereits in einer Vereinbarung vom 19. Februar 1912 einig geworden war, recht günstig aus. Unter Punkt 3 heißt es da: „Gehalt vom 1. April 1912 an: 7 200 Mark neben dem tarifmäßigen Wohnungsgeldzuschuß von 1 300 Mark. Außerdem bezieht Herr Bonhoeffer als dirigierender Arzt der Charité eine Remuneration von jährlich 2 400 Mark.“ Und unter Punkt 4, „daß ihm die Honorare für Vorlesungen aller Art bis zu 3 000 Mark ganz, von 3 000 bis 4 000 Mark zu 75 von Hundert, von dem darüber hinausgehenden Betrage zur Hälfte zufließen ist Herrn Bonhoeffer bekannt“.[5]

Seine Berliner Klinik war weit über das Doppelte größer als jene in Breslau: Mit über 200 Betten für psychiatrische und neurologische Patienten und einem jährlichen Durchgang von 2 000 Patienten sowie einer Poliklinik mit etwa 7 000 zu versorgenden Patienten stellte sie ihn und seinen in der Anfangszeit nicht allzu umfangreichen Mitarbeiterstab vor große Aufgaben. Hinzu kamen die Leistungen der Labore und die Vielzahl der zu gestaltenden Vorlesungen und Praktika für die Studenten, aber auch Weiterbildungsveranstaltungen und Konferenzen, nicht zu vergessen seine „konsultative Praxis“, die bald einen ziemlichen Umfang annahm. Bonhoeffer drang daher darauf, zwei seiner engsten Mitarbeiter aus Breslau nach Berlin zu bekommen, was ihm auch mit Schröder und Kramer gelang. Schröder übernahm an der Berliner Klinik „die ruhige Frauenstation und das anatomische Laboratorium“, blieb allerdings nur kurze Zeit, da er am 11. Dezember 1912 zum Direktor der Greifswalder Klinik berufen wurde. Kramer oblag die Leitung der Nervenpoliklinik und des psychologischen Laboratoriums. Er war einer der ersten, die sich unter Bonhoeffer in Berlin am 2. Juli 1912 habilitierten. Später nahm er die Position des ersten Oberarztes in der Klinik ein, wurde 1921 zum außerordentlichen Professor für Psychiatrie und Neurologie ernannt und arbeitete an der Seite Bonhoeffers bis zu jenem Tag des Jahres 1933, der nicht nur für ihn ein verhängnisvolles Datum darstellen sollte. Denn Kramer war Arzt, Kliniker, Wissenschaftler und Jude.

Von der Architektur und der Funktionalität des Hauses konnte man mit dem, was in den Jahren des Baubooms um die Jahrhundertwende an der Charité vom Regierungs- und Baurat

Diestel geschaffen wurde, recht zufrieden sein, es hat bis heute Bestand. Schon 1901 bei der Eröffnung des ersten großen Bauabschnittes der Klinik sprach Direktor Jolly von einem Jahr, welches in der Geschichte der Psychiatrischen- und Nervenklinik und in der Geschichte der Charité denkwürdig bleiben wird. Bonhoeffer fand eine Klinik vor, die den Anforderungen einer zeitgemäßen modernen Psychiatrie und Neurologie entsprach. Zu einem vorderen, den Hörsaal und notwendige Nebenräume enthaltenen Mittelbau war jeweils ein Seitenflügel angeordnet. Der in westlicher Richtung gelegene Flügel enthielt in dessen Erdgeschoß mit separatem Zugang eine geräumige Poliklinik, im Obergeschoß die Abteilung für weibliche Nervenkranke, bestehend aus zwei Krankensälen für zehn und zwölf Patienten und drei kleineren Krankenzimmern mit je zwei Betten. Hinzu kamen Aufenthalts-, Essen-, Untersuchungs- und Räume für das „Wartepersonal". Identisch die Raum- und Bettenaufteilung im Obergeschoß des Ostflügels für männliche Nervenkranke. Jeweils einem Arzt oblag die Betreuung der weiblichen und männlichen Nervenabteilung und des entsprechenden Anteils in der Poliklinik. Im Untergeschoß des Westflügelvorderhauses war eine große „Centralbadeanlage für Dampf- und Heißluftbad, Sandbad, Hydroelektrisches- und Kohlensäure-Bad, elektrisches Lichtbad" untergebracht, da diesen Therapieformen damals große Bedeutung in der Behandlung von Nerven und Geisteskrankheiten zugesprochen wurde.

Im Erdgeschoß des Ostflügelvorderhauses lagen die beiden Diensträume Bonhoeffers, die Bibliothek, Arbeitszimmer für Ärzte, Mikroskopier- und Laboratoriumszimmer, während sich im Untergeschoß die Wohnung des Hausinspektors und Heizers und das chemische sowie bakteriologische Laboratorium befand. Ein zweites Parallelgebäude senkrecht zum Vorderhaus angeordnet, mit diesem durch einen Gang verbunden, zeichnete sich durch dieselbe Raumstruktur aus. Im westlichen Flügel des Erd- und Obergeschosses lagen die Wachabteilungen für „ruhigere geisteskranke Frauen" und im Ostflügel die für „ruhigere geisteskranke Männer", jeweils mit entsprechenden Funktionsräumen, und von je einem Assistenten betreut. Im Dachgeschoß befanden sich diverse Räume, die als Wohnungen für Ärzte und das „Wartepersonal" genutzt wurden. Hinter dem West- und Ostflügel des Hinterhauses befand sich jeweils ein einstöckiger Bau, Pavillon genannt, mit einem separaten, durch eine hohe Mauer umgebenen Gartenteil. Der hinter dem Westflügel gelegene Pavillon diente der Unterbringung und Isolierung „unruhiger weiblicher Geisteskranker", während dessen im Pavillon, hinter dem Ostflügel gelegen, die „unruhigen männlichen Geisteskranken" untergebracht waren. Die Raumverteilung der Pavillons war recht einfach, die Ausrüstung eher spartanisch. Neben einem Tagesraum und Schlafsaal für alle Patienten existierten eine Küche, ein Bad und je drei Zimmer für das Personal. Dazu kamen in jedem Pavillon vier Isolierräume, die wegen ihrer Größe und der eingebauten Fenster durchaus einen „zimmerartigen Eindruck" erweckten und unerläßlich waren, da hochgradig erregte Kranke sich und ihrer Umwelt Schaden zufügen konnten. Es vergingen ja noch Jahrzehnte, ehe zu Beginn der fünfziger Jahre durch die Entdeckung von entsprechenden Psychopharmaka ein Durchbruch in der Behandlung psychotischer Patienten erreicht werden konnte. Für Bonhoeffer war es wichtig, daß sich ihm an seiner neuen Wirkungsstätte eine Vielzahl günstiger Möglichkeiten für seine Arzttätigkeit sowie die Forschung und die Lehre eröffneten. Einheitliche pychiatrische und neurologische Diagnostik, Betreuung, Forschung, Ausbildung und Lehre in dem Hause, in einer Klinik, das wurde nicht nur durch die Lettern „Psychiatrische- und Nervenklinik", die oberhalb des Eingangsportals die Klinik zierten, noch heute in ihrem verblaßten Goldton sichtbar, zum Ausdruck gebracht, nein, es war die Verkörperung einer auf Wilhelm Griesinger zurückgehenden und formulierten Erkenntnis, wonach Geisteskrankheiten Gehirnkrankheiten sind.

Griesinger war wie Bonhoeffer Schwabe, 1817 in Stuttgart geboren, Studium der Medizin in Tübingen, dort 1838 über „Diphtheritis" promoviert, derselben Erkrankung, der er in Berlin 1868, dem Geburtsjahr Bonhoeffers, erlag. Kiel, Kairo, Tübingen und Zürich waren Griesingers Stationen, wo er auf dem Gebiete der inneren Medizin und Psychiatrie tätig war, bevor er am 1. April 1865 an der Königlichen Charité als dirigierender Arzt sein Amt antrat. Dies unter der ausdrücklichen Bedingung, daß die bis dahin der inneren Medizin unterstellte Abteilung für Nervenkrankheiten nunmehr unter seiner Leitung den Abteilungen für Gemütskrankheiten zu einer einheitlichen

Psychiatrischen- und Nervenklinik zugeordnet wurde. Und was deren Status betraf, so formulierte er „psychiatrische Kliniken – dies ist der Hauptsatz meiner Ansichten – werden nun und nimmermehr freudig gedeihen und den beabsichtigten Nutzen stiften, wenn sie nicht völlig auf dem Fuß aller übrigen Kliniken gestellt werden".[6] Welchen Stellenwert der Psychiatrie an der Charité bis dahin eingeräumt worden war, läßt sich daran sehen, daß die Leitung vordem ausschließlich von der allgemeinen Charitédirektion betrieben wurde, ein Faktum, das, aus dem Zeitgeschehen heraus betrachtet, nicht verwundert, da Psychiatrie vom Schöpfer des Wortes selbst neben Arzneikunde und Chirurgie als dritter „Hebel der Kunst, die der Arzt einzeln oder alle ansetzt, wie der Fall es erfordert", aufgefaßt wurde. Es war nämlich Johann Christian Reil (1759–1813), der erstmals 1808 in einem in Halle, seiner damaligen Wirkungsstätte, herausgegebenen Buch „Beiträge zur Förderung einer Curmethode auf psychischem Wege" von „Psychiaterie" spricht[7] und sie als angewandte Naturmethode der Organismen in ihrem Wechselverhältnis mit den psychischen Einflüssen beschreibt. Als er 1810 nach Gründung der Berliner Universität zum Direktor der Medizinischen Universitätsklinik der Charité, die sich damals noch in einem Mietshaus in der Friedrichstraße befand, berufen wurde, setzte er in der kurzen ihm verbleibenden Zeit diese Therapiemethoden konsequent durch. Erst Jahre später aber wurde der Begriff Psychiatrie von der ausländischen Fachwelt übernommen, und noch weitere Jahre vergingen, ehe die Berufsbezeichnung Psychiater das gängige Wort vom Irrenarzt ablöste.

Griesinger selbst nun wollte in Berlin an der Charité das verwirklichen, was er an der Züricher Psychiatrischen Universitätsklinik begonnen und in seinem 1845 erschienenen Hauptwerk von der „Pathologie und Therapie der psychischen Krankheiten" niedergelegt hatte. Es ging um eine veränderte, von Humanismus geprägte neue Einstellung gegenüber den Geisteskranken, um eine andere Organisation der psychiatrischen Versorgung und um durchgreifende Reformen. Dabei mußte über den Weg der wissenschaftlichen Erkenntnis und Aufklärung mit der bisher vorherrschenden mystisch-romantischen und zugleich idealistisch-spekulativen Einstellung zu den Gemütskrankheiten, zu den Irren, aufgeräumt werden. Um so entscheidender war in diesem Prozeß der Entwicklung Griesingers Auffassung, daß das Gehirn als der Sitz sowohl gesunder wie krankhafter geistiger Tätigkeit angesehen werden muß. Damit trat Griesinger den „Psychikern“ ebenso entschieden entgegen, wie er den Weg der „Somatiker“ ebnete. Die Auseinandersetzungen zwischen Psychikern und Somatikern hatten zeitgenössische philosophische und gesellschaftliche Hintergründe. Es ging um das schon seit der Antike lebhaft diskutierte Leib-Seele-Problem und die immerwährende Frage nach dem Sitz der Seele des Menschen, damit aber auch nach den Ursachen und Erscheinungsformen seelischer Erkrankungen. Was diese anlangte, bestand für die Psychiker kein Zweifel, daß Seelenkrankheiten ihren Grund in der Seele selbst haben, daß sie eine Folge von Sünde, Schuld und menschlichen Leidenschaften sind, die mit dem Verlust menschlicher Willensfreiheit einhergehen, wie auf der anderen Seite die Somatiker standhaft ihre Auffassung verfochten, daß die Seelenkrankheiten eigentlich nichts anderes darstellen könnten, als die symptomatischen Erscheinungen organischer Erkrankungen. So überzeugend Griesinger auch das Primat des Gehirns bei der Entstehung von Geisteskrankheiten hervorhob, war ihm dennoch bewußt, daß nicht alle Formen psychischer Krankheiten allein hier ihren unmittelbaren Ausgangspunkt haben könnten. Eine Annahme, die einige Jahrzehnte danach von Möbius 1892 durch die Beschreibung der endogenen und exogenen Faktoren reflektiert wurde. Es bedeutete aber einen der größten Fortschritte in der Psychiatrie, daß der psychisch Kranke nunmehr in der Medizin und der Gesellschaft nicht anders zu betrachten war als jene Kranken, von denen man um ihre Krankheit und um das erkrankte Organ Herz, Lunge, Niere, Magen wußte. Selbst wenn damit der Weg zu einer ursächlichen Therapie bei weitem noch nicht beschritten werden konnte, mußte den bisher praktizierten Verwahrungen, Einsperrungen, Formen des Unschädlichmachens, wie das Anlegen von Zwangsjacken oder das Anschnallen mit Riemen, ein Ende bereitet werden. Griesinger lehnte entschieden die früher durch Ernst Horn (1774–1840) an der Charité inaugurierten Behandlungen, die Zwangsmethoden gleichkamen, wie militärisches Exerzieren, Sturzbäder mit eiskaltem Wasser, Ekel-, Brech- und Hungerkuren, aber auch mit Drehmaschinen, in denen die Patienten bis zu 60 Umdrehungen in der Minute ausgesetzt waren, ab. Dies konnte nicht der Weg sein, psychisch kranken Menschen zu helfen. Unterbringung und Behandlung sollten der Akuität der Erkrankung angepaßt werden. Entsprechende strukturelle räumliche und personell ausbildungsmäßige Veränderungen mußten dem Anliegen einer humanen Psychiatrie entsprechend durchgesetzt werden. Aber auch die Einstellung des Arztes, des klinischen Lehrers konnte für Griesinger nicht unberücksichtigt bleiben, „die erste und Hauptforderung ist, daß er ein wahrer Mann der Wissenschaft sei, daß er dieser, d. h. der Erforschung der Wahrheit auf dem von ihm kultivierten Gebiete, sein Leben widme".[8]

Das war der Geist, der in der Psychiatrischen- und Nervenklinik der Charité Einzug gehalten hatte, der fortan in der Klinik bestimmend sein sollte, den auch sogleich die „314 Gemütskranken, 221 sogenannte Deliranten (meist Delirium tremens) und 78 Epileptiker" der psychiatrischen Abteilung und die „170 Kranken auf der Abteilung für Nervenkranke", die im Zeitraum vom 1. April 1866 bis 1. April 1867 gepflegt wurden, verspürten – Geist und Haltung, denen sich Griesingers Nachfolger Westphal, Jolly und Ziehen ebenso verpflichtet fühlten wie nunmehr Karl Bonhoeffer. Der griff in seiner Antrittsvorlesung auf jenes Gedankengut zurück und sprach über die Bedeutung der psychiatrischen Untersuchungsmethodik für die allgemeine ärztliche Ausbildung, wie er sich in der Folge mehrfach mit dem psychiatrisch-neurologischen Unterricht und der Stellung des Faches Psychiatrie/Neurologie als Einheit äußerte. Im besonderen kam es Bonhoeffer darauf an, den Studenten, also den zukünftigen Ärzten, die psychiatrische Explorationsform zu lehren, den Blick für die Vielfalt der psychischen Symptome, die ja in der Psychiatrie überwiegend subjektiver Natur sind, zu schärfen, aber auch deren ohne Zweifel vorhandene innere Gesetzmäßigkeiten aufzuzeigen, ohne die Bedeutung der organischen Befunde am Nervensystem, die gleichfalls zu erheben sind, in Abrede zu stellen. Es kam darauf an, den Patienten in seiner ganzen Lebensentwicklung, wie er es formulierte, zu verfolgen. Dies herauszuheben hatte seinen Grund, denn in der Mehrzahl der Fälle handelte es sich ja um psychische, funktionelle Störungen und weniger um organische Erkrankungen des Nervensystems und des Gehirns. Folgerichtig charakterisiert er die „Psychopathologie als die Lehre von den gesetzmäßigen Zusammenhängen in der Pathologie der psychischen Vorgänge", die mehr als jede andere medizinische Disziplin geeignet ist, „ein Gegengewicht zu bilden gegenüber den ... Disziplinen des objektiven Befundes". Mit Blick auf die seinerzeit schon aufkommenden Spezialisierungstendenzen äußerte Bonhoeffer die Meinung, daß sich die speziellen Forscherinteressen des einzelnen nach Begabung und Interesse ihren Weg bahnen, „die wissenschaftliche Auflösung einer Disziplin in einzelne Spezialgebiete ist als ein natürlicher und notwendiger Vorgang der Forschertätigkeit zu betrachten. Es ist begreiflich und berechtigt, daß jeder Dozent innerhalb seines Spezialgebietes auch lehrtätig sein will. Diese Lehrtätigkeit in den Spezialgebieten hat sich aber nicht auf die Gesamtheit der klinischen Studenten, sondern auf einzelne, besonders Interessierte und auf die im Spezialfach sich Weiterbildenden zu erstrecken. Es ist eine Aufgabe der Kliniken, ebenso der inneren und der chirurgischen, wie der psychiatrischen, gegenüber dieser spezialisierenden Wirkung, die im Wesen der Forschung liegt, gleichzeitig die gemeinsame Grundlinie der Disziplin festzuhalten. Es ist im Interesse der Vermeidung der Gefahr der Einseitigkeit, wenn die Basis, von der der Forscher ausgeht, durch die ganze Breite des Faches dargestellt wird. In dieser Richtung hat die Psychiatrische- und Nervenklinik zu wirken."[9] Die sich unter Bonhoeffers Leitung auch an der Berliner Klinik entwickelnde Arbeitsatmosphäre entsprach in zunehmendem Maße genau jener Diktion und kann gleichsam als Quell der vielfältigen fruchtbaren wissenschaftlichen Leistungen, die die Mitarbeiter Bonhoeffers in den folgenden Jahren vollbrachten, angesehen werden.

Von eben demselben Geist waren auch Bonhoeffers Vorlesungen getragen. Zeitgenossen schildern seine sokratische Kunst des Lehrens, seine Fähigkeit, die klinischen Phänomene zu durchschauen, dennoch dabei eine kritische Haltung zu wahren, sich vor gewagten Deutungen, gar Spekulationen zu hüten. Besonders hervorgehoben wird seine Art, wie er psychisch Kranke im Hörsaal zum Sprechen brachte, wie er den Studenten den distanzierten, ernsten, um Objektivität bemühten Umgang mit Patienten ohne eine Spur von Ironie demonstrierte. Bei allen hinterließ er als Lehrer, als Arzt, als Persönlichkeit einen nachhaltigen Eindruck. Viele wurden durch das, was er im Kolleg an Psychiatrie und Neurologie vermittelte, für die Psychiatrie und Neurologie gewonnen.[10]

Bei den täglich auf den Krankenstationen der Klinik ohne großes Gefolge durchgeführten Visiten trat Bonhoeffer Assistenten und seinen Mitarbeitern im Klinikalltag eher reserviert, distanziert, eigentlich wenig kontaktfreudig, aber korrekt gegenüber.[11] Aufmerksam hörte er seinem Gesprächspartner zu, geduldig und ausführlich ging er auf alles ein, insbesondere wenn Assistenten seinen Rat in diagnostisch schwierigen Fällen suchten. Er untersuchte dann die Patienten selbst nochmals genau, um sich von den geschilderten Symptomen zu überzeugen und seine Meinung zu äußern. Bisweilen kam es vor, wie sein Mitarbeiter Heinrich Scheller (1901–1972) berichtete, „daß er gar nicht sprach, aber man konnte dann seinem Schweigen entnehmen, daß er entweder mit den getroffenen Maßnahmen einverstanden war oder aber ... selber nicht zu einer klaren Entscheidung hatte kommen können. Wenn er aber etwas sagte, konnte man immer gewiß sein, daß sein Urteil gut begründet war.“[12] Bonhoeffer kannte jeden Patienten seiner Klinik. Die Neuzugänge wurden ihm jeweils vorgestellt. Er verfügte über ein erstaunliches Gedächtnis, so daß er sich an lebensgeschichtliche und klinische Details, die den Patienten betrafen, stets gut erinnerte. Der Ruf der Klinik nahm rasch zu, und so blieb es nicht aus, daß sich mehr und mehr Assistenten und Ärzte um eine Ausbildungsmöglichkeit, eine Stelle in der Bonhoefferschen Klinik bemühten. Wenn man Glück hatte, erhielt man nicht nur eine Stelle, sondern auch ein spartanisch eingerichtetes Zimmer unter dem Dach der Klinik und konnte sich bei freiem Logis, aber ohne Gehalt, der klinischen und wissenschaftlichen Arbeit Tag und Nacht über widmen. Wissenschaftler aus dem Ausland drangen darauf, ihre klinischen Fertigkeiten unter Bonhoeffer zu verbessern und wissenschaftliche Fragestellungen zu bearbeiten. Gerade auf diesem Gebiet engte er niemanden ein, ließ abwartend gewähren, schenkte Vertrauen, ohne an der wissenschaftlichen Gründlichkeit Abstriche zuzulassen.

Im Grunde war Bonhoeffer, dessen ausdrucksvolle Augen und differenzierte Mimik von seiner Tochter Sabine hervorgehoben wurden, eine äußerst sensible Natur. Vielleicht lag hier auch die Wurzel für das, was Scheller weiterhin über ihn schreibt, „so, wie ihm alles Maßlose, Übertriebene, Undisziplinierte von Grund aus zuwider war, so war an ihm selber alles Beherrschtheit, Einhalten der Form, äußerste Disziplin. Alles öffentliche Sich-zur-Schau-Stellen, also Ansprachen, Kongreßreisen, aber auch das Kolleglesen, waren ihm nicht angenehm." Von Disziplin war sein ganzer Tagesablauf geprägt: Tagtäglich erschien er pünktlich 9.00 Uhr in der Klinik, ließ sich in der Klinikkonferenz über die aktuellen Dinge durch die Abteilungsärzte informieren und führte anschließend Visiten durch. Von 11.00 bis 12.00 Uhr hielt er, stets gut vorbereitet, seine Vorlesungen im Hörsaal, lief, wenn nötig, zur benachbarten chirurgischen Klinik hinüber, um sich dort über Operationsverfahren an Gehirn und Rückenmark bei einem seiner Patienten zu erkundigen, suchte aber auch die Pathologie auf, die sich wenige Meter von seiner Klinik entfernt befand. Er scheute sich auch nicht, einer Obduktion beizuwohnen, um die von ihm erhobenen klinisch-neurologisch-psychiatrischen Symptome mit den pathologisch-anatomischen Gegebenheiten zu korrelieren, war dabei bemüht, „niemals abgehetzt zu wirken", und verließ regelmäßig gegen halb zwei die Klinik, um sich nach Hause zu begeben. Hier erwartete ihn die eigene Praxis, die er montags, mittwochs und freitags von 16.00 bis etwa 18.00 Uhr betrieb, die eigene wissenschaftliche Arbeit und die Familie.

Die zehn Köpfe umfassende Professorenfamilie hatte diesen letzten Umzug von Breslau mit einem Vielfachen an Hausrat und sonstigen Dingen dank des Geschicks von Frau Paula und durch die Hilfe von Bediensteten einigermaßen gut überstanden. Man hatte in der Nähe des Tiergartens, in der Brückenallee 5, eine große typisch Berliner Stadtwohnung bezogen. Die Eltern, mehr aber noch die Kinder, mußten sich an Stadt und Wohnung erst gewöhnen, beträchtlich war doch in jeder Hinsicht der Unterschied zu den idealen Breslauer Verhältnissen. Frl. Horn, über viele Jahre die Erzieherin der Kinder, bemühte sich redlich. Die Jüngeren erhielten vorerst Hausunterricht, später besuchten sie eine Privatschule in der Knesebeckstraße, die von einer Tochter Theodor Mommsens geleitet wurde, oder wie Karl-Friedrich, Walter und Dietrich das Friedrich-Werdersche Gymnasium. Schon ein Jahr nach dem Umzug erwarben sich die Bonhoeffers, da das Ferienhaus im Schlesischen zu weit entfernt war, ein im Ostharz bei Friedrichsbrunn gelegenes ehemaliges Forsthaus, in dem man fortan die Ferien verbringen konnte. Die Nähe der Wohnung zur Charité veranlaßte Bonhoeffer, mit der S-Bahn von Bellevue bis Lehrter Bahnhof zu fahren und dann zu Fuß die wenigen hundert Meter der Invalidenstraße bis zur Klinik zurückzulegen.

Der Klinikalltag in Berlin bedeutete, mehr noch als in Breslau, Korrespondenz zu führen mit den verschiedensten Institutionen, vor allem mit der Charitédirektion, wobei es um etatmäßige und außerplanmäßige Assistentenstellen ging, um die versprochene und 1913 noch immer ausstehende Schreibhilfe, um die Anschaffung eines Einthoven-Saitengalvanometers, das man wegen der hohen Anschaffungskosten zur Mitnutzung der II. Medizinischen Klinik anbot, und vieles andere mehr. Berlin bedeutete weiterhin Übernahme neuer Funktionen: Bereits zum 18. Mai 1912 „geruhten Seine Majestät der Kaiser und König mittels Allerhöchsten Erlasses", Bonhoeffer zum etatmäßigen Mitglied des Wissenschaftlichen Senats bei der Kaiser-Wilhelms-Akademie für das militärärztliche Bildungswesen zu ernennen".[13] Es folgte die Mitgliedschaft im Preußischen Landesgesundheitsrat, die Übernahme der Herausgeberschaft der „Monatsschrift für Psychiatrie und Neurologie", jener renommierten, von Wernicke und Ziehen 1897 gegründeten Fachzeitschrift, auf deren ersten Seiten die berühmt gewordene Bindearm-Chorea-Arbeit des jungen Assistenten Bonhoeffer abgedruckt war. Nach dem Ausscheiden Ziehens führte Bonhoeffer die Zeitschrift ab 1912 allein weiter. Dies vollzog sich in guter Zusammenarbeit mit dem Verlag von S. Karger, der seinen Sitz zunächst in der Charitéstraße 3, später unweit davon in der Karlsstraße hatte, für Bonhoeffer von seiner Klinik aus zu Fuß gut erreichbar, wenn es nötig war, Verhandlungen zu führen. Bis 1938 war er Herausgeber dieser Zeitschrift und Redakteur einer Vielzahl hochinteressanter Beihefte, in denen jungen aufstrebenden wissenschaftlich arbeitenden Autoren eine Publikationsmöglichkeit für monographische Darstellung gegeben wurde.[14] Der ehemalige Assistent Bonhoeffers in Breslau, Georg Stertz (1879–1959), später berühmt geworden durch seine Arbeiten über die klinischen Funktionen des Zwischenhirns, machte hier 1917 mit einer Abhandlung über Typhus und Nervensystem den Anfang. Die Zeitschrift selbst stellte über die

Jahre hinweg das Publikationsorgan Bonhoeffers, seiner Mitarbeiter sowie nationaler und internationaler angesehener Vertreter des Faches dar. Sie entsprach schon vom Titel her seinem Anliegen, hier alle auf dem Felde der Psychiatrie, Neurologie, aber auch der Psychologie und deren Grenzgebiete zusammengetragenen klinischen und theoretischen Forschungsergebnisse zu veröffentlichen. Es blieb nicht aus, daß Bonhoeffer als Mitherausgeber auch in Redaktionen anderer Zeitschriften hineingewählt wurde, wie dem 1868 von Griesinger gegründeten „Archiv für Psychiatrie und Nervenkrankheiten".

Wiederum mit dem Namen Griesinger verbunden war eine weitere Einrichtung, deren Vorsitz mit dem Direktorat der Berliner Klinik zusammenfiel. Seit 1867 existierte die „Berliner Medizinisch-Psychologische Gesellschaft", deren Gründung auf Griesinger zurückgeht, während ihm die Leitung und Mitarbeit nur kurzzeitig vergönnt war. Alle Direktoren der Klinik standen dieser Gesellschaft vor, die seit 1920 unter Einbeziehung des am 15. Juni 1867 gegründeten „Psychiatrischen Verein zu Berlin" in „Berliner Gesellschaft für Psychiatrie und Nervenkrankheiten (Neurologie)" umbenannt wurde und diesen Namen heute noch trägt. So auch Bonhoeffer ab Januar 1913. Sie war eine Stätte des Gedankenaustauschs über moderne Fachentwicklungen, hier wurden erste Ergebnisse der klinisch-wissenschaftlichen Arbeit ebenso wie seltene, differentialdiagnostisch schwierige Krankheitsbilder vorgestellt. Bonhoeffer übte den Vorsitz der Berliner Gesellschaft, von zwei Ausnahmen abgesehen, bis zum Ende seiner Dienstzeit aus. Die eine betraf das Jahr 1932, in der Kramer den Vorsitz inne hatte, die andere betraf das Jahr 1915, in dem ein weiterer bedeutender Wissenschaftler des Faches, Hugo Liepmann (1863–1927), den Vorsitz ausübte, jener Mann, der in die Reihe der Meister der Lokalisationslehre des Gehirns, die ihren Anfang mit Broca und Wernicke nahm, einzureihen ist, der von 1895 bis 1899 durch Wernickes Schule in Breslau ging, danach an der Irrenanstalt Dalldorf, den späteren Wittenauer Heilstätten der Stadt Berlin, eine Anstellung fand, bis er als Nachfolger von Moeli 1914 die Leitung der Herzberger Klinik in Berlin-Lichtenberg übernahm.

Neben vielem, was die Psychiatrie und Neurologie Liepmann verdankt, ragt die Beschreibung des Krankheitsbildes der Apraxie heraus, der „Unfähigkeit zu zweckmäßiger Bewegung der Glieder bei erhaltener Beweglichkeit“ als Ausdruck einer Beeinträchtigung der linken Gehirnhälfte, über die er erstmals in eben jener Berliner Gesellschaft am 12. März 1900 berichtete. Sicher handelte es sich hier nicht um eine Zufallsentdeckung, eher war sie das Produkt gründlicher Beobachtungen, klinischer Befunderhebung, so wie es alle, auch Bonhoeffer, bei Wernicke gelernt hatten. Sehr rasch begriff die Fachwelt, daß Liepmanns Abgrenzung der motorischen Apraxie eine ebenbürtige Leistung zu Brocas motorischer Aphasie und Wernikkes sensorischer Aphasie darstellte. Mit dieser Entdeckung eröffnete sich eine neue Sichtweise über die Bedeutung der linken Gehirnhemisphäre für das Handeln des Menschen. Liepmann ging davon aus, daß die Erinnerungen an fest eingelernte Fertigkeiten, der freie Entwurf von Bewegungen und schließlich die Überwachung der Ausführung dieser Bewegungen in überwiegendem Maße der Funktion der linken Hemisphäre zuzuschreiben ist und daß diese über den Balken, jenen Hirnteil, der beide Gehirnhemisphären verbindet, der rechten Hemisphäre übermittelt werden.[15] Eine geradezu revolutionäre Annahme, zumal man sich noch lange Zeit über die Funktion des Balkens und der als stumm, d.h. funktionslos, betrachteten rechten Gehirnhemisphäre kaum Vorstellungen machte und erst in den letzten drei Jahrzehnten hier mit bahnbrechenden Erkenntnissen aufgewartet werden konnte. Ehrungen wurden ihm für all das Erreichte kaum zuteil. Bonhoeffer war es, der 1917 der Medizinischen Fakultät in Berlin vorschlug, Liepmann „zum ordentlichen Honorarprofessor“ zu ernennen. Der Wortlaut des vom 17. November datierten Schreibens ist bezeichnend: „Liepmann hat sich auf dem Gebiete der Hirnpathologie, speziell auf dem der Apraxie und der aphasischen Störungen Verdienste erworben, die ihn zur Zeit als erste Autorität auf diesem Gebiet erscheinen lassen. Auch in Fragen der allgemeinen Psychopathologie hat er wissenschaftlich bedeutsame Arbeiten geliefert. Bei Berufungen auf psychiatrische Lehrstühle während des letzten Jahrzehnts ist sein Name immer wieder genannt worden, daß er nicht berufen worden ist, liegt an Dingen, die weder mit seiner wissenschaftlichen noch mit seiner menschlichen Persönlichkeit etwas zu tun haben.“[16] Bonhoeffer umschrieb hier eine schon in der damaligen Zeit höchst beunruhigende und kennzeichnende Situation: Liepmann war Jude. Allein deswegen blieben ihm lange Zeit Berufungen auf Preußens Universitätslehrstühle versagt. Dennoch, der Bonhoeffersche Vorschlag war von Erfolg gekrönt, am 1. April 1918 wurde Liepmann zum Professor ernannt.

Als Mitglied der überaus traditionsreichen medizinischen Fakultät der Universität konnte Bonhoeffer, obwohl hier wie seinerzeit in Breslau der jüngste in dieser akademischen Runde, auf solche und andere Entscheidungen Einfluß nehmen. Es war das, wie er schreibt, „noch eine Zeit, in der die Stimme der Fakultäten einen wesentlichen Einfluß auf die ministeriellen Entscheidungen hatte". Im großen und ganzen aber waren die klinischen und organisatorischen Aufgaben, die die Fakultätsmitglieder zu bewältigen hatten, so groß, „daß die Arbeit in den Fakultätsfragen selbst auf das unumgänglich Notwendige beschränkt wurde, d.h. vor allem auf die Habilitations- und Berufungsfragen".[17] Neben einer Reihe renommierter Charité-Professoren, die den Kreis der Fakultät bildeten, hinterließen der Anatom Heinrich Wilhelm Waldeyer und der Internist Wilhelm His (1863–1934) den wohl nachhaltigsten Eindruck auf Bonhoeffer. Waldeyer (1836–1921), seit 1883 die Leitung des Anatomischen Institutes ausübend, seit 1884 Mitglied der Berliner Akademie, im 80. Lebensjahr geadelt, war der Senior der Fakultät und ein Könner seines Faches. Er hielt glänzende instruktive Vorlesungen. Seine Präparierkunst war unumstritten. Spektakulär war die Bestimmung, daß seine beiden Hände nach seinem Tode vom Sohn Rudolf Virchows, Hans Virchow (1852–1940), abpräpariert und für die Nachwelt aufbewahrt werden sollten.

Von denen, die dieser Fakultät in den vorangegangenen Jahren ihr Gepräge gaben, wie der Chirurg Ernst von Bergmann (1836–1907), der Hygieniker und Bakteriologe Robert Koch (1843–1910), der Internist Ernst von Leyden (1832–1910) oder der überragende Rudolf Virchow (1821–1902), um nur einige zu nennen, die den Ruhm der Berliner Medizinischen Schule begründeten, hatte Bonhoeffer vom Erzählen gehört. Mit Respekt und Hochachtung tritt er den Leistungen dieser in der Welt bekannten Männer gegenüber, nunmehr selbst bemüht, durch eigene Leistung seinen Teil zur weiteren Entwicklung der Wissenschaften an der Charité gleichermaßen beizutragen.

Ungeachtet aller Verpflichtungen und Aufgaben, denen sich Bonhoeffer in den ersten beiden Berlin-Jahren gegenübersah und die er mit der ihm eigenen Haltung und Bereitschaft erfüllte, war es ihm nicht entgangen, daß sich gerade in dieser Zeit die politische Großwetterlage dramatisch veränderte. Als unheimlich wurde in der Bonhoefferschen Familie die Einkreisung durch die Entente empfunden, denn England und Frankreich waren sich trotz aller Gegensätze nähergekommen, wie vordem Frankreich und Rußland. Die nationalistische deutsche und die imperialistische Politik ganz Europas geriet in gefahrvolle Zonen. Bündnisse und Geheimabmachungen, von der einen wie der anderen Seite vorangetrieben, sollten zur vermeintlichen Friedenssicherung beitragen, dienten aber der Markierung von Einflußsphären kolonialen Machtstrebens und kolonialer Machtausübung. Das wirtschaftlich und militärisch starke Deutschland fühlte sich in diesem Prozeß zu kurz gekommen, wollte nachholen, was von anderen imperialistischen Staaten vorexerziert worden war. Keiner verstand dieses Streben deutlicher in Worte zu kleiden als Kaiser Wilhelm II., wenn er an Bord seiner Yacht „Viktoria Luise" verkündete: „Wir Deutsche fürchten Gott und sonst absolut nichts und niemanden auf dieser Welt." Fast alle aber, das bekannte später Bonhoeffer, unterstellten diesem Potentaten der Macht im Kreise der Mächtigen und Chauvinisten unzweifelhafte Friedensliebe.[18]

Die Stimmen der Mahner hingegen wurden durch das Geschrei vom Vaterlandsverrat erstickt, bis später andere Methoden den Alltag beherrschten, um unliebsame Gegner mundtot zu machen. Am 11. Mai 1914 hielt Karl Liebknecht eine seiner bedeutendsten Reden im Reichstag gegen die Kriegsvorbereitungen des Rüstungskapitals. Es fielen die Worte vom drohenden Völkermord, der die ganze Erde ergreifen wird. Zur gleichen Zeit gestand der Generalstabschef von Moltke einem befreundeten Diplomaten: „Wenn's doch endlich überbrodeln wollte! Wir sind bereit." Am 28. Juni 1914 wurde das österreichisch-ungarische Thronfolgerpaar in Sarajewo ermordet. Das wurde zum Signal für den Krieg, den angeblich keiner wollte und auf den alle gewartet hatten, die ihn wollten. Am 31. Juli,

13.00 Uhr, wird in Berlin der „Zustand drohender Kriegsgefahr“ verkündet, 19.00 Uhr ergeht von hier aus ein Ultimatum an Frankreich, 24.00 Uhr ein Ultimatum an Rußland, das eine achtzehn Stunden, das andere zwölf Stunden befristet. Am 1. August, 16.00 Uhr erfolgt die französische Mobilmachung, 17.00 Uhr die deutsche Mobilmachung. Um 19.00 Uhr erfolgt die Kriegserklärung Deutschlands an Rußland, am 3. August an Frankreich, und am 4. August erklärt England Deutschland den Krieg: welche präzise Zeitabstimmung für den Auftakt zum Völkermord.

Auch Bonhoeffer kann sich im nachhinein des Tages der englischen Kriegserklärung, an dem er „mit den drei Jungen Unter den Linden war“, entsinnen und beschreibt sein Gefühl und seine Beobachtungen: „Die in den Tagen zuvor gesteigerte Mitteilsamkeit der auf den Straßen, vor dem Schloß und vor den Regierungsgebäuden sich bewegenden Menge war einer düsteren Schweigsamkeit gewichen, die ein außerordentlich bedrückendes Bild ergab.“[18] Bonhoeffer selbst mußte sich schon wegen seines Alters nicht darum sorgen, gleich vielen anderen seiner jüngeren Kollegen den „Waffenrock“ anzuziehen, um an der Front mit Hurra für Deutschland zu kämpfen oder bei verwundeten deutschen Soldaten ärztliche Hilfe zu leisten. Für ihn fand sich Verwendung als fachärztlicher Berater beim Gardekorps. Er stand dem Krieg distanziert gegenüber, Begeisterungsstürme waren ihm ohnehin fremd. Eher beobachtete er das Geschehen, vor allem das Verhalten der Menschen mit Abstand und aus fachbezogener Sicht. Hierfür gab es bereits zu Kriegsbeginn in Berlin, wo der Großteil der Menschen einer euphorischen Kriegsbegeisterung und eines chauvinistischen Taumels verfallen war, ausreichend Gelgenheit, über die er schon am 20. Oktober 1914 in einem Vortrag vor der „Kriegsärztlichen Vereinigung“ berichtete. Sowohl Ärzte wie Militärs vernahmen bei dieser Gelegenheit aus dem Munde des berufenen Psychiaters Ausführungen über Massenpathopsychologie, die in das Thema „Psychiatrisches zum Kriege“ eingebettet waren und die zu denken gaben. Denn, so Bonhoeffer, „die Einwirkungen des Krieges auf das Affektgleichgewicht der Masse zeigt sich in einer akut entwickelten Disharmonie zwischen dem affektiven und dem intellektuellen Teil der Psyche“. „Affektwellen“, wie er sich ausdrückte, können vorübergehend die gesunde Kritik an den Dingen überfluten, lassen beim Einzelindividuum überwertige Ideen mit Beobachtungs- und Erinnerungsfälschungen aufkommen, wie er es den Anwesenden am Beispiel dreier ihm zur Beurteilung überstellter angeblicher Spione belegte. Bonhoeffer wörtlich: „Der erste war vom Publikum ergriffen und als Spion entsprechend behandelt worden, weil er ... auf eine Mauer geklettert war, um in einen Kasernenhof hineinzusehen. Man hätte sich bei geringerer Affektspannung gewiß gesagt, daß der gewählte Weg nicht der bei einem Spion vorauszusetzenden Schlauheit entsprach. Tatsächlich hatte es sich auch um einen Imbezillen gehandelt, der schon früher in unserer Behandlung gewesen war.“ [19] Nach der Analyse solcher und ähnlich gelagerter Beispiele gelangte Bonhoeffer zu der verallgemeinernden Aussage: „Man brauchte nicht Psychiater zu sein, um in den ersten Mobilmachungstagen, als das Publikum an dem Suchen nach den Spionen ... teilnahm, zu sehen, daß etwas in der Psyche der Bevölkerung nicht ganz richtig war.“ Natürlich kann man Bonhoeffer unterstellen, daß er sich bei der Beurteilung solcher Vorkommnisse sehr einseitig auf psychologisch-psychiatrische Momente zurückzog, daß er die entscheidenden politischen und propagandistischen sowie gesamtgesellschaftlichen Zusammenhänge außer acht ließ oder nicht begreifen konnte, wie vielen, denen eine wissenschaftliche Einsicht in die Ursachen des Krieges verwehrt blieb. Vielleicht hütete er sich auch, um der fachlichen Objektivität willen, die Erkenntnisse unter einem weiteren Blickwinkel zu referieren und zu publizieren. Aber auch er hatte die Erfahrung machen müssen, daß einige seiner Aussagen nicht an die Öffentlichkeit gelangten, da sie von der Kriegszensur verboten wurden. Bonhoeffer hat in der Tat mehrfach in diesen Jahren zu psychiatrisch-neurologischen Problemen, die mit den Kriegsereignissen zusammenhingen, Stellung bezogen. Auf drei Komplexe ging er ausführlich ein, da sie nach seiner Meinung auch zum weiteren Verständnis der Fachprobleme beitrugen. Es handelte sich um die schon vor 1914 vielfach diskutierten Ursachen hysterischer Reaktionen, um die der Geisteskrankheiten und um die Anpassungsfähigkeit und Kompensationsmöglichkeiten des Gehirns und seiner Funktionen im Hinblick auf die kriegsbedingten Gehirnverletzungen und Ausfallserscheinungen. Stellungskrieg, Todesbedrohtheit, Selbstschutz und Selbsterhaltungskomplex wurden von Bonhoeffer zum wiederholten Male als ganz besonders geeignet angesehen, „das Verlangen nach Sicherstellung der Person psychisch wirksam werden zu lassen“. Der in dieser Konstellation zu verzeichnende Konflikt, „auf der einen Seite der unentrinnbare militärische Zwang und die gefahrdrohende, todbringende Kriegsnotwendigkeit“, so Bonhoeffers Formulierung, und auf der anderen Seite die „Lebensbejahung und der Wunsch, aus dem Feuer außerhalb des Gefahrbereichs zu sein“, hatte eine große pathologische Bedeutung. Daß die Kriegshysterie und die Zahlen der „Zitterer, Schüttler ... und Stummgewordenen“ schon in den ersten Kriegsmonaten hochgeschnellt waren, hatte nach Bonhoeffer „in dem Wunschkomplex“, sich außerhalb der Gefahr zu stellen, seine Ursachen. Der deutschen Heeresleitung lag natürlich wenig an solchen Interpretationen. Man orientierte sich vielmehr an Therapieverfahren, die aus einem „Kriegszitterer“ einen gefechtsbereiten Soldaten zu machen versprachen. Die sogenannte Kaufmannsche Methode, bei der mittels Gleich- und Wechselstromstößen dem „Zitterer“ seine Krankheit so unerträglich wie möglich werden ließ, damit er davon abkam, war eine dieser Möglichkeiten, die allerdings vom Kriegsministerium mit Erlaß vom 22. Dezember 1917 verboten werden mußte, da unter dieser „Therapie“ Todesfälle zu verzeichnen waren. Ganz ähnlich gelagert war auch die Anwendung von Stromstößen an dem Kehlkopf bei jenen Soldaten, die im Stellungskrieg einen „hysterischen Stimmverlust“ erlitten hatten.[20] Als Bonhoeffer gar selbst vor Verdun, wo eine ganze Generation schon nicht mehr kriegswilliger junger deutscher und französischer Soldaten einem sinnlosen Stellungskrieg geopfert wurden, Gelegenheit zu der Feststellung hatte, daß man „bei den gefangenen Franzosen nichts von den hysterischen Erscheinungen, die man bei den eigenen, aus den Kämpfen kommenden Truppen und in den Feldlazaretten sah“, war dies für die Kriegszensur Anlaß genug, hier einzuschreiten, denn solche Zusammenhänge konnten weder der Fachwelt noch der Öffentlichkeit offenbart werden.

Weitaus zugeneigter waren Zensoren, Militärstrategen und Kriegsideologen Äußerungen anderer Psychiater, die sich über die „Psychopathia gallica“[21] ausließen und bei den Franzosen erhöhte Suggestibilität sowie starke Gefühlsbetonung nachwiesen, die die Entwicklung psychopathischer Zustände erleichtern, eine psychopathische Disposition begründen, ja geradezu psychopathische Minderwertigkeiten darstellten, denn nur so könnten die von den Franzosen ausgehenden überwertigen Revancheideen gegenüber Deutschland eine Erklärung finden. Ein anderer Psychiater[22] warf sogar die Frage der Zurechnungsfähigkeit der Franzosen auf, da es sich „bei ihnen um einen vererbten hysterischen Zustand“ handele, der die Grundlage für die affektbetonte überwertige pathologische Revancheidee bildet.

Besondere Aufmerksamkeit schenkte Bonhoeffer der Frage, ob es unter den Belastungen des Krieges zu einem Ansteigen manisch-depressiver oder schizophrener Erkrankungen kommt, zumal die Bedeutung exogener Einflüsse bei diesen Krankheitsgruppen vordem nicht zwingend geklärt war. Trotz der bekannten Bonhoefferschen Vorsicht, daß hierbei ein einfacher Vergleich von Friedens- und Kriegszahlen nicht zulässig sei, ergaben die Untersuchungen aber doch die eindeutige Aussage, daß es zu keinem Anstieg der Erkrankungszahlen kommt. Diese Ergebnisse hatten natürlich für die Kriegsdienstbeschädigungsfrage ebenso wie für die Entschädigung von Kriegsneurosen eine große praktische Bedeutung für den einzelnen, denn ein unmittelbarer Zusammenhang mit den Kriegserlebnissen mußte fachärztlich abgewiesen werden. Bonhoeffer setzte sich in einer Reihe von Einzelpublikationen mit vielen dieser Fragen auseinander, die er 1922 umfassend in einem Handbuchbeitrag darlegte.[23]

Als Anfang 1918 die Bonhoeffers die Nachricht ereilte, daß ihr im Dezember 1899 geborener zweitältester Sohn Walter, der noch Anfang April 1918 als Freiwilliger an die Westfront ausgerückt war, bereits am 28. April 1918 den Folgen einer schweren Granatsplitterverletzung an den Beinen erlegen war, hatte der Krieg auch die Familie Bonhoeffer erreicht wie vorher Hunderttausende andere Familien. Bonhoeffer hatte zwar bereits Anfang des Krieges den Tod und die schweren Verwundungen bei den Söhnen seines Bruders miterleben müssen, hier aber ging es um seinen eigenen Sohn. Noch nie hatte man den sonst immer gefaßten Vater so gesehen, erinnerte sich Tochter Sabine.[24] Die Lebenskraft der Mutter war lange Zeit gebrochen. Nach der Überführung und Beisetzung auf dem Friedhof in

Berlin-Halensee führte der Weg der Eltern oft zum stillen Gedenken an das Grab des von allen geliebten Walter.

Die Kriegsmaschinerie machte auch vor den Ärzten der Nervenklinik nicht halt. Ende Mai 1918 erreichte gleich anderen Direktoren der Charité Bonhoeffer die Aufforderung, die als kriegsverwendungsfähig eingestuften Prof. Kramer und Dr. Borchardt, dem Wunsch des Kriegsministers entsprechend, „für den Dienst im Felde zur Verfügung zu stellen, um die großen Verluste, die unter den Ärzten des Feldheeres durch die letzte Offensive eingetreten waren, aufzufüllen". Er lehnte ab, da es, wie er kategorisch feststellte, mit der Aufrechterhaltung des Klinikbetriebes nicht zu vereinbaren sei.

Froh waren die Bonhoeffers, als der älteste Sohn Karl-Friedrich, wenn auch verwundet, und der gerade erst 17jährige Klaus vom Kriegsschauplatz in das Haus Wangenheimstraße 14 im Grunewald zurückkehrten. Dorthin war die Familie im Frühjahr 1916 gezogen. Kriegsnöte, die Sorge um die Familie waren nach Ansicht Bonhoeffers die Gründe für diesen Umzug in ein Haus mit Garten, wo man Ziegen und Hühner halten und Gemüse und Kartoffeln anbauen konnte. Die geräumige Villa, im sogenannten Professorenviertel gelegen, bot zudem mehr Platz für die heranwachsenden Kinder. Sie gingen zumeist im nahegelegenen Grunewaldgymnasium zur Schule. Mit den Klassenkameraden und den Kindern der benachbarten Familien nahm man rasch Kontakt auf und verkehrte freundschaftlich. Wie eng sich die damals anbahnenden Beziehungen gestalten sollten, kann daran abgelesen werden, daß später die Bonhoeffer-Tochter Christine Hans von Dohnanyi, der älteste Sohn Karl-Friedrich Grete von Dohnanyi heiratete; während die Zwillingsschwester von Dietrich, Sabine, in noch jungen Jahren den aus einer jüdischen Familie stammenden Gerhard Leibholz (1901–1982) und Klaus Bonhoeffer die jüngste Tochter des Historikprofessors Hans Delbrück (1848–1929) ehelichte. Dessen Haus befand sich ebenfalls im Grunewaldviertel wie das des in der Charité tätigen Internisten Wilhelm His, des späteren Rektors der Berliner Universität, wie auch das des Anatomen und Biologen Oscar Hertwig (1849–1923) und des berühmten Physikers und Nobelpreisträgers von 1918, Max Planck (1858–1947), der in der Wangenheimstraße 21 wohnte. Der ebenfalls an der Universität wirkende berühmte und einflußreiche Theologe Adolf von Harnack (1851–1930) hatte sein Domizil nur wenig entfernt von den Bonhoeffers. Zu ihm entwikkelte vor allem der junge Dietrich Bonhoeffer, der spätere Theologe, eine intensive, seinen weiteren Lebensweg und Werdegang bestimmende Beziehung. Von Harnack stand im übrigen seit ihrer Gründung am 11. Januar 1911 der Kaiser-Wilhelm-Gesellschaft zur Förderung der Wissenschaften bis 1930 als Präsident vor. An der Entstehung dieser mächtigen Institution, die Karl Liebknecht einst als Schöpfung von „Mammons Gnaden“ bezeichnete, die am 11. September 1946 den Namen Max Planck erhielt, hatte auch wieder der allgewaltige Althoff ein gerüttelt Maß Anteil. Lag ihm doch daran, neben der Charité eine weitere hervorragede Wissenschaftsstätte, ein deutsches Oxford, zu schaffen.

Es konnte nicht ausbleiben, daß der Verlauf des Krieges und seine unzähligen sinnlosen Opfer an Menschen und Material, die zunehmende Zwangsbewirtschaftung (schon im Februar 1915 wurden in Berlin Brotkarten eingeführt) und die sich abzeichnende Niederlage zu einer Ernüchterung bei all denen geführt hatte, die den anfänglichen demagogischen und chauvinistischen Parolen verfallen waren. Die Wissenschaftler an der Berliner Universität, die Ärzte an der Charité machten hierbei kaum eine Ausnahme. Zuviele von ihnen hatten ihr Leben opfern müssen oder kamen verwundet, entstellt als Krüppel an die Stätten ihrer Tätigkeit zurück. Verhallt war auch jener berüchtigte „Aufruf an die Kulturwelt“, den Berliner Wissenschaftler zu Beginn des Krieges verfaßt hatten, in dem verblendeten Bewußtsein, daß das deutsche Volk und das deutsche Heer eins sind, wenn es um den Schutz deutschen Kulturgutes geht. Zu solchen Hurraparolen hatte sich keiner aus der Bonhoeffer-Familie hinreißen lassen. Auch nicht Bonhoeffers Söhne, die freiwillig und aufrichtig, gerade dem jugendlichen Alter entwachsen, in den Krieg gezogen waren. Zu fest war die durch die Familientradition geprägte christlich-humanistische, aber auch zu konsequent patriotischer Pflichterfüllung anhaltende Erziehung verwurzelt. Dennoch führten all die Ereignisse, die sich seit 1914 in Deutschland und der Welt abgespielt hatten, insbesondere aber das unmittelbare Erleben des Todes von Walter und die Erzählungen über eigene Kriegserfahrungen durch Karl-Friedrich und Klaus in der Famile, bei den Kindern, Verwandten und Nachbarn Bonhoeffers zu einer anderen, teilweise schärferen, nicht immer konfliktfreien Sichtweite der Dinge. Besonders der älteste Sohn Karl-Friedrich ging hier seinen eigenen Weg. Noch zu frisch waren die Erinnerungen, die er als Kriegsfreiwilliger im 41. Garderegiment zu Fuß auf den Kriegsschauplätzen von St. Quentin, Laon und Reims bis zur Verwundung im Oktober 1918 hatte. Vor diesem Hintergrund setzte er sich mit den unmittelbaren Geschehnissen des November 1918 auseinander, wenngleich revolutionäre Arbeiter und Soldaten außer am Bahnhof Halensee kaum in das vornehme bürgerliche Professorenviertel im Grunewald vorgedrungen waren, sondern andere strategische Bastionen der Berliner Hauptstadt in ihrer Hand hielten, bevor die reaktionären Kräfte die revolutionären Bestrebungen erstickten. Karl-Friedrich nahm in jenen Monaten in der Wangenheimstraße eine Außenseiterposition ein. Es war nicht die Art seines Vaters, hier zu opponieren, konnte und sollte sich doch jeder selbst mit den Geschehnissen auseinandersetzen, zumal wenn man sich in dem Alter wie Karl-Friedrich, Klaus oder auch Dietrich befand. Bonhoeffer ließ seine Söhne gewähren. So bei Klaus, der zwar, wie Bethge berichtet, ernsthaft „Das Kapital" von Marx las, sich aber mit seinen Freunden an der deutschen Volkspartei und der demokratischen Partei orientierte. „Stresemann und Brüning verkörperten später ihre politischen Hoffnungen. So repräsentiert Klaus die bürgerlich-politische Einstellung der Familie in dieser Zeit zutreffender als Karl-Friedrich."[25] Natürlich wurden die Ereignisse des abdankenden Kaisers und der Novemberrevolution auch vom Vater wahrgenommen. Im nachhinein analysierte er die sich auftuenden menschlichen Situationen und Schicksale aber eher nüchtern, szenenhaft mit den Worten „ungeordnet marschierende Truppenteile, untermengt mit Zivilisten, die Plakate mit der Aufschrift: Nicht schießen! trugen, blasse, abgehungerte Soldaten, schweißbedeckt, die erregt gestikulierend auf die Soldaten einsprachen, ihnen – soweit sie noch widerstrebten – die Gewehre aus der Hand rissen, auf dem Fußsteig daneben andere, die sich fernhielten und vielleicht rascher als sonst ihrer Arbeitsstätte zueilten, Schüsse fielen nicht". Bonhoeffer mag das Wesen der „revolutionären Situation", wie er es in seiner Klinik erlebte, wohl noch widersprüchlicher, aber um so typischer in der Erscheinungsweise vorgekommen sein, wenn sich ihm der „Pförtner mit roter Kokarde“[26] entgegenstellte, um ihm den Eintritt in seine Diensträume zu verwehren, von dem er aber keine weitere Notiz nahm, vorbeischritt und den ihm gewohnten Tagesablauf aufnahm. Dennoch, auch er mußte sich in jenen Monaten mit aktuellen Forderungen auseinandersetzen, etwa nach dem Achtstundentag und dessen Folgen für den Klinikbetrieb berücksichtigen. Die politischen Ereignisse überstürzten sich indes: Generalstreik am 9. November 1918 in Berlin, am gleichen Tag Abdankung von Kaiser Wilhelm II., Übergabe des Reichskanzleramtes an den Sozialdemokraten Friedrich Ebert, Kämpfe revolutionärer Berliner Arbeiter in den Januartagen des Jahres 1919, Ermordung Karl Liebknechts und Rosa Luxemburgs, Unterzeichnung der bürgerlichen Weimarer Verfassung durch Ebert – und mit dieser nunmehr abgeschlossenen Neukonstituierung der politischen Machtverhältnisse zog vorerst der Alltag im Berliner Zentrum und der Klinik für Bonhoeffer wieder ein. Trotzdem, es war ein anderer Alltag, bei aller vermeintlichen Stabilität und Hinwendung zum bürgerlichen Pateienstaat dauerten die politischen Auseinandersetzungen an. Die Niederlage des 1. Weltkrieges, der Versailler Vertrag, das Nachkriegselend, die wirtschaftliche Situation, das Aufkommen rechtsradikaler Tendenzen und viele andere Faktoren ließen auch Bonhoeffer ahnen, daß Unruhe, Unsicherheit und Unzufriedenheit immer wieder aufkommen würden. Die Informationen, Meinungen, Denkstile und die Aufgeschlossenheit seiner Söhne gegenüber diesen politischen Ereignissen taten ein übriges.

Das, was sich allerdings im fernen revolutionären Rußland abgespielt hatte, der nun beginnende entbehrungsvolle sozialistische Aufbau in der jungen Sowjetrepublik, spielte bei den Betrachtungen zunächst keine Rolle. Man war mit der Situation im eigenen Land vollauf beschäftigt, wo es nach und nach wieder aufwärtsging, und dachte zwar auch in europäischen Dimensionen, doch fast ausschließlich westwärts orientiert.

Die goldenen zwanziger Jahre – auch für die Psychiatrie und Neurologie?

Seit jener spektakulären „Kriegstagung" des „Deutschen Vereins für Psychiatrie", die gemeinsam mit der „Gesellschaft deutscher Nervenärzte" im September 1916 in München abgehalten worden war und auf der sich Bonhoeffer mit seinen Ansichten über psychogene und hysterische Krankheitszustände, die dort durch ebensolche Erfahrungen von Gaupp und dem Neurologen Nonne Bestätigung erfuhren, endgültig durchsetzen konnte, trat der Verein nur 1918 noch einmal zur außerordentlichen Tagung zusammen, bis 1920 wieder die erste ordentliche Jahresversammlung durchgeführt werden konnte. Der bis dahin amtierende Vorsitzende des Vereins Moeli war im November 1919 verstorben. Bonhoeffer wurde auf dieser in Hamburg abgehaltenen 1. Tagung für den Vorsitz vorgeschlagen und gewählt. In jährlichen Abständen fanden nun unter seiner Regie die Tagungen der deutschen Psychiater in verschiedenen Städten, so Dresden 1921, Leipzig 1922 und Jena 1923, statt. 1924 wurde die Tagung nach Innsbruck verlegt und Wagner Ritter von Jauregg (1857–1940) zum Vorsitzenden gewählt. Von 1925 bis 1934 hatte dann aber wieder Bonhoeffer mit Ausnahme des Jahres 1931 den Vorsitz dieser renommierten Vereinigung inne. Auch die Gesellschaft der Neurologen führte seit 1918 wieder regelmäßig ihre Tagungen durch. Bis 1924 hatte hier der in der Eppendorfer Klinik in Hamburg tätige, inzwischen weltbekannte und für einige Zeit wie Foerster aus Breslau an das Krankenlager Lenins gerufene Max Nonne (1861–1959) den Vorsitz inne, bis er die Geschäfte in die Hände von Foerster legte, der sie mit beeindruckender Bravour, der weiteren Entwicklung der Neurologie dienend, bis 1932 ausübte. Sowohl die Tagungen der Psychiater als auch der Neurologen gestalteten sich stets zu Höhepunkten und fanden auch international eine große Beachtung, bis das Jahr 1935 für beide Gesellschaften gleichsam zum Schicksalsjahr werden sollte.

Daß die Tagung 1924 auf Innsbruck fiel und von Jauregg der Vorsitz angetragen wurde, war nicht ausschließlich auf die guten Beziehungen der deutschen und österreichischen Psychiater und Neurologen zurückzuführen. Es lag hierin die Anerkennung für das Wirken dieses Mannes. Noch bevor von Jauregg

1892 den Vorstand der Wiener Psychiatrischen Universitätsklinik übernahm, beschäftigte er sich gleich vielen anderen mit den Möglichkeiten der Behandlung von Geisteskranken. Alle Bestrebungen, diese Erkrankungen nach ihrem Erscheinungsbild zu ordnen und zu klassifizieren, waren von ungeheurem Wert, aber stets mußten die Fachleute trotz größerer Anstrengungen bei der Frage nach den Ursachen und nach der Therapie dieser Erkrankungen kapitulieren. Schon in den zurückliegenden Jahren hatte nun von Jauregg eine Beobachtung gemacht, um deren schärfere Analyse er sich ständig bemühte: eine Geisteskranke, die sich an Rotlauf infiziert hatte, bot nach dem Abklingen dieser schweren Infektion keine psychopathologischen Symptome mehr. Von einem solchen Fall ausgehend, stellte er sich die Frage nach den allgemeinen Zusammenhängen zwischen Infektionskrankheit und der Heilung von Psychosen. Dabei mußte man ja nicht auf die Zufälligkeit des Auftretens einer mit Fieber einhergehenden Infektionskrankheit warten, sondern konnte ebensogut Fieber künstlich erzeugen. Zunächst stellte er Untersuchungen mit dem von Robert Koch entdeckten Tuberkulin an, das dieser aus Tuberkelkulturen gewonnen hatte, aber auch mit Typhustoxin wurde gearbeitet. Alles ohne durchgreifenden Erfolg, bis er wieder durch einen Zufall auf einen Patienten mit einer Malaria-Infektion stieß, der in regelmäßigen 48stündigen Intervallen seinen Fieberattacken ausgeliefert war. Dieses Blut eines Malariakranken einem Patienten mit progressiver Paralyse zu verimpfen, das ergab Heilwirkung und sollte die Entdeckung seines Lebens sein. Aber es verging noch lange Zeit, bis die Methode der Malariatherapie als ein in der Tat wissenschaftlich begründeter Therapieweg anerkannt wurde. Krönung allen Bemühens war die Verleihung des Medizin-Nobelpreises an von Jauregg im Jahre 1927.

Bonhoeffer drängte es Anfang der zwanziger Jahre zur ruhigen und ausführlichen Bearbeitung mehrerer wissenschaftlicher Themen. So erstrebte er den Abschluß des Handbuchbeitrages über die Kriegserfahrungen auf dem Gebiet der Geistes- und Nervenkrankheiten, vor allem aber über seine Beobachtungen an Erwachsenen und Kindern bei einer erst seit 1917 bekannten Krankheit, der Encephalitis lethargica, im Volksmund als Hirn- oder Kopfgrippe bezeichnet, die plötzlich epidemisch in Erscheinung getreten war. Als erster hatte darüber Constantin von Economo (1876–1931), dessen Namen die Erkrankung später auch trug, berichtet. Als Mitarbeiter der von Jauregg geleiteten Klinik in Wien fiel ihm in den Jahren des ersten Weltkrieges eine Vielzahl von Patienten auf, die an einer bis dahin nicht gekannten schweren Schlafstörung und Augenmuskel- sowie choreatischen, hyperkinetischen Bewegungsstörung, verbunden mit psychischen Auffälligkeiten, erkrankt waren und bei denen sich, wenn die schwere Erkrankung überlebt wurde, grobe psychische Defekte und eine „Schüttellähmung" einstellten. Im April 1917 berichtete von Economo erstmals im Wiener Verein für Psychiatrie und Neurologie über seine klinischen und anatomischen Beobachungen, da eine Vielzahl der Patienten verstorben war, deren Gehirne er selbst untersucht hatte. Economo stellte mit Recht die Behauptung auf, daß es sich aufgrund der klinischen Befunde um ein Störung im Bereich des Hirnstammes, einem unterhalb der Großhirnhemisphären gelegenen wichtigen Hirnteil handeln müßte, und prägte den Begriff des „Schlafsteuerungszentrums" als den Teil des Hirnstammes, der für die Schlafregulation verantwortlich ist. Darüber hinaus gelang ihm der Nachweis, daß diese Erkrankung infektiöser Natur ist, nachdem er sie auf Affen übertragen hatte. Bonhoeffer zeigte großes Interesse an der Encephalitis lethargica, begründet durch das Auftreten auch choreatischer Bewegungsstörungen, als deren Ursprung er ja seinerzeit ebenfalls eine Region im Hirnstamm beschrieben hatte, zum anderen aber auch durch die Tatsache, daß bei dieser Erkrankung schwere neurologische und psychische Störungen gemeinsam auftreten, die sowohl den neurologisch als auch den psychiatrisch Tätigen fordern. Es war hier sein neuer Mitarbeiter Rudolf Thiele, der diesen Fragen wissenschaftlich weiter nachging, sich darüber habilitierte und 1926 mit einem bemerkenswerten Buch über die psychischen Residuärzustände nach Encephalitis epidemica an die Öffentlichkeit trat, ein Buch, das in den von Bonhoeffer herausgegebenen Beiheften der Monatsschrift für Psychiatrie und Neurologie erschien.[27]

Neben diesen wissenschaftlichen Aktivitäten beschäftigte sich Bonhoeffer intensiv mit der Vorbereitung der anstehenden Jahresversammlung des „Vereins für Psychiatrie" und mit dem Ablauf der in der „Berliner Gesellschaft für Psychiatrie und Nervenkrankheiten" zu haltenden Vorträge und Krankendemonstrationen. Besondere Beachtung schenkte er aber dem Ausbau der von ihm in seiner Klinik am 16. März 1921 eröffneten „Kinder-Kranken- und Beobachtungsstation“. Sie machte sich notwendig, da die Aufnahmezahlen von Kindern und Jugendlichen mit einer „psychopathischen Konstitution“, mit Erziehungs- und Schulschwierigkeiten besonders nach dem ersten Weltkrieg angestiegen waren und eine gemeinsame Unterbringung mit erwachsenen Patienten der weiteren Entwicklung dieser Kinder und Jugendlichen nicht dienlich sein konnte. In einem Ecksaal der ruhigen Frauenstation wurde deshalb in der Klinik eine separate Station mit zwölf Betten geschaffen, die von seinem ersten Oberarzt Kramer geleitet und von dem eben neu in die Klinik gekommenen Assistenten Rudolf Thiele (1888–1960) ärztlich betreut wurde, der von 1949 bis 1957 dieser Klinik als Direktor vorstehen sollte.

Selbständige kinder- und jugendneuropsychiatrische Stationen an universitären Einrichtungen waren nicht nur in Deutschland eine große Seltenheit. In bescheidenem Umfange wurde seit 1917 in der Kinderklinik in Heidelberg eine „heilpädagogische Beratungsstelle“ geführt und 1920 in der Tübinger Universitätsklinik für Gemüts- und Nervenkrankheiten, die von Bonhoeffers Kollegen Gaupp geleitet wurde, ebenfalls eine separate Kinderabteilung eingerichtet. Die an der Berliner Charité unter Bonhoeffer gegründete Abteilung für psychiatrisch und neurologisch auffällige bzw. erkrankte Kinder war die dritte ihrer Art in Deutschland. Der überwiegende Teil der hier aufgenommenen Patienten kam aus dem weitverzweigten Netz von Beratungsstellen des Ende 1918 gegründeten „Vereins zur Fürsorge für jugendliche Psychopathen“, dem auch Bonhoeffer und Kramer angehörten. Die Beratungsstellen des Vereins waren 20 Großberliner Bezirksjugendämtern angeschlossen, denn seit dem 1. Oktober 1920 war Berlin eine Großgemeinde, ein Großberlin, als Resultat des von der verfassungsgebenden preußischen Landesversammlung beschlossenen Gesetzes „über die Bildung einer neuen Stadtgemeinde Berlin“. Zu den bisherigen, die Stadt Berlin umfassenden Bezirken Mitte, Prenzlauer Berg, Friedrichshain, Kreuzberg, Tiergarten und Wedding, kamen Charlottenburg, Wilmersdorf, Schöneberg, Neukölln, Lichtenberg, Köpenick, Spandau sowie 59 Landgemeinden und 27 Gutsbezirke hinzu. Berlin hatte sich auf 880 Quadratkilometer ausgedehnt, war eine Viermillionenstadt geworden und rangierte hinter New York und London als drittgrößte Stadt der Welt. Unter diesen Bedingungen konnte die bescheidene Abteilung an der Bonhoefferschen Klinik nicht alle Einweisungen realisieren. Um den Anforderungen gerecht werden zu können, wurde ein enger Kontakt zu den anderen Erziehungsheimen von Großberlin, dem Lindenhof in Lichtenberg mit seinen 200-Betten für „männliche Fürsorgezöglinge", zu den Heimen in Wilhelmshagen, Spandau, Lichtenrade, Zehlendorf und dem in Wuhlgarten, wo vor allem „psychopathische schulentlassene Mädchen und Epileptiker" untergebracht werden konnten, hergestellt. In diese Alltagspraktik, mit der sich Bonhoeffer auseinanderzusetzen hatte, reichten schwierigste und folgenreichste Probleme hinein. Allein der Begriff einer „psychopathischen Konstitution" gab zu denken. Die theoretischen Grundlagen hierzu hatte sich die deutsche Psychiatrie selbst mit ihren von Koch 1891 inaugurierten „psychopathischen Minderwertigkeiten" geschaffen und der seit Ende des 19. Jahrhunderts vielfach diskutierten Degenerationshypothese, die bekanntermaßen auf Morel zurückging, in der der Vererbung degenerierter Merkmale auf dem Boden einer biologistisch-darwinistischen Anschauung das Wort geredet wurde. Bonhoeffers Vorgänger Ziehen setzte sich seinerzeit schon kritisch mit dem Problem auseinander und wollte, daß man von dem Kochschen Begriff des Minderwertigen abkommt, sah aber „nebst dem angeborenen Schwachsinn die psychopathische Konstitution als die häufigste, praktisch weitaus wichtigste Geistesstörung des Kindesalters an".[28] Kramer selbst gelangte aufgrund seiner Studien an Patienten der von ihm geleiteten Abteilung im Unterschied zu Ziehen zu der Auffassung, daß es sich bei der psychopathischen Konstitution zwar um eine angeborene psychische Anomalie handeln müsse, daß man aber nur dann eine Berechtigung habe, von einer psychopathischen Konstitution zu sprechen, „wenn die Harmonie der Persönlichkeit durchbrochen wird, wenn der Triebmechanismus nicht willensmäßig beherrscht wird, sondern sich im Gegensatz zur Gesamtpersönlichkeit durchsetzt, ohne daß intellektuelle Störungen vorliegen".[29] Es konnte also bei normalen intellektuellen Gegebenheiten davon ausgegangen werden, daß der Patient durchaus eine Einsicht in die von ihm gebotenen Verhaltensauffälligkeiten gewinnen kann, so daß damit Therapiemaßnahmen von Erfolg gekrönt sein müßten. Bei allem, was zu dieser Frage von Psychiatern und Neurologen gedacht, geforscht, geschrieben wurde, immer wieder kreisten die Probleme um das Endogene und Exogene, um Anlage und Milieu, um normal und unnormal und hatten hinsichtlich ihres Wertes und ihrer Wertung einen engen Bezug zum Zeitgeist, zu den gesellschaftlichen Bedingungen. Es hatte den Anschein, daß hier nur ein kleiner Schritt mit allerdings ungeheurer Brisanz ausreichen würde, um aus der Individualproblematik eines Menschen, in diesem Falle noch mit einer psychopathischen Konstitution behaftet, eine gesellschaftsbezogene Problematik werden zu lassen, ihn sozial auszugrenzen, später gar „auszumerzen"!

In dieser intensiven Arbeitsphase erreichte Bonhoeffer Anfang des Jahres 1922 die Nachricht, daß er für die Nachfolge Kraepelins in München vorgesehen sei. Wie schon so oft, stand er vor einer komplizierten Entscheidung, die aber im Gegensatz zu denen der zurückliegenden Jahre eine andere Dimension aufwies. München galt neben Heidelberg als eine der deutschen Psychiatriehochburgen. Gerade dies war es, was Bonhoeffer als erstes in seine Überlegungen bei der Entscheidungsfindung mit einbezog. Die Münchner Klinik, die Kraepelin seit seinem Fortgang von Heidelberg 1903 zu einer anerkannten wissenschaftlichen Institution ausgebaut hatte, umfaßte jedoch nur psychiatrische Stationen mit insgesamt einhundertzwanzig Betten. Jährlich wurden von ihm und seinen Mitarbeitern über tausend Patienten untersucht und eine systematische Differenzierung nach den von Kraepelin beschriebenen Krankheitsformen vorgenommen. Patienten mit neurologischen Erkrankungen, wie sie von Bonhoeffer in Berlin in einer eigenständigen Abteilung betreut wurden, fanden sich bei Kraepelin nicht. Hinzu kam, daß sich Kraepelin nur von der Klinik, nicht aber von der Leitung der auf sein Betreiben hin 1917 gegründeten Forschungsanstalt für Psychiatrie zurückziehen wollte. Die Forschungsanstalt war seinerzeit mit Unterstützung ausländischen und deutschen Kapitals, aber auch mit Geldern der Kaiser-Wilhelm-Gesellschaft, die diesen Namen in der Weimarer Republik beibehielt, gebaut worden und hatte ein hohes internationales Ansehen erlangt. Eine vergleichbare Forschungsinstitution mit einem Stab von versierten

Wissenschaftlern, die auf ihren Spezialgebieten Hervorragendes leisteten, gab es in Deutschland nicht. Neben einer klinischen Abteilung, die von Johannes Lange (1891–1931), einem der besten Kenner der manisch-depressiven Erkrankung, geleitet wurde, existierte eine umfangreiche hirnpathologische Abteilung, in der der hoffnungsvolle und viel zu früh verstorbene Korbinian Brodmann (1868–1918) arbeitete, nachdem er in Berlin unter Oskar Vogt seinen wohl berühmtesten Beitrag über die vergleichende Lokalisationslehre der Großhirnrinde fertiggestellt hatte,[30] mit dem heute noch weltweit auf dem Gebiet der Hirnforschung gearbeitet wird. Dazu leisteten auch Franz Nissl (1860–1919) und Walter Spielmeyer (1879–1935) Hervorragendes. Neben weiteren Abteilungen bestand eine genealogische Abteilung mit ihrem Leiter Ernst Rüdin (1874–1952), die ab Mitte der dreißiger Jahre eine der Psychiatrie nicht zum Ruhme gereichende Bedeutung erlangen sollte.

Ferdinand Sauerbruch, der seit dem Herbst 1918 in der Chirurgischen Klinik in München tätig war, drängte nicht nur als Direktor dieser Klinik, sondern auch in seiner Eigenschaft als Dekan der Münchner Fakultät Bonhoeffer sehr zur Übernahme der Psychiatrischen Klinik. Beide kannten sich ja noch gut aus der „alten" Breslauer Zeit, als Sauerbruch unter von Mikulicz arbeitete und Bonhoeffer an den von Mikulicz operierten Patienten seine klinisch-neurologischen Studien betrieb. Sauerbruch sprach in schillernden Farben von einer erneuten Zusammenarbeit. Er bekundete nicht nur Interesse an Gehirn- und Rückenmarkforschungen, sondern ging hier mit ebensolchem Geschick wie an anderen Organen oder Körperteilen operativ zu Werke. Bonhoeffer selbst empfand natürlich auch die Nähe Münchens zur alten Heimat als recht verlockend für einen Wechsel. Obwohl er durch die weitere Präsenz Kraepelins in der Forschungsanstalt aufkommende Konflikte voraussah, war dies nicht der Grund für seine Absage an München. Vielmehr spielte die in jenen Monaten mehr und mehr zunehmende Inflation und die damit einhergehende wirtschaftliche Unsicherheit, die die Weimarer Republik erschütterte und die die Menschen in immer größeres Elend und Armut trieb, eine wichtige Rolle. Den letztendlichen Ausschlag aber gaben, wie schon damals, als die Entscheidung, von Breslau nach Berlin zu gehen, zur Diskussion stand, die familiären Konstellationen.

„Eine kleine Abstimmung im Familienkreise ergab bei den Kindern den ziemlich einheitlichen Wunsch, in Berlin zu bleiben",[31] so geschah es denn auch. Über diesen Entschluß war nicht nur die Familie glücklich, wenngleich sie ihn herbeigeführt hatte, sondern auch die Verantwortlichen im Ministerium für Wissenschaft, Kunst und Volksbildung, wie es sich nunmehr nannte und das seinen Sitz in Berlin W8, Unter den Linden 4, hatte. Schon im Mai 1922 war man hier Bonhoeffer gegenüber Versprechungen eingegangen, falls er den Ruf nach München ablehnen sollte. Und vom 19. Juni 1922 datiert, erreichte Bonhoeffer ein Brief des Ministers: „Mit lebhafter Befriedigung habe ich davon Kenntnis genommen, daß Sie nach Ablehnung des Rufes nach München Ihre so verdienstvolle erfolgreiche akademische Tätigkeit an der hiesigen Universität weiter ausüben werden ... habe ich im Einvernehmen mit dem Herrn Finanzminister ein Grundgehalt von jährlich 90 000 M bewilligt."[32] Neben der zweifellos zu verstehenden Genugtuung des Ministers, Bonhoeffer weiterhin in Berlin zu wissen, das im übrigen dem Bemühen entsprach, die besten Kräfte an die hauptstädtische Universität zu binden, kündigten sich mit der erfreulichen Erhöhung des Jahresgehaltes auch die Sendboten einer inflationistischen Entwicklung an, die in ihrem weiteren Höhenflug Bonhoeffer ebenso wie die gesamte Bevölkerung erreichte. Wurden ihm in einem Schreiben vom 20. Oktober 1923 „für Mehraufwendungen an Miete in der Zeit vom 1. 10.–31. 12. 1923 gleich 1 665 000 000 Mark, in Worten: Eine Milliarde sechshundertfünfundsechzig Millionen Mark" von der Medizinischen Fakultät in Berlin zugesagt, so war er schon zufrieden, als er am 6. Dezember 1923 den ihm für diesen Posten zustehenden Tagessatz von „70 Billionen, 318 Milliarden Mark" sofort erhalten konnte.[32] Das Ende der Inflation, die noch im selben Jahr durch die Stabilisierung der Währung im Kurs 1 Billion Papiermark gleich 1 Rentenmark herbeigeführt wurde, bedeutete auch die endgültige Vernichtung der ohnehin minimalen Existenzgrundlagen vieler Arbeiter, Bauern und der sogenannten mittleren Schichten der Bevölkerung. Die sozialen Unterschiede und Klassengegensätze erhielten eine neue Dimension.

Das Verbleiben Bonhoeffers in Berlin wurde vom Ministerium aber in einem anderen Punkt solider honoriert. Bereits seit seinem Eintritt in die Berliner Klinik bemühte sich Bonhoeffer, entsprechend seiner wissenschaftlichen Auffassungen und Neigungen, aber auch des allerorten unvermindert anhaltenden Interesses an der Hirnforschung, das Anatomisch-Neuropathologische Laboratorium, das kurzzeitig von Schröder geleitet wurde, auszubauen und mit einem kompetenten Wissenschaftler zu besetzen, damit die Berliner Klinik auf diesem für die Psychiatrie und Neurologie gleichermaßen wichtigen Sektor bei den weiteren Forschungen Schritt zu halten vermochte. Die Finanzierung einer entsprechenden Stelle wurde Bonhoeffer in diesem Zusammenhang schriftlich für das Jahr 1923 zugesagt, und er konnte hierfür 1924 einen Wissenschaftler gewinnen, der ihm durch seine bisherige klinische Arbeit ebenso aufgefallen war wie durch die Beschreibung einer bisher unbekannten Erkrankung: Hans-Gerhard Creutzfeldt (1885–1964). Dieser hatte 1920 über eine „eigenartige herdförmige Erkrankung des Zentralnervensystems“[33] berichtet, die mit Lähmungen, epileptischen Anfällen, Demenz einhergeht und unweigerlich zum Tode führt. Darüber hatte auch, unabhängig von ihm, wie so oft in der Wissenschaft, ein anderer, Alfons Jakob (1884–1931) auf der 10. Jahresversammlung der Gesellschaft deutscher Nervenärzte 1920 ein Referat gehalten. Erst 1975 konnte diese nach ihnen benannte Jakob-Creutzfeldt-Erkrankung als Viruserkrankung identifiziert werden, bei der es zu schweren Nervenzellatrophien an der Hirnrinde und den Stammganglien sowie am Kleinhirn und Rückenmark kommt.

Seit 1924 war nun Creutzfeldt, der sich bereits 1920 habilitiert hatte, Leiter des Neuropathologischen Laboratoriums der Bonhoefferschen Klinik und zugleich neben Kramer Oberarzt. Sie beide waren es, die in Zukunft, wenn ihr Chef abwesend war, die Klinikgeschäfte führten. Creutzfeldt, für den Bonhoeffer ein „verehrtes Vorbild unbestechlichen ärztlichen Gewissens“[34] wurde, hat viele Jahre fruchtbringend in der Klinik gearbeitet, bis er nach dem Ausscheiden Bonhoeffers 1938 die Leitung der Psychiatrischen- und Nervenklinik in Kiel übernahm, die er bis 1953 ausübte. Er war jedoch nicht der einzige, der in den zwanziger und zu Beginn der dreißiger Jahre als Mitarbeiter Bonhoeffers wesentlichen Anteil an der Ausstrahlungskraft und dem vielgerühmten Klima hatte, das sich durch kollegiales Verhalten im Umgang der Mitarbeiter untereinander, vor allem aber durch die klinische Arbeit und die wissenschaftlichen Leistungen auszeichnete, die unter Bonhoeffers Leitung erbracht wurden und den Ruf der Klinik in Deutschland und in der Welt begründeten. Das, was Bonhoeffers Mitarbeiter, oft dem wissenschaftlichen Zeitgeist voraus, unreglementiert erarbeiteten, war äußerst anregend und vielgestaltig und umfaßte fast alle Bereiche der Psychiatrie und Neurologie. Zu den genannten Kramer, Thiele, Creutzfeldt kam noch Hans Pollnow hinzu, der mit Kramer erstmals in der von Bonhoeffer herausgegebenen Monatsschrift 1932 eine hyperkinetische Erkrankung im Kindesalter beschrieb,[35] bei der motorische Unruhe, Zappeligkeit, zeitweise Ticerscheinungen sowie Aufmerksamkeitsstörungen das klinische Bild beherrschen. Als hyperkinetisches Syndrom in die Fachwelt eingegangen, steht es gegenwärtig wegen seiner Häufigkeit und Bedeutung mehr denn je im Blickpunkt wissenschaftlichen Interesses und der Forschung.

1919 kam Erwin Straus (1891–1975), der wie Bonhoeffers Söhne als Freiwilliger die vier Weltkriegsjahre überstanden hatte, in die Klinik. 1920 promovierte er über die Ursachen des chronischen Morphinismus, ein damals nicht nur Bonhoeffer interessierendes Thema, da in Deutschland die Zahl der Morphiumsüchtigen dramatisch angestiegen war, während die der alkoholabhängigen Kranken und Deliranten zurückging. In den Jahren von 1925 bis 1930 gab der intelligente, wissenschaftlich, psychiatrisch und philosophisch interessierte Straus unter Bonhoeffers Förderung vier Monographien heraus, die nicht nur Ausdruck seiner schöpferischen Produktivität, sondern auch seiner Geisteshaltung waren. Dem jungen, bei Bonhoeffer 1927 habilitierten Privatdozenten und außerordentlichen Professor von 1930 ging es neben dem Wesen und Vorgang der Suggestion, dem Zeiterlebnis in der endogenen Depression vor allem um Fragen der Grundformen menschlichen Daseins. Das 1935 erschienene Buch „Vom Sinn der Sinne“, das später elf Auflagen erlebte, ist hierfür ein eindrucksvolles Beispiel.

1928 gründete Straus zusammen mit dem an der Heidelberger Klinik tätigen Psychiater Willy Mayer-Gross (1889–1961) und dem ebenfalls dort wirkenden Neurologen und Internisten Karl Hansen (1893–1962) eine neue, den aktuellen Fragen der Wissenschaft und Praxis aufgeschlossene Zeitschrift mit dem

Titel „Nervenarzt“. Die Herausgeber waren wie viele ihrer Kollegen vom Inhalt der bisher gängigen Wissenschaftsjournale in höchstem Maße unbefriedigt. Dem „Nervenarzt“ war ein großer Erfolg beschieden, bis er Ende 1944 sein Erscheinen einstellen mußte. Seit 1947 erscheint diese Zeitschrift wieder, und noch heute zählt sie zu einem der wichtigsten Fachorgane.

Im gleichen Jahr wie Straus, 1927, habilitierte sich eine weitere Wissenschaftspersönlichkeit bei Bonhoeffer: Arthur Kronfeld (1886–1941). Auch er hatte als Psychiater im ersten Weltkrieg Lazerettdienst leisten müssen und schon zuvor durch eine Kritik und Psychoanalyse auf sich aufmerksam gemacht, dann einige Zeit bei Liepmann in der Dalldorfer Klinik gearbeitet und seit 1919 im von Magnus Hirschfeld (1868–1935) in Berlin gegründeten Institut für Sexualwissenschaft, dem ersten seiner Art in der Welt. Kronfeld hat wesentlichen Anteil an den von diesem Institut zur Gesundheitserziehung und zur „Homosexuellen-Frage“ ausgehenden neuen Ansichten. In seiner Habilitationsschrift „Die Psychologie in der Psychiatrie“ trat Kronfeld mit seinem Grundanliegen an die Öffentlichkeit: die Durchdringung der Psychiatrie mit psychologischen Denkmodellen und einer daraus resultierenden psychotherapeutischen Konzeption, die er auch konsequent in seiner Praxis umsetzte. In vielen seiner Bücher, so in einem Lehrbuch der Psychotherapie (1924), der Charakterkunde (1932) und seinem Hauptwerk über die Perspektiven der Seelenheilkunde (1930) hat er dargelegt, was ihn wohl zu einem entscheidenden Vertreter der psychologischen Denkrichtung in der Psychiatrie und der psychotherapeutischen Bewegung in Deutschland werden ließ. Es spricht aber auch für Bonhoeffers Haltung, der sich psychotherapeutischen Methoden nie so recht öffnen wollte, hier einen Mann gefördert und unterstützt zu haben, der für seine Überzeugung lebte. Daß er in der Bonhoefferschen Klinik mit Erich Sternberg (1902–1980) Bekanntschaft schloß, sollte in den ereignisreichen Jahren nach 1933 Bedeutung erlangen.

Im Jahre 1928 habilitierte sich der seit 1920 an der Bonhoefferschen Klinik arbeitende Kurt Pohlisch (1893–1955). In jener Zeit war es üblich, daß ein Assistent in etwa sechs bis acht Jahren von seinem Klinikchef zur Habilitation gebracht wurde. Pohlisch zeigte bereits in den zwanziger Jahren Interesse für die Erbforschung und trat mit entsprechenden Publikationen, so über die „Nachkommenschaft Delirium tremens-Kranker“ (1927) und später über die „Kinder männlicher und weiblicher Morphinisten“ (1934) an die Öffentlichkeit. Erb- und Konstitutionsforschung war nunmehr eine Richtung, die nicht ausschließlich in der Psychiatrie und Neurologie, sondern zunehmend, wenn auch aus unterschiedlichen Gründen, bei Medizinern, speziell aber Anthropologen, „Rassenbiologen“, Politikern und in vielen anderen Kreisen auf Interesse stieß. Ähnlich angelegt waren psychiatrisch-genetische Arbeiten eines anderen Wissenschaftlers: Franz Kallmann (1897–1967), der Mitte der zwanziger Jahre bei Bonhoeffer arbeitete und sich bei Creutzfeldt auch mit neuropathologischen Fragestellungen auseinandersetzte. Ab 1928 war er in der Psychiatrischen Klinik in Herzberge tätig und verlagerte 1931 sein Arbeitsfeld zu Rüdins „demographisch-genetischer Abteilung“ der „Forschungsanstalt für Psychiatrie“ nach München, wo er später zusammen mit Friedrich Panse (1899–1973) breitangelegte erbpathologische Studien zum Schizophrenieproblem durchführte und sich auf dem Gebiet der Zwillingsforschung hervortat.

Es lassen sich viele weitere Namen von profilierten Wissenschaftlern und Ärzten aufführen, die in diesen Jahren den Bonhoefferkreis ausmachten, bei ihm als Assistenten, Oberärzte oder Professoren arbeiteten, promovierten, sich habilitierten, Kliniken und Universitätskliniken übernahmen und der Psychiatrie und Neurologie zu Geltung und Ansehen verhalfen, wie Kurt Albrecht (1894–1945), Walter Betzendahl (1896–1980), Gustav Donalies (1894–1961), Edmund Forster (1887–1933), Paul Jossmann (1891–1978), Lothar B. Kalinowski (geb. 1899), Hugo Krayenbühl (1902–1985), Fred Quadfasel (1902–1970), Heinrich Christel Roggenbau (geb. 1896), Herta Seidemann (1900–1984), Heinrich Scheller (1901–1972), Heinrich Schulte (1898–1983), Hanns Schwarz (1898–1977), Johannes Suckow (geb. 1896), Jürg Zutt (1893–1980). Sie alle gingen, von Bonhoeffer gefördert, ihren eigenständigen wissenschaftlichen Weg, ohne daß sich je eine zusammenhängende Bonhoeffer-Schule entwickelte, wenngleich sie sich alle als von Bonhoeffer kommend fühlten und sich als solche begriffen. „Es war wohl nie der Ehrgeiz Bonhoeffers“, schreibt Scheller,[36] „eine Schule zu begründen in dem Sinne, möglichst viele seiner Schüler in mehr oder weniger prominente Stellen unterzubringen. Seiner Art, den Dingen ihren natürlichen Lauf zu lassen und alles Gewaltsame abzulehnen, hätte dies auch schwerlich entsprochen." Gleichwohl wird in der Retrospektive von einer zweiten, von Karl Bonhoeffer ausgehenden Berliner Schule gesprochen, während die erste Berliner Schule auf Carl Westphal (1833–1890) zurückgeführt wird.

Kallmann hob nach dem Ende des zweiten Weltkrieges in einer persönlichen Stellungnahme als „sein früherer Schüler und Mitarbeiter" hervor: „Es darf ohne Übertreibung gesagt werden, daß vollständige Anständigkeit und Aufrichtigkeit, unbestechliche Geradheit und ein ernsthaftes Streben nach Wahrheit und eine gewissenhaft angestellte Beobachtung die hervorstechendsten Eigenschaften dieses glänzenden, jedoch besonnen denkenden Psychiaters waren." Am Wesen diese Mannes mag es gelegen haben, an dem, was er unter Freiheit und bürgerlicher Demokratie verstand, welche Tugenden, Aufgaben und Pflichten sich für ihn daraus ableiteten, welchem Moral- und Humanitätsideal er anhing, wenn, über alle Wirren der Jahre hinweg, so von ihm gesprochen wurde. All das aber waren Prinzipien, nach denen Bonhoeffer handelte, nach denen sein wissenschaftliches Werk, sein ärztliches wie persönliches Tun zu messen und zu beurteilen sind.

Der schmale Weg von der Eugenik zur Sterilisierung und Euthanasie

Die „goldenen" zwanziger Jahre, die 1927/28 durch eine wirtschaftliche Konjunktur ihrem Höhepunkt zustrebten, waren bei weitem nicht für alle Bevölkerungskreise golden. Im Gegenteil. Gerade in Berlin traten die sozialen Unterschiede besonders stark hervor. Akkordlöhne, Existenzminimum, Wohnungsnot, Kinderelend bestimmten den Alltag vieler Werktätiger. Er hatte sich nach dem ersten Weltkrieg und den Inflationsjahren, die durch eine Koppelung von Währungsstabilisierung und eingefrorenem Lohnniveau gekennzeichnet waren, auf einer unteren Ebene eingependelt. Die politischen, gesellschaftlichen und sozialen Umwälzungen, die im Gefolge des ersten Weltkrieges eingetreten waren, hafteten fest im Bewußtsein der Menschen.

Die Demagogie des zu Unrecht verlorenen Krieges, die sogenannte „Schmach“ des Versailler Vertrages mit den zu zahlenden Kontributionen, Hunger, Elend, Kriegsinvalidität, Kriminalität und vor allem die Massenarbeitslosigkeit verhalfen einem bislang nicht unbekannten, nunmehr aber rabiaten nationalistischen Ungeist zum verhängnisvollen Durchbruch, der mit Themen wie Rasse – Rassenhygiene – Rassenveredelung – Deutschtum sowie Eugenik – Vererbung – erbkrank – minderwertig – lebensunwert – Sterilisation – Euthanasie das Klima der folgenden Jahre bestimmen sollte.

Was aber waren die Wurzeln dieses Ungeists? Wer die Betreiber? Wohin ging die Reise?

Joseph-Arthur Graf de Gobineau (1816–1882) zeichnet als Ahnherr des Rassegedankens. Er spielte zwar in der Geschichte der französischen Literatur eine bedeutende Rolle, brachte aber in den 1853 bis 1855 erschienenen vier Bänden „Essai sur l’inégalité des races humaines“, die 1898 unter dem Titel „Versuch über die Ungleichheit der Menschenrassen“ ins Deutsche übersetzt wurden, Gedanken zum Ausdruck, über die zusammenfassend Victor Klemperer aus leidvoller geschichtlicher Erfahrung viele Jahre später schreiben wird: „Er lehrte als erster die Überlegenheit der arischen Rasse, den höchsten und eigentlich alleinigen Menschenrang des unvermischten Germanentums, und seine Bedrohtheit durch das überall eindringende ungleich schlechtere, kaum noch menschlich zu nennende semitische Blut.“[37] Ohne Zweifel stand Gobineau mit seinen Anschauungen nicht allein. Dennoch, die Überlegenheit einer Rasse, Germanenkult, Führerprinzip, Antisemitismus werden von Gobineau erstmals in dieser Weise proklamiert. Und nochmals Klemperer: „Hier ist alles gegeben, was das Dritte Reich zu seiner philosophischen Begründung und für seine Politik braucht: alles spätere vornazistische Ausbauen und Anwenden der Lehre geht immer wieder auf diesen einen Gobineau zurück, er allein ist oder scheint – ich lasse es noch offen – der verantwortliche Urheber der blutigen Doktrin.“ Versucht man Gobineaus Ansichten als gesellschaftliche Quelle einer Rassenideologie zu verstehen, so gesellt sich noch eine weitere, die naturwissenschaftliche, auf Charles Darwin (1809–1882) zurückgehende, hinzu.

Jener Sohn eines englischen Arztes, ständig bemüht, durch

Sammeln, Ordnen, Züchten hinter das Geheimnis der Vielfalt der Natur zu gelangen, deren Evolutionsprinzipien aufzudekken, veröffentlichte in London 1859 als Ergebnis seiner Studien ein Buch über „Die Entstehung der Arten durch natürliche Zuchtwahl“,[38] in dem er über den Kampf ums Dasein und über Selektion berichtet. Diese naturwissenschaftlichen Aussagen von der Abstammung des Menschen riefen nicht nur die Kirche auf den Plan, weil der Tatbestand der Gotteslästerung als erfüllt erschien, sondern auch andere, die seine Lehre zum „Sozialdarwinismus“ als Weltanschauungsbewegung für ihre Interessen umfunktionierten. Sie vermischten in unverantwortlicher Weise Biologisches und Soziales und strebten eine Höherentwicklung des Menschen durch Elimination negativer Merkmale an, eine durch und durch einseitige, auf trivialen Biologismus orientierte Betrachtungsweise. Wenige Jahre nach dem Erscheinen von Darwins Buch, das ein so großes Aufsehen erregt hatte, wurden von einem anderen englischen Naturforscher, Francis Galton (1822–1911), Gedanken formuliert, die als die Grundlage der Eugenik anzusehen sind, jener Lehre von den Einflüssen, die als geeignet erklärt werden, die angeborenen Eigenschaften einer Rasse zu verbessern. In Deutschland nun wurde um die Jahrhundertwende auf die Bedeutung solcher eugenischer Ansichten, als „Rassenhygiene“ deklariert, mit Nachdruck hingewiesen, 1905 selbst eine eigene „Gesellschaft für Rassenhygiene“ gegründet, die alles unterstützte, was unter Anwendung eugenischer, d. h. „Erbpflegemaßnahmen“, die „arische Rasse“ zu erhalten und zu verstärken versprach.

Im Jahre 1900 erregten darüber hinaus nicht nur in Deutschland drei Publikationen der Deutschen Botanischen Gesellschaft Aufsehen,[39] die kurz hintereinander erschienen und in denen das fast vergessene Werk eines Augustinerpaters und Naturforschers aus Brünn ins Bewußtsein der Wissenschaftler zurückgerufen wurde. Es handelte sich um die von Gregor Johann Mendel (1822–1884) durchgeführten „Versuche über Pflanzen-Hybriden“, als Mendelsche Vererbungsgesetze in die Literatur eingegangen. Deren Richtigkeit wurde durch die damals von Hugo de Vries (1848–1935) und Carl Correns (1864–1933) durchgeführten Versuche bestätigt, und schon 1906 etablierte sich auf einer Tagung in London ein neuer Wissenschaftszweig, die Erb- und Vererbungslehre, Genetik genannt. Sie erfreute sich berechtigterweise einer raschen Verbreitung, natürlich auch in Deutschland, wo die Genetik vor allem durch das wissenschaftliche Mammutunternehmen der Kaiser-Wilhelm-Gesellschaft aktive Unterstützung fand. Bereits 1914 wurde als eines der ersten Institute das Kaiser-Wilhelm-Institut für Biologie in Berlin-Dahlem eröffnet, welches in erster Linie der erbbiologischen Forschung diente. Dreizehn Jahre später kam ein weiteres Institut für „Anthropologie, menschliche Erblehre und Eugenik" hinzu, das nach dem Willen seines Präsidenten Adolf von Harnack dem politischen „Rassen-Dilettantismus" entgegenwirken sollte, dessen Direktor Eugen Fischer (1874–1967) aber bald auf eine ganz andere Line einschwenkte, von der man schon 1927 nicht weit entfernt war.[40]

Es konnte nicht ausbleiben, daß die Zahl der Abhandlungen und Bücher, die den Themen Rasse – Eugenik – Genetik gewidmet waren, enorm anschwoll. Die Meinungen und Ansichten waren aber beileibe nicht einheitlich. Befürworter und Gegner gab es sowohl auf der wissenschaftlichen wie politischen, aber auch kirchlichen Ebene. Die Zahl derer, die die wissenschaftlichen Erkenntnisse und Ergebnisse für ihre ideologieverbrämten Ziele mißbrauchten, war nicht gering. Viele der Auseinandersetzungen erfolgten mit einem immer aggressiver werdenden Vokabular. Schon eingebettet in die Vorbereitungen zum ersten Weltkrieg, ergänzten die extrem Orientierten das Potential der chauvinistischen und demagogischen Parolen, wenn von der Tüchtigkeit der deutschen Rasse, von den zu schaffenden Voraussetzungen für starke Kämpfer, von dem gefährdeten Lebensraum des Starken durch den Schwachen und der existenznotwendigen Rassenhygiene die Rede war. In diesem Denk- und Handlungsprozeß, der sich auf dem Boden der gesellschaftlichen Realität jener Zeit vollzog, lag es auf der Hand, daß auch der unheilbar Kranke, insbesondere der unheilbar Geisteskranke in der Betrachtungsweise nicht ausgeschlossen bleiben konnte. Das allgemeine Elend und die Not nach dem ersten Weltkrieg waren daher der beste Nährboden für ein nur 62 Seiten umfassendes Büchlein, das fortan den Lauf der Dinge unheilvoll mitbestimmen sollte. „Die Freigabe der Vernichtung lebensunwerten Lebens. Ihr Maß und ihre Form"[41] nannten die Professoren Karl Binding und Alfred Hoche ihre in Leipzig 1920 erscheinende Schrift, „beide, getragen von dem professoralen und nationalen Hochmut jener Zeiten", wie es Karl Jaspers 1965 im Vorwort eines Buches[42] formulierte, um dann fortzufahren, „was sie dachten, wurde 20 Jahre später verwirklicht, zwar auf ganz andere Weise, als sie es gemeint hatten, aber begründet in den Prinzipien, die jene damals hoch angesehenen, intelligenten und seelendummen Professoren ahnungslos aufgestellt haben, die den Fluch der Nachwelt auf ihren Namen zogen".

Hoche, Jahrgang 1865, Ordinarius für Psychiatrie in Freiburg von 1902 bis 1933, der beim „Machtantritt" der Nazis seinen Posten niederlegte, und Binding, Jahrgang 1841, Jurist in Leipzig, nach seiner Emeritierung ebenfalls in Freiburg lebend, hatten jenen Personenkreis genau benannt, der als „lebensunwert" gelten sollte und bei dem entsprechend des Rechtsbewußtseins durch eine Kommission, bestehend aus zwei Ärzten und einem Juristen, zu verfahren war. Als „lebensunwert" wurden eingestuft: „Zustände endgültigen und unheilbaren Blödsinns", „Mißgestaltete", „geistig Tote", d. h. jene, die durch schwere Gehirnmißbildungen von Geburt an nicht in der Lage waren, die Umwelt sinnvoll zu erfassen, „die in wirtschaftlicher Beziehung ... eine schwere Belastung für die Allgemeinheit bedeuten". Weiterhin betraf es die durch unheilbare Krankheiten Betroffenen oder durch Unfall und Verwundung so schwer Geschädigten, daß mit andauernder Bewußtlosigkeit gerechnet werden mußte. Die Begriffe „Menschenhülsen" und „Ballastexistenzen" wurden alldem als Attribut noch hinzugefügt, nicht ohne ökonomische Überlegungen, denn bei einer „durchschnittlichen Lebensdauer von 50 Jahren ... ist leicht zu ermessen, welches ungeheure Kapital in Form von Nahrungsmitteln, Kleidung und Heizung dem Nationalvermögen für einen unproduktiven Zweck entzogen wird". Die Autoren errechneten eine Gesamtzahl von 20 000 bis 30 000 in Deutschland in „Anstaltspflege befindlichen Idioten", die diesen ökonomischen Überlegungen geopfert werden sollten.

Binding, der das Erscheinen des Buches nicht mehr erlebte, gilt als führender Vertreter des sogenannten „Rechtspositivismus", der nach Klee eine „Rechtsaußen-Position im 19. Jahrhundert" darstellt, „die dem Staat zubilligt, das von ihm verordnete Recht bedürfe keiner Begründung ... Der Wille des Staates sei allein entscheidend und rechtens. Dies gelte im Ex-

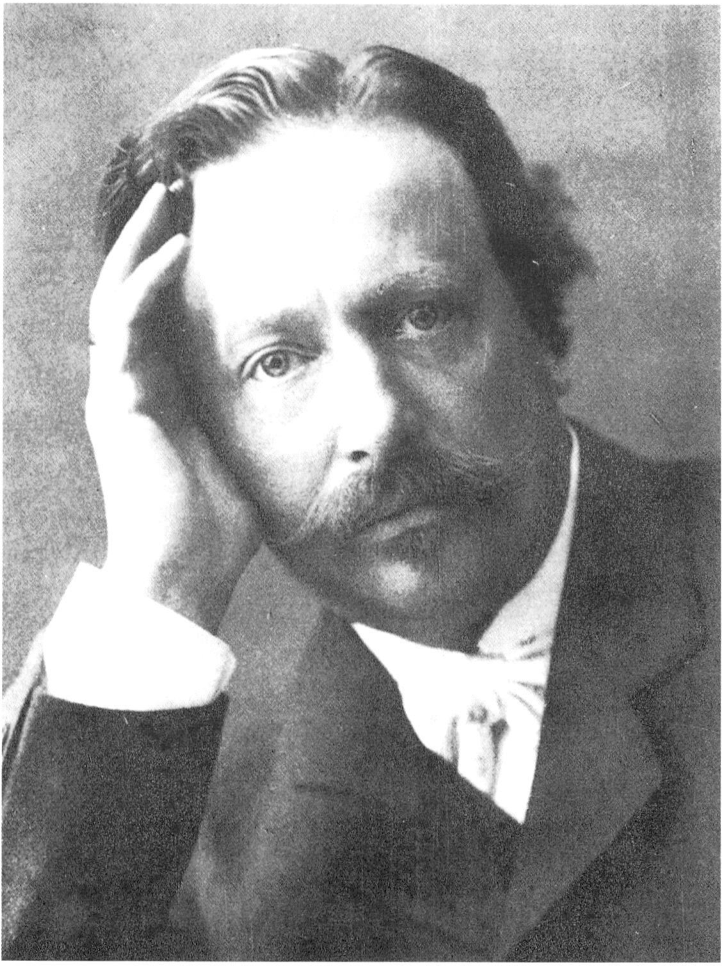

Bild 40. Theodor Ziehen (1862–1950). Direktor der Klinik von 1904–1912

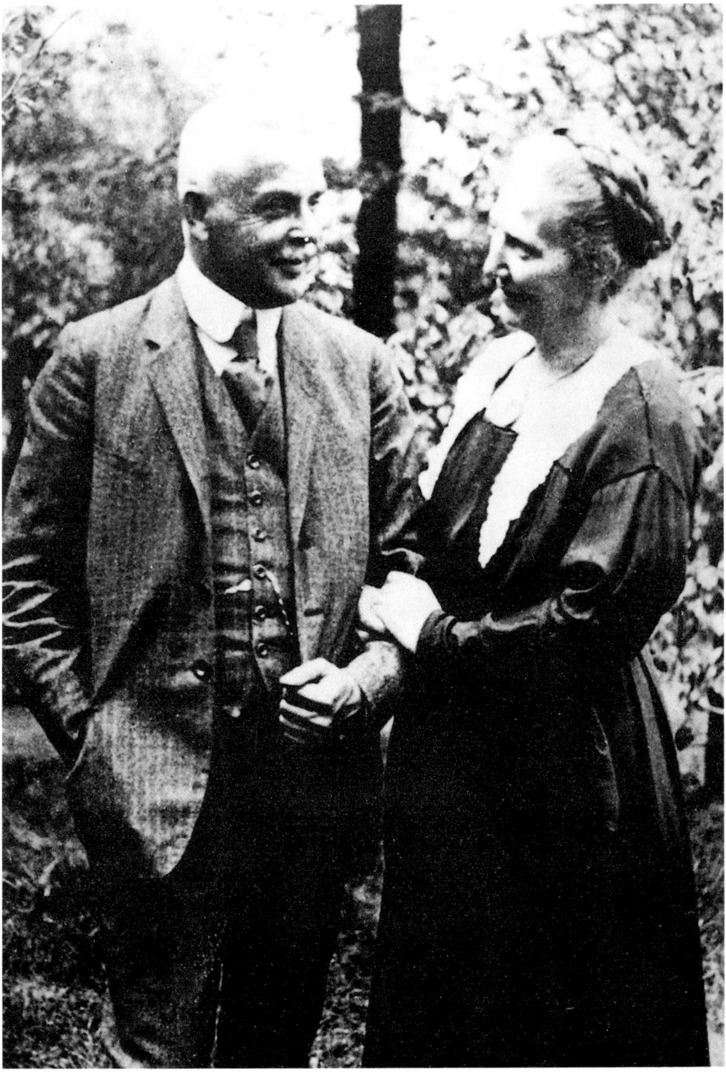

Bild 41. Das Ehepaar Bonhoeffer nach dem 1. Weltkrieg

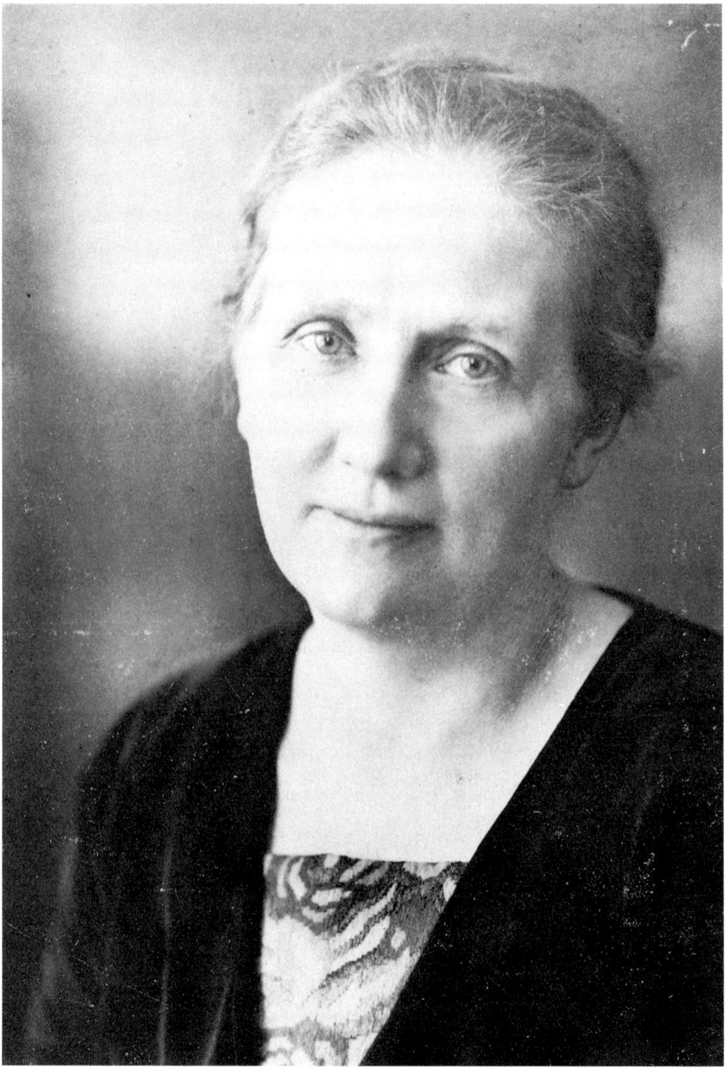

Bild 42. Paula Bonhoeffer

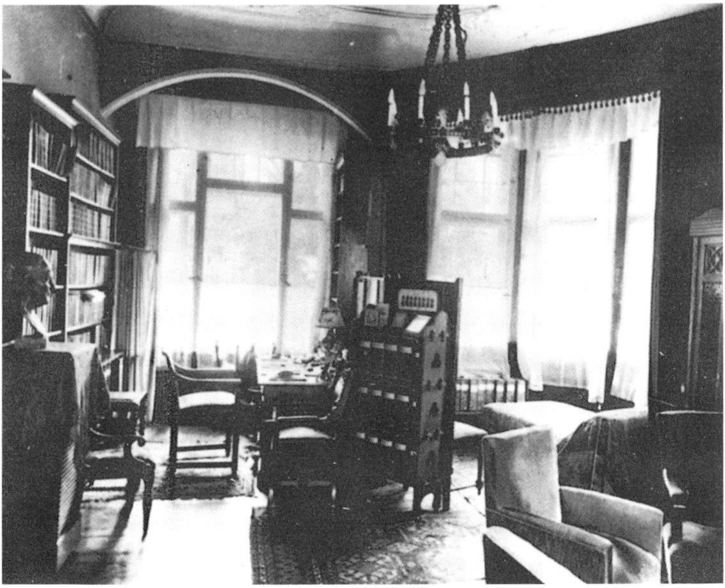

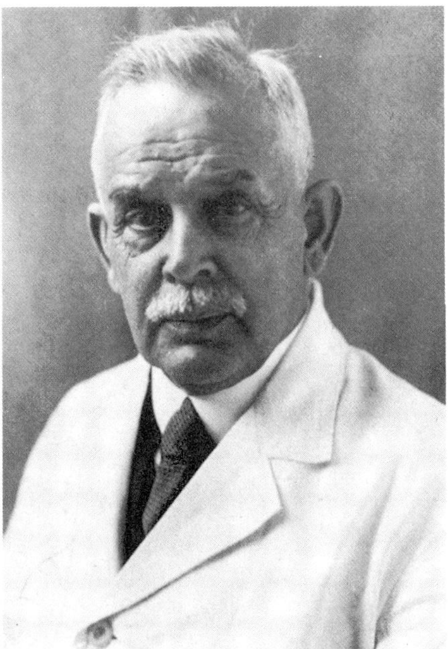

Bild 43.
Das Arbeitszimmer Bonhoeffers in der Berliner Wohnung Wangenheimstr. 14

Bild 45.
Karl Bonhoeffer als Direktor der Berliner Klinik um 1930

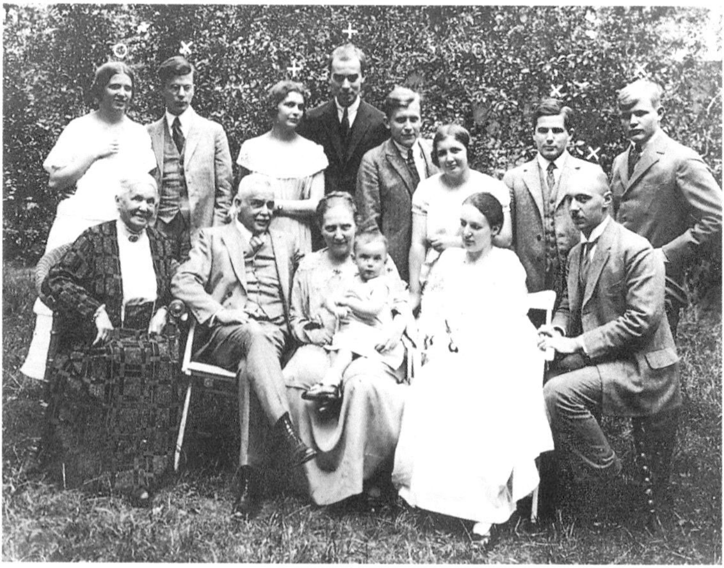

Bild 44. Familienbild aus dem Jahre 1926 in der Wangenheimstraße 14. Hintere Reihe von links nach rechts: Christel$^{\circ}$ und Hans von Dohnanyi$^{\times}$, Sabine^{+} und Gerd Leibholz^{+}, Karl-Friedrich Bonhoeffer, Susanne Bonhoeffer, Klaus Bonhoeffer$^{\times}$, Dietrich Bonhoeffer$^{\times}$. Vordere Reihe von links nach rechts: Julie Bonhoeffer, geb. Tafel (Karl Bonhoeffers Mutter), Karl Bonhoeffer, Paula Bonhoeffer (mit dem ersten Enkelkind Hans Walter Schleicher), Ursula und Rüdiger Schleicher$^{\times}$ ($\times$ von den Nazis ermordet; $\circ$ im Nazi-Gefängnis gewesen; $+$ verfolgt und zur Emigration gezwungen)

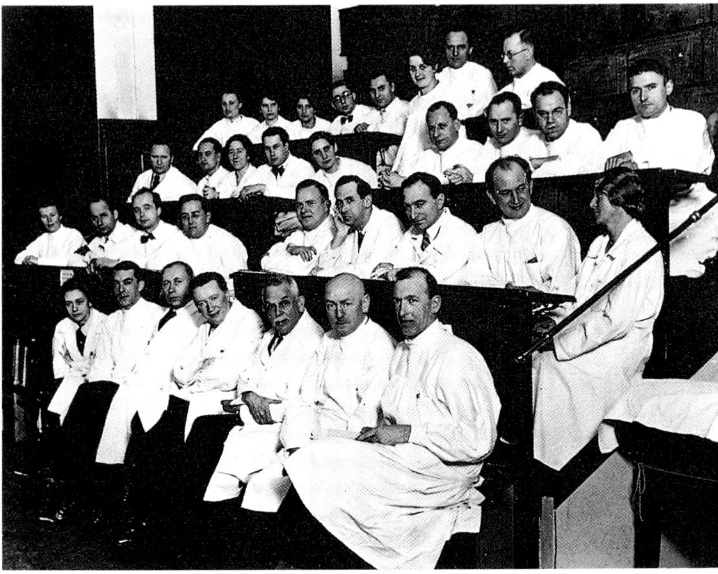

Bild 46. Karl Bonhoeffer und Mitarbeiter im Hörsaal der Psychiatrischen- und Nervenklinik der Charité (Januar 1932): Vordere Reihe von links nach rechts: Herta Seidemann, Paul Jossmann, Kurt Pohlisch, Rudolf Thiele, Karl Bonhoeffer, Franz Kramer, Hans-Gerhard Creutzfeldt. 2. Reihe von links: –, Kurt Albrecht, Jürg Zutt, Gustav Donalies, Arno Kipp, Hanns Schwarz, –, Heinrich Schulte, Ruth v. der Leyen. 3. Reihe von links: –, –, –, Hans Pollnow, –, –, –, Fred Quadgasel, –, –. Letzte Reihe rechts: Heinrich Christel Roggenbau

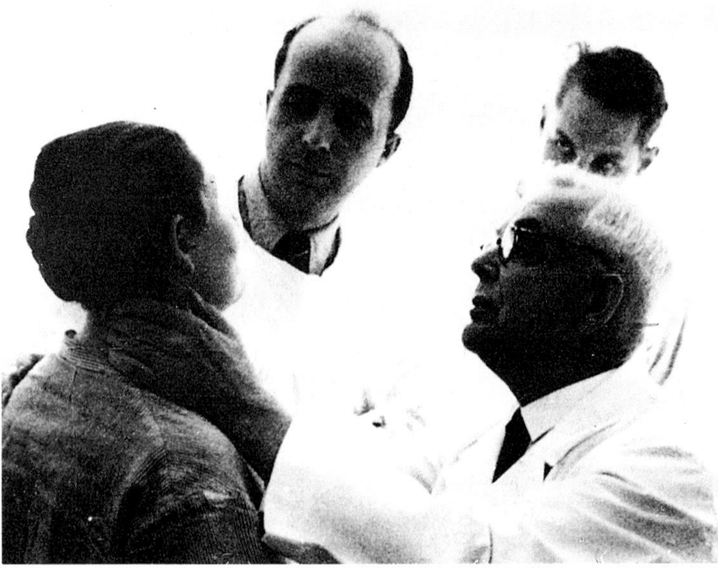

Bild 47. Karl Bonhoeffer und Heinrich Scheller mit einer Patientin, um 1937

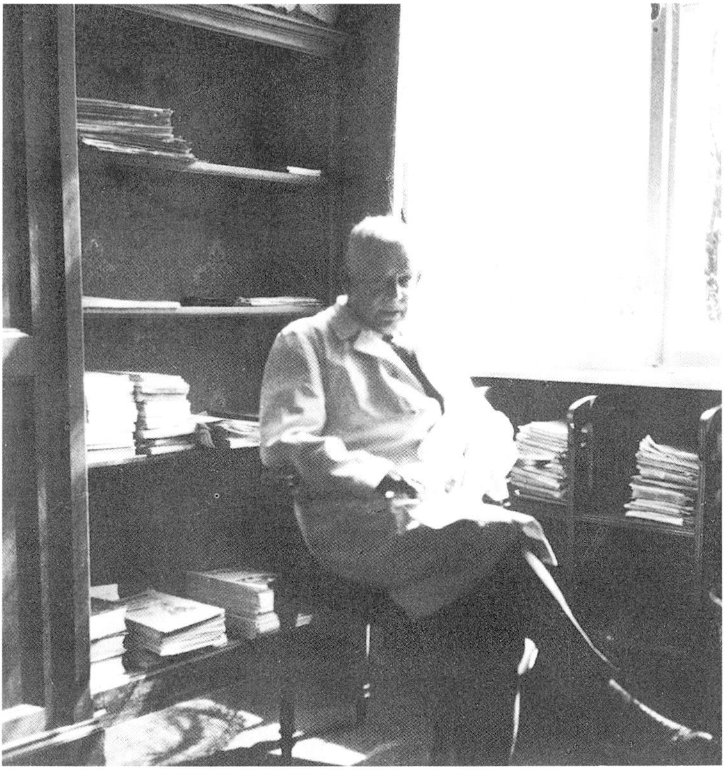

Bild 48. Karl Bonhoeffer in der Bibliothek der Klinik, um 1937

529

Reichsgesetzblatt

Teil I

1933	Ausgegeben zu Berlin, den 25. Juli 1933	Nr. 86

**Gesetz zur Verhütung erbkranken Nachwuchses.
Vom 14. Juli 1933.**

Die Reichsregierung hat das folgende Gesetz beschlossen, das hiermit verkündet wird:

§ 1

(1) Wer erbkrank ist, kann durch chirurgischen Eingriff unfruchtbar gemacht (sterilisiert) werden, wenn nach den Erfahrungen der ärztlichen Wissenschaft mit großer Wahrscheinlichkeit zu erwarten ist, daß seine Nachkommen an schweren körperlichen oder geistigen Erbschäden leiden werden.

(2) Erbkrank im Sinne dieses Gesetzes ist, wer an einer der folgenden Krankheiten leidet:

1. angeborenem Schwachsinn,
2. Schizophrenie,
3. zirkulärem (manisch-depressivem) Irresein,
4. erblicher Fallsucht,
5. erblichem Veitstanz (Huntingtonsche Chorea),
6. erblicher Blindheit,
7. erblicher Taubheit,
8. schwerer erblicher körperlicher Mißbildung.

(3) Ferner kann unfruchtbar gemacht werden, wer an schwerem Alkoholismus leidet.

§ 2

(1) Antragsberechtigt ist derjenige, der unfruchtbar gemacht werden soll. Ist dieser geschäftsunfähig oder wegen Geistesschwäche entmündigt oder hat er das achtzehnte Lebensjahr noch nicht vollendet, so ist der gesetzliche Vertreter antragsberechtigt; er bedarf dazu der Genehmigung des Vormundschaftsgerichts. In den übrigen Fällen beschränkter Geschäftsfähigkeit bedarf der Antrag der Zustimmung des gesetzlichen Vertreters. Hat ein Volljähriger einen Pfleger für seine Person erhalten, so ist dessen Zustimmung erforderlich.

(2) Dem Antrag ist eine Bescheinigung eines für das Deutsche Reich approbierten Arztes beizufügen, daß der Unfruchtbarzumachende über das Wesen und die Folgen der Unfruchtbarmachung aufgeklärt worden ist.

(3) Der Antrag kann zurückgenommen werden.

§ 3

Die Unfruchtbarmachung können auch beantragen

1. der beamtete Arzt,
2. für die Insassen einer Kranken-, Heil- oder Pflegeanstalt oder einer Strafanstalt der Anstaltsleiter.

§ 4

Der Antrag ist schriftlich oder zur Niederschrift der Geschäftsstelle des Erbgesundheitsgerichts zu stellen. Die dem Antrag zu Grunde liegenden Tatsachen sind durch ein ärztliches Gutachten oder auf andere Weise glaubhaft zu machen. Die Geschäftsstelle hat dem beamteten Arzt von dem Antrag Kenntnis zu geben.

§ 5

Zuständig für die Entscheidung ist das Erbgesundheitsgericht, in dessen Bezirk der Unfruchtbarzumachende seinen allgemeinen Gerichtsstand hat.

§ 6

(1) Das Erbgesundheitsgericht ist einem Amtsgericht anzugliedern. Es besteht aus einem Amtsrichter als Vorsitzenden, einem beamteten Arzt und einem weiteren für das Deutsche Reich approbierten Arzt, der mit der Erbgesundheitslehre besonders vertraut ist. Für jedes Mitglied ist ein Vertreter zu bestellen.

(2) Als Vorsitzender ist ausgeschlossen, wer über einen Antrag auf vormundschaftsgerichtliche Genehmigung nach § 2 Abs. 1 entschieden hat. Hat ein beamteter Arzt den Antrag gestellt, so kann er bei der Entscheidung nicht mitwirken.

Bild 49. Reichsgesetzblatt: „Gesetz zur Verhütung erbkranken Nachwuchses vom 14. Juli 1933“

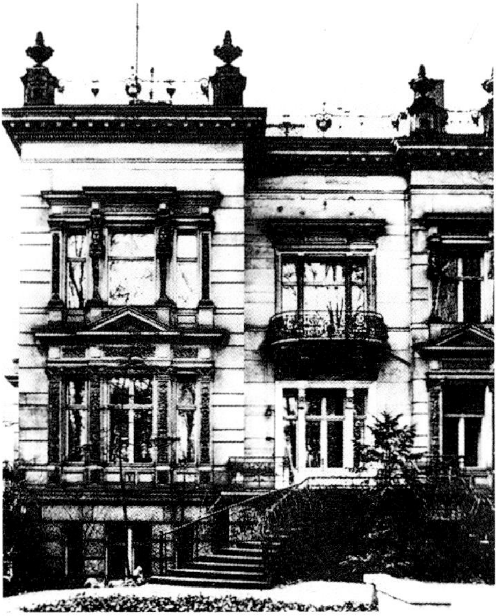

Bild 50. Stadtvilla Tiergartenstraße 4 in Berlin-Charlottenburg, im 2. Weltkrieg zerstört. Ab April 1940 Sitz der Euthanasiezentrale „Aktion T 4“

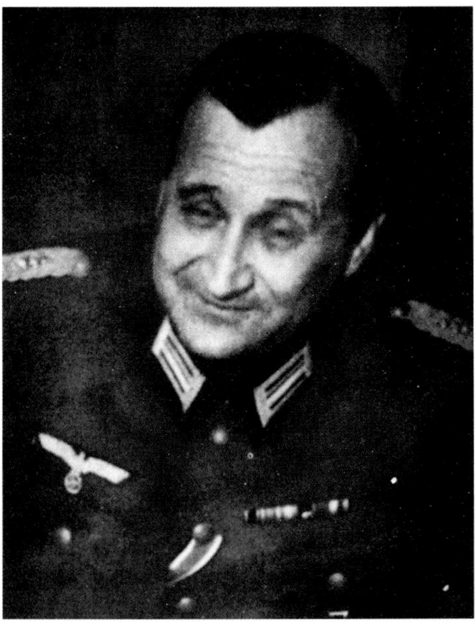

Bild 51. Max de Crinis (1889–1945). Direktor der Psychiatrischen- und Nervenklinik der Charité von 1938–1945

Der Preußische Minister
für Wissenschaft, Kunst und
Volksbildung

U I Nr. 8368

Bei Beantwortung wird um Angabe
der Geschäftsnummer gebeten.

Berlin den 23. November 1933.
W 8 Unter den Linden 4
Fernsprecher: A 1 Jäger 0030
Postscheckkonto: Berlin 14402 } Bürokasse d. Pr. M.
Reichsbank-Giro-Konto } f. W., K. u. V.
— Postfach —

159

Fakultät
Eingeg. 25.XI.33
No. 116

Auf Grund von § 3 des Gesetzes zur Wiederherstellung des Berufsbeamtentums vom 7.April 1933 entziehe ich Jhnen hiermit die Lehrbefugnis an der Universität Berlin.

Berlin den 23.November 1933.
(Siegel)
Der Preußische Minister
für Wissenschaft, Kunst und Volksbildung
Jn Vertretung
gez.Jäger.

An
den nichtbeamteten außerordentlichen Professor
Herrn Dr. Franz Kramer
in Berlin W 50
Budapester Straße 13.

U I Nr.8368

- - - - - - - - - - - - -

Abschrift zur Kenntnisnahme.

Jn Vertretung
gez.Jäger.

An
die Medizinische Fakultät
der Universität
hier.

Beglaubigt.
Ministerial-Kanzleisekretär.

Bild 52. Entzug der Lehrbefugnis von Franz Kramer nach dem „Gesetz zur Wiederherstellung des Berufsbeamtentums vom 7. April 1933“

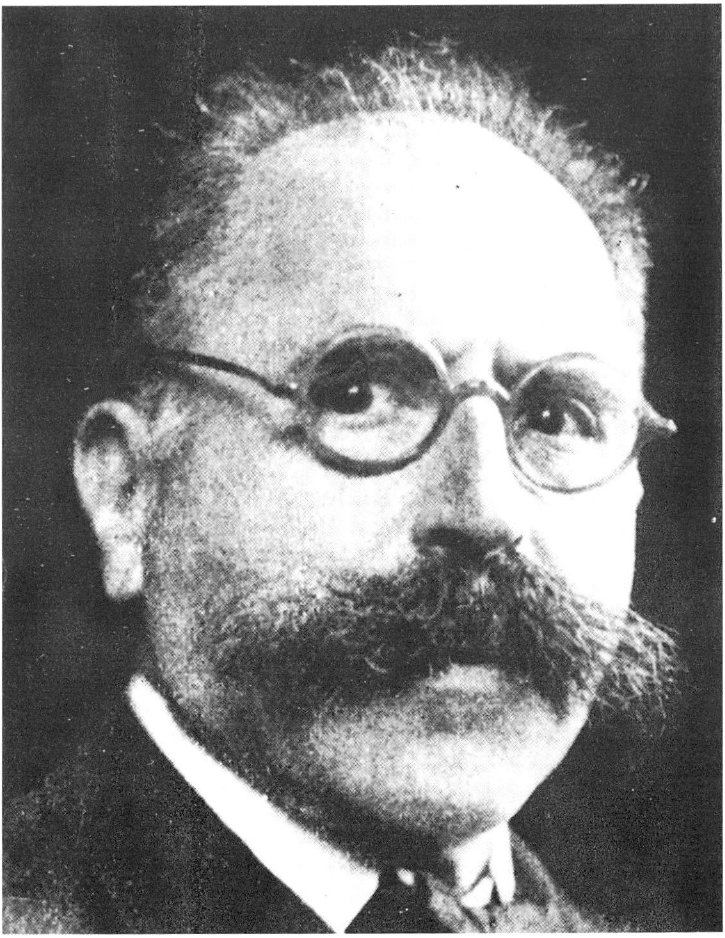

Bild 53. Hugo Liepmann (1863–1927)

Herrn

Geheimrat Dr. Hugo Liepmann

ord. Honorarprofessor an der Berliner Universität.

Freunde und Schüler möchten Ihnen, hochgeschätzter Herr Kollege, bei Ihrem 60. Geburtstage in der Zeitschrift, in der Sie Ihre grundlegenden Apraxiearbeiten veröffentlicht haben, die nachfolgenden Arbeiten widmen.

Wir möchten damit unsere Verehrung zum Ausdruck bringen für den Forscher, in dessen wissenschaftlicher Lebensarbeit wir Ernst, Gewissenhaftigkeit, Gründlichkeit und begriffliche Klarheit in glücklichster und vorbildlicher Vereinigung mit hirnpathologischer und klinischer Meisterschaft verbunden sehen, für den Menschen, den wir in stets unbeirrter, vornehmer Sachlichkeit im wissenschaftlichen Leben stehen sahen, den wir durch ein Menschenalter hindurch als warmherzigen Förderer aufstrebender Talente kennen gelernt haben.

Möchten Sie der Wissenschaft und Ihren Freunden noch recht lange erhalten bleiben!

Bonhoeffer.

Bild 54. Laudatio Bonhoeffers zu Liepmanns 60. Geburtstag in der Monatsschrift für Psychiatrie und Neurologie 1923

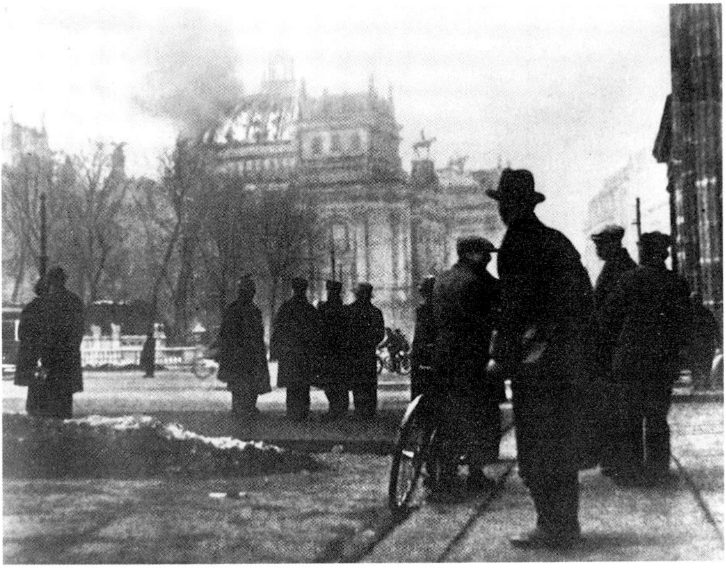

Bild 55. Reichstagsbrand am 27. Februar 1933

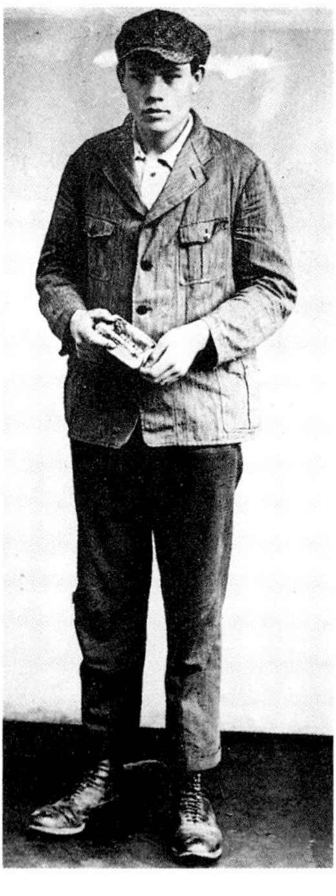

Bild 56. Marinus van der Lubbe

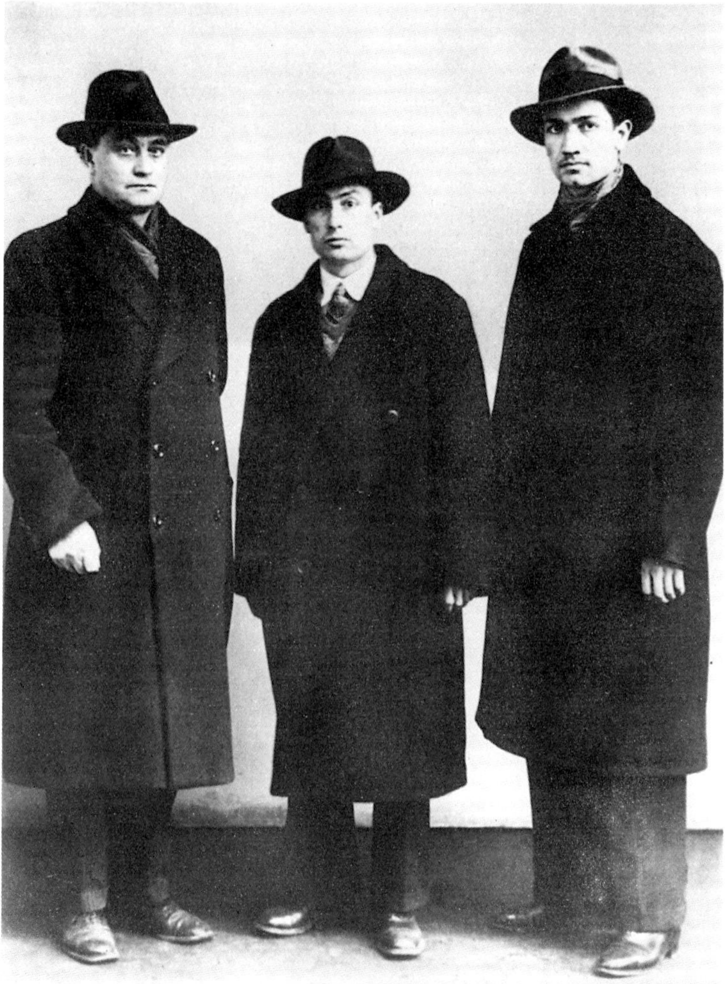

Bild 57. G. Dimitroff und die Mitangeklagten

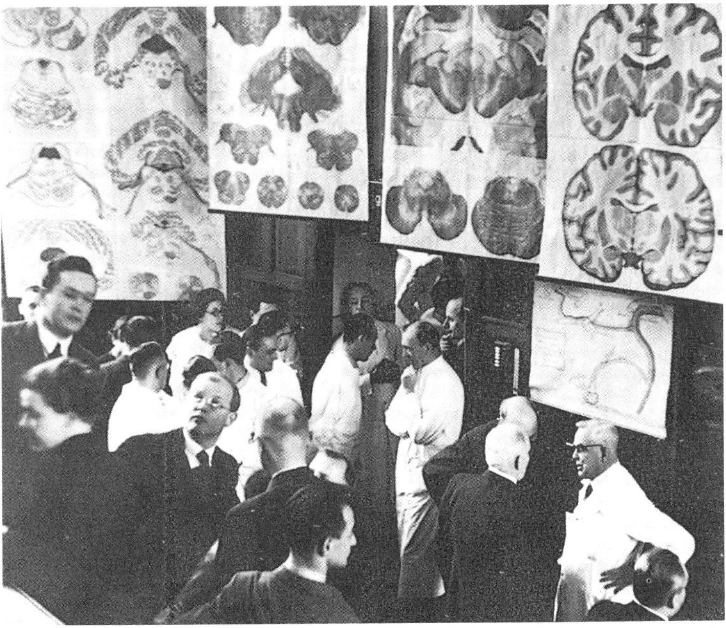

Bild 58. Abschiedsvorlesung Karl Bonhoeffers im Juli 1938 im Hörsaal der Psychiatrischen- und Nervenklinik der Charité. Von links: Eberhard Bethge, Dietrich und Karl-Friedrich Bonhoeffer. Rechts: Karl Bonhoeffer im Gespräch mit Ferdinand Sauerbruch

tremfall selbst dann, wenn der Staat unsittliches Recht verfüge."[43] Vom selben Autor wird auf die enge Verwandtschaft zwischen Rechtspositivismus, Luthertum und protestantischer Staatskirche verwiesen und in diesem Zusammenhang auf den Brief des Paulus an die Römer im Neuen Testament aufmerksam gemacht, wo es im Kapitel 13, Vers 1, um das Untertanenverhältnis zur Obrigkeit geht und im 2. Vers wörtlich heißt: „Wer sich nun der Obrigkeit widersetzt, der widerstrebt Gottes Ordnung, die aber widerstreben, werden über sich ein Urteil empfangen." In der Tat hat dieser Römerbrief in der Auseinandersetzung zwischen Kirche und Staat in den Jahren des Faschismus eine wichtige Rolle gespielt. Klee vertritt die Meinung, daß „diese Staatsfrömmigkeit ... selbst die Bekennende Kirche gelähmt" hat, „zugunsten der Euthanasie-Opfer einzugreifen". Mit diesem Römerbrief setzte sich seinerzeit auch einer der führenden Theologen, Karl Barth (1886–1968), kritisch auseinander. Dessen Schriften beeinflußten schon seit 1924 Karl Bonhoeffers Sohn Dietrich, nunmehr Theologiedozent an der Friedrich-Wilhelms-Universität zu Berlin, an der sein Vater Ordinarius für Psychiatrie und Neurologie war. Die Bekanntschaft zwischen Karl Barth und Dietrich Bonhoeffer seit Juli 1931 entwickelte sich „zu einer engen Bundesgenossenschaft in der Bekämpfung der faschistischen Bestrebungen zur Gleichschaltung der Kirche" nach 1933.[44]

Für den Stellenwert, den das Thema Sterilisation und Euthanasie inzwischen in der Öffentlichkeit und der Fachwelt einnahm, sind die Zahlen der bis 1920 erschienenen 146 Publikationen, dazu 16 medizinische und 25 juristische Dissertationen, ebenso bezeichnend wie die 155 Publikationen, die allein im Zeitraum von 1920 bis 1932 veröffentlicht wurden.[45] Aufschlußreich ist aber auch die Tatsache, daß in der Zeit des Faschismus fachbezogene psychiatrische Literatur über die Euthanasie kaum erschien, es herrschte die ihm eigene stumm tätige Sprache. Während die „Euthanasie" auf eine Beseitigung „lebensunwerten Lebens" zielte, bedeutete die „Sterilisierung" die „Verhinderung der Entstehung lebensunwerten Lebens", d. h. die künstliche Unfruchtbarmachung durch eine operative Durchtrennung und Unterbindung der Samenleiter bzw. der Eileiter. Medizinisch gesehen blieb dabei die Funktion der Keimdrüsen im Gegensatz zur Kastration erhalten. Daß auch hierbei die Geisteskranken, sprich „Zustände endgültigen und unheilbaren Blödsinns“, zu allererst betroffen waren, bedarf keiner weiteren Erörterung. Erstmals ließ 1892 der Züricher Psychiater Auguste Forel (1848–1931) bei einer Geisteskranken aus „eugenischen Gründen“ eine solche vornehmen. Aber auch in anderen Ländern bediente man sich in den folgenden Jahren fleißig dieser Methode. Allein von 1899 bis 1907 hatte ein amerikanischer Gefängnisarzt in einer Strafanstalt im Staat Indiana 176 Insassen sterilisiert. Daran ist erkennbar, daß Sterilisation auch als Mittel zur Verbrechensbekämpfung, gegen Landstreicher, Vagabunden, ja selbst gegen Alkoholiker eingesetzt wurde. Eben dieser US-Bundesstaat hatte 1907 das erste Gesetz in der Welt zur Unfruchtbarmachung angenommen, dem sich später noch weitere dreißig Staaten der USA anschlossen. Zwar wurde das Prinzip der Freiwilligkeit hervorgehoben, Tatsache ist aber, daß schon damals vielfach Zwangsmaßnahmen zur Anwendung kamen. Auch in einem Kanton der Schweiz und in Dänemark wurden 1929, später in Norwegen, Schweden, Finnland und Island entsprechende Gesetze verabschiedet.[46] Natürlich gab es auch in Deutschland genügend Stimmen, die nach einem solchen Gesetz verlangten, ja sogar Voreilige, wie den Zwickauer Amtsarzt Gustav Boeters, die ohne Gesetzesgrundlage seit 1921 sterilisierten,[47] um eine „Rechtssprechung“ zu erzwingen. Die zuständigen Instanzen bis hin zum Reichstag waren also gefordert. Von den namhaften deutschen Psychiatern war wohl Karl Bonhoeffer der erste, der sich zu diesem Thema ausführlich äußerte. Ihm oblag als Mitglied des Preußischen Landesgesundheitsrates die Erstellung eines Gutachtens, zumal der Zwickauer Arzt in einer Eingabe an die sächsische Regierung im Mai 1923 die „Unfruchtbarmachung der geistig Minderwertigen“ und die „Unfruchtbarmachung“ der „Blind- und Taubgeborenen, Blödsinnigen, Epileptischen und Geisteskranken“, aber auch der „Sittlichkeitsverbrecher sowie Personen, die zwei oder mehrere uneheliche Kinder von zweifelhafter Vaterschaft geboren haben“, forderte.

Die Öffentlichkeit war mit einer Ungeheuerlichkeit konfrontiert. Genaugenommen war es aber das Produkt einer Entwicklung, tiefverwurzelt im vorherrschenden Zeitgeist, in den gesellschaftlichen und sozialökonomischen Gegebenheiten

Deutschlands. Die Übertragung des „eugenischen Gedankens" auf alle Formen des „Minderwertigen", die Propagierung zur „Ausmerzung durch Euthanasie", die im ursprünglichen Sinne soviel wie leichter Tod, Herbeiführung eines schmerzlosen Sterbens bedeutet, reflektierte die unsittliche, menschenverachtende, negative Wertung jener Kranken, die der ärztlichen Bewahrungspflicht unbedingt bedurften, die aber als „Menschenhülsen" und „Ballastexistenzen" der Gesellschaft keinen ökonomischen Nutzen einbrachten, eher dem „gesunden Volkskörper" zur Last fielen und dessen weitere Stärkung sowie rassenhygienische Gesundung angeblich gefährdeten. Mehr denn je wurden in diesem Zusammenhang die therapeutischen Leistungen und Erfolge der Psychiatrie und Neurologie bei den Schizophrenien oder Epilepsien hinterfragt, wurden unter diesem Blickwinkel die Ergebnisse der Forschungen über die Erbbedingtheit einer Reihe psychischer Erkrankungen mit großem Interesse zur Kenntnis genommen und immer stärker und verblendeter mit angeblicher Rücksicht auf die gesunde Allgemeinheit nach aktiven Maßnahmen gerufen.

Bonhoeffer setzte sich entsprechend seiner ärztlichen Einstellung und fachlichen Kompetenz mit diesem brisanten und mehrschichtigen Problem in einem Gutachten vom 8. Dezember 1923 auseinander, das im folgenden Jahr zwar nicht in einer psychiatrie- und neurologiespezifischen Zeitschrift, jedoch in der vielgelesenen „Klinischen Wochenschrift" erschien.[48] Kritisch hob er hervor, daß sich sowohl in Amerika, der Schweiz als auch in den Boeterschen Forderungen „eugenische, kriminalistische und ärztliche Indikationsstellungen vermengen, daß ein so schwerer Eingriff des Staates in den Persönlichkeitsbereich des Individuums sich nur rechtfertigt", wenn das höhere Rechtsgut des Schutzes der Allgemeinheit ihn erforderlich macht, weil andere gangbare, zum gewollten Ziele führende Wege nicht zur Verfügung stehen. Die Voraussetzung für das Eingreifen des Staates überhaupt schien Bonhoeffer „der Nachweis zu sein, daß die Gefahr einer Schädigung des Volkskörpers durch die Fortpflanzung dieser Individuen tatsächlich besteht". Dem widersprachen aber die wissenschaftlichen Realitäten. „Eine Zunahme der anlagemäßig bedingten Geisteskrankheiten und Defektzustände", so Bonhoeffer, entsprach „nicht den Erfahrungen". Ja, nicht einmal die schweren Belastungen des ersten Weltkrieges hatten zu einem Ansteigen der Zahlen entgegen den allgemeinen Erwartungen geführt, wie das Bonhoeffer vor erst einem Jahr in seinem umfangreichen Handbuchartikel auch dargelegt hatte. Überdies brachten Krieg und Nachkrieg, wie ebenfalls von ihm ausgeführt, eine Abnahme des Alkoholismus mit sich, der ebenfalls für die Entstehung krankhafter Erbanlagen verantwortlich gemacht wurde. Was nun die Schizophrenie anbelangte, so schien ihm „eine generelle Unfruchtbarmachung ... nach diesem Stand der Dinge nicht indiziert zu sein", führte aber alle Argumente berücksichtigend weiter aus, „ob es sich um des Falles willen, daß sich zwei Schizophreniekranke heiraten, empfiehlt, gesetzliche Maßnahmen zu ergreifen, wäre zu erwägen".

Ebenso kritisch analysierte er die Situation bei der anderen großen Gruppe der endogenen Psychosen, den manisch-depressiven Erkrankungen, wo für ihn „die Möglichkeit einer Vernichtung der Anlage durch Unfruchtbarmachung ... bei ihrer großen Verbreitung und den fließenden Übergängen zur Norm nicht in Betracht kam". Aussagen zur genuinen Epilepsie, wo die Ursachen und der Erbgang nicht geklärt waren, konnten überhaupt nicht getroffen werden. Schwierig schien sich für Bonhoeffer die Beurteilung bei den „angeborenen Defekt- und psychopathischen Zuständen endogener Art" zu gestalten. Auch hier hielt er sich an die Ergebnisse der Forschung, seine eigenen umfangreichen Erfahrungen, die bis zur Tätigkeit als Gefängnispsychiater zurückreichten, an die aktuellen Beobachtungen von seiner kinderpsychiatrischen Station und referierte kritisch, daß die bisher in der Literatur angegebenen „statistischen Zahlen über Vererbung mit großer Vorsicht zu bewerten sind". Als zu bedeutsam bemaß er den Einfluß äußerer Faktoren, von Umwelteinflüssen auf die Entwicklung solcher Menschen, zumal „mindestens ein Drittel aller angeborenen Schwachsinnsfälle auf ... organische Hirnschädigungen" zurückzuführen sind und „bei den vererbbaren Formen sich kein einheitlicher Erbgang ergeben hat".

Als Ergebnis seiner detaillierten Ausführungen kommt Bonhoeffer zu der Auffassung, daß „ein Eingreifen des Staates im Sinne der zwangsweisen Sterilisierung nicht geboten ist, aber selbst wenn der Staat weitergehend sich entschließen sollte, generell die in Anstalten befindlichen Schizophrenen und geistig

Defekten unfruchtbar zu machen, auf die Gefahr, gesunde Erbmasse in größerem Umfang mit zu vernichten, würde es sehr zweifelhaft sein, ob wirklich eine irgendwie erheblich ins Gewicht fallende Herabminderung der entsprechenden Krankheitskategorien erzielt werden würde". Nach diesen ebenso eindeutig wie warnenden Bemerkungen ging Bonhoeffer auch auf die „freiwillige Unfruchtbarmachung" ein, wo die Verhältnisse anders lägen, da hier bei Zustimmung des Betreffenden mit den „nötigen Sicherungen gegen Mißbrauch" eine Unfruchtbarmachung „des krankhaft Veranlagten zulässig und in manchen Fällen wünschenswert" im engeren Sinne einer eugenischen Indikationsstellung erscheint. Es waren also umfassend die naturwissenschaftlichen, psychiatrischen, empirischen, ärztlichen und ethischen Erkenntnisse, von denen aus Bonhoeffer zu diesen Aussagen zu einem Zeitpunkt gelangte, als mit vielfacher Stimme, wie mit Namen und Adressen zu belegen, nach Sterilisierung und Euthanasie gerufen wurde.

Der Lauf der Dinge erreichte am 2. Juli 1932 einen ersten Höhepunkt. An diesem Tage stand eine Reihe von Leitsätzen des Preußischen Landesgesundheitsrates mit dem nunmehr bezeichnenden Titel „Die Eugenik im Dienste der Volkswohlfahrt" zur Diskussion. Leitsätze, Diskussionen, die Liste der Anwesenden und der Entwurf eines Sterilisationsgesetzes lagen kurz darauf für jeden einsehbar und lesbar in gedruckter Form vor.[49] Punkt 2 der zur Diskussion stehenden Leitsätze charakterisiert die vorherrschende Meinung und Einstellung der Mitglieder des Rates, Bonhoeffer mit eingeschlossen. Es heißt da: „Um im besonderen die Zunahme erblicher Belastung in unserem Volke einzuschränken, kommt Tötung oder Vernachlässigung lebensunwerten Lebens nicht in Frage. Auch einem Menschen mit minderwertigem Erbgut darf ein entsprechendes Maß an Fürsorge nicht vorenthalten werden. Selbst Hoffnungslose muß man menschenwürdig bis zu ihrem Tode aufbewahren. Eine Bewahrung von erblich Belasteten in Anstalten ist nur dann eugenisch wirksam, wenn man zugleich die Fortpflanzung ausschaltet. In dem Maße, als es unmöglich ist, dieses Ziel zu erreichen, erscheint die Sterilisierung (nicht Kastration) als eine eugenisch gebotene Maßnahme. Da jedoch die Sterilisierung aus ethischen Gründen umstritten wird, ist an eine allgemeine zwangsweise Einführung nicht zu denken ...

Für eine Sterilisierung aus nichtmedizinischer oder nichteugenischer Indikation einzutreten, lehnt der Preußische Landesgesundheitsrat ab. Die baldige Einbringung und Verabschiedung eines Sterilisationsgesetzes wird gefordert."

Nachdem auf dieser Zusammenkunft vom Vorsitzenden des Rates alle Leitsätze vorgetragen worden waren, ergriff in der Diskussion als erster ein Dr. Conti das Wort, um „eine Erklärung im Namen der Bewegung, die er vertrat, abzugeben: der Nationalsozialistischen Deutschen Arbeiterpartei". Der 1900 geborene Leonardo Conti war als NSDAP-Mitglied und Arzt kein Unbekannter. Als Medizinstudent war er 1920 Initiator einer „Bewegung" an der Berliner Universität, die einen hochangesehenen jüdischen Professor für Physiologie und Innere Medizin der Charité, den Herzspezialisten der Kaiserlichen Familie vor dem ersten Weltkrieg, Georg Friedrich Nicolai (1874–1964), „mundtot" machen wollte. Nicolai und Albert Einstein (1879–1955) waren die einzigen Wissenschaftler der Berliner Universität, die jenen „Aufruf an die Kulturwelt" zu Beginn des ersten Weltkrieges nicht mit unterzeichnet hatten. Nicolai war es auch, der öffentlich gegen U-Boot-Krieg und Giftgaseinsatz protestierte, deswegen verfolgt wurde und schon 1918 Deutschland verlassen mußte. 1919 wurde er für den Friedensnobelpreis nominiert, 1920 kehrte er nach Berlin zurück, um von Conti und seinen Sinnesgenossen als Deserteur und Landesverräter beschimpft und ausgestoßen zu werden, so daß er wiederum Deutschland verlassen mußte.

Dieser Dr. Conti, der bald zum ranghöchsten Arzt der faschistischen Regierung, zum „Reichsärzteführer" und zum Akteur der Vernichtung „lebensunwerten Lebens" avancierte, der sich gleich vielen anderen Naziärzten 1945 durch Selbstmord der Verantwortung seiner Taten entziehen sollte, war schon mehr als ein Jahr der barbarischen Machtergreifung in der Rassenfrage voraus: „Wenn als Überbleibsel einer vergangenen liberalistischen Epoche das Einverständnis des zu Sterilisierenden zu der Sterilisation in jedem Falle als notwendig gefordert wird, so gebe ich in Übereinstimmung mit unserer Bewegung der Überzeugung Ausdruck, daß hiermit die praktischen Erfolge einer solchen Maßnahme von vornherein auf fast Null herabgeschraubt werden ... Dieser ganze Entwurf könnte ebensogut für irgendeinen Bevölkerungsstamm auf dem Balkan ausgearbeitet sein und würde, da er allgemein wissenschaftliche Erkenntnisse bringt, auch dort von Bedeutung sein. Schließlich sind wir aber hier im Preußischen Landesgesundheitsrat und haben Richtlinien für die Gesundheitspflege des deutschen Volkes aufzustellen ... Wenn mir geantwortet werden sollte, daß für solche Maßnahmen die heutige Zeit noch nicht reif genug sei, so mag vielleicht dieser Einwand noch eine Berechtigung haben. Die Zeit wird aber in sehr absehbarer Zeit reif werden, und dann werden diejenigen Vorarbeiter von größerer Bedeutung sein, die dieses Problem mit einbezogen haben, gegenüber solchen Arbeiten, die systematisch an der Rassenfrage vorbeigehen."[49] Solche Äußerungen waren keine dahingeredeten Sätze, über die man zur Tagesordnung schreiten konnte, so wie es der Vorsitzende tat, der lediglich mahnte, „sich streng an das uns gestellte Thema zu halten". Nein, die Ausführungen Contis waren Programm, ein Programm der Nazis, wie man mit „Minderwertigen" und Geisteskranken in Deutschland und schließlich anderswo verfahren würde, wenn die Zeit erst reif dafür sei. Am 30. Januar 1933, nur sechs Monate später, ernennt Reichspräsident Paul von Hindenburg Adolf Hitler, den Führer der NSDAP, zum Reichskanzler, errichten die reaktionärsten und aggressivsten, aber auch chauvinistischsten Kreise des deutschen Monopol- und Finanzkapitals ihre durch Terror und Ausrottung gekennzeichnete Gewaltherrschaft.

Am 27. Februar brennt der Reichstag in Berlin, am 10. Mai veranstalten die Faschisten auf dem Opernplatz in Berlin die öffentliche Bücherverbrennung, Zeugnisse deutschen und internationalen Kulturlebens werden ein Opfer der Flammen. Am 14. Juli 1933 verabschiedet die „Reichsregierung" das „Gesetz zur Verhütung erbkranken Nachwuchses". Hatte nicht Conti von der Bedeutung jener Vorarbeiten gesprochen, die die Rassenfrage mit einbezogen? Der an die Macht gekommene Faschismus mußte keine neuen Gesetze erarbeiten, er mußte nur mit seiner Macht und Brutalität das vollziehen, was bereits, unter dem Freiwilligkeitsprinzip laufend, auf dem Papier stand und wofür sich auf einmal auch soviele aus der Ärzteschaft einsetzten. Dahin waren die Diskussionen um medizinische Fragen, um neurologisch-psychiatrische Erkenntnisse, um Wissenschaftlichkeit, Ethik und Feiwilligkeit. Es bestand Anzeigepflicht für jeden Arzt, für Zahnärzte, Hebammen, Anstaltsleiter, selbstverständlich Amtsärzte. Bonhoeffer war, wie er später ausführte, nicht bekannt, „daß irgendwelche psychiatrische Instanzen vor dieser radikalen Verschärfung befragt worden wären“,[50] die nun Rechtskraft erlangte.

Im § 1, Abs. 1, heißt es: „Wer erbkrank ist, kann durch chirurgischen Eingriff unfruchtbar (sterilisiert) werden …“.

Abs. 2: „Erbkrank im Sinne dieses Gesetzes ist, wer an einer der folgenden Krankheiten leidet: 1. angeborenem Schwachsinn, 2. Schizophrenie, 3. zirkulärem (manisch-depressivem) Irresein, 4. erblicher Fallsucht, 5. erblichem Veitstanz (Huntingtonsche Chorea), 6. erblicher Blindheit, 7. erblicher Taubheit, 8. schwerer erblicher körperlicher Mißbildung.“

In Abs. 3 heißt es: „Ferner kann unfruchtbar gemacht werden, wer an schwerem Alkoholismus leidet.“ Und in § 12 steht: „… die Unfruchtbarmachung ist auch gegen den Willen des Unfruchtbarzumachenden auszuführen …“[51]

Am 1. Januar 1934 trat das Gesetz, von Hitler, dem Reichsminister des Inneren und der Justiz unterzeichnet, in Kraft. Zwischen 350 000 bis 400 000 Menschen[52] wurden zwangsweise sterilisiert und waren damit ein Opfer des Gesetzes. Bis zum 31. August 1939 war es „rechtskräftig“. Mit Beginn des zweiten Weltkrieges wurde dann praktiziert, was schon seit längerem in den Köpfen auch gedacht worden war: die Euthanasie, die „Endlösung“ der Juden und ganzer Völkerschaften, die als rassisch „minderwertig“ gebrandmarkt wurden.

Bonhoeffer hat nach Inkrafttreten des Gesetzes im Januar 1934 keinen seiner Patienten gemeldet, ihm „blieb nur die Möglichkeit übrig, zu hemmen und durch Publikationen und psychiatrische Lehrgänge auf die besonderen diagnostischen Schwierigkeiten im Erbgesundheitsverfahren hinzuweisen“. Auch schien es ihm „nun geboten, in dem Erbgesundheitsobergericht die Stelle des sachverständigen Psychiaters zu übernehmen, um Einfluß auf die Begutachtung der Gerichte zu bekommen“.[50] Die Zuordnung von in der Psychiatrie erfahrenen Universitätslehrern, die neben Gynäkologen und Chirurgen dem sogenannten Erbgesundheitsobergericht angehörten, ging auf einen bereits am 13. Januar 1934 erlassenen ministeriellen Entscheid zurück,[53] wonach alle Universitäten entsprechende Personen zu benennen hatten. So blieb es nicht aus, daß auch eine Reihe von Ordinarien für Psychiatrie hier zu finden sind, selbst jene, die sich wie Bonhoeffer dem Gesetz entgegenstellten, wie der in Frankfurt/Main tätige Karl Kleist (1879–1960) oder wie Gottfried Ewald (1888–1963), der damals in Greifswald, später in Göttingen arbeitete und vormals Assistent bei Bonhoeffer in Berlin war. Vom Dekan der Medizinischen Fakultät in Berlin wurde am 20. Februar 1934 zur Mitarbeit in dieser Institution der Direktor des Kaiser-Wilhelm-Institutes für Anthropologie, menschliche Erblehre und Eugenik, Eugen Fischer (1874–1967), als sein Vertreter Otmar von Verschuer (1896–1969)[54] sowie Bonhoeffer, als dessen Vertreter Pohlisch vorgeschlagen und vom Ministerium bestätigt[55].

Bonhoeffers Bereitschaft, hemmend und aufklärend zu wirken, glich allerdings einer Gratwanderung. Zwar hatte er im März 1934 einen ersten Kursus über die „psychiatrischen Aufgaben bei der Ausführung des Gesetzes zur Verhütung erbkranken Nachwuchses“ mit seinen Mitarbeitern Albrecht, Schulte, Thiele durchgeführt, mußte aber zur Kenntnis nehmen, daß mit viel größerem Aufwand und aktiver Unterstützung der Nazis durch den nunmehrigen Direktor des Kaiser-Wilhelm-Institutes für Genealogie und Demographie der Deutschen Forschungsanstalt für Psychiatrie in München, Rüdin, bereits vom 8.–16. Januar 1934 ein erster „erbbiologisch-rassen-hygienischer Schulungskurs für Psychiater“ abgehalten worden war, auf dem einer der Ideologen des Gesetzes, Dr. Gütt vom „Reichsministerium des Inneren“ und ein enger Vertrauter Rüdins, zum bezeichnenden Thema „Auslese und Ausmerze in ihrer Bedeutung für die Rassenpolitik“ sprach, ebenso aber auch bekannte Psychiater das Wort ergriffen. Waren die Hauptvorträge Gütts noch öffentlich, so zog man sich zu „seminaristischen Darlegungen über Arbeitsweise, Arbeitsgebiet und Aufgaben der psychiatrischen Erblichkeitsforschung und Rassenhygiene“ von der Öffentlichkeit zurück.[56] Rüdins Einrichtung in München war nicht die einzige Institution, die entsprechende Schulungskurse veranstaltete. Auch Fischers Kaiser-Wilhelm-Institut für Anthropologie in Berlin „bildete Amtsärzte in Schnellkursen und SS-Ärzte in einjährigen Kursen in Anthropologie und Genetik aus“,[57] um die vom Gesetz gestellten Aufgaben erfüllen zu können. Noch im gleichen Jahr setzte Bonhoeffer sich mit der Bedeutung äußerer Faktoren bei der Schizophrenie auseinander.[58] Es ist dies eine der wenigen Arbeiten, in der er sich dem Thema Schizophrenie überhaupt widmete.

Unter dem Eindruck des Gesetzes, das die Schizophrenie als Erbkrankheit deklariert, greift Bonhoeffer das schon so oft diskutierte Verhältnis zwischen endogen präformierter Anlage und äußeren Auslösefaktoren bei diesen Erkrankungen wieder auf. Er stellt die Probleme heraus, die sich für den erfahrenen Psychiater bei der Diagnose ergeben, beschreibt Krankheitsformen, die eindeutig schizophren ablaufen, aber im Längsschnitt betrachtet keine Schizophrenie darstellen, und bezieht die gerade erst gewonnenen Erkenntnisse der Zwillingsforschung mit ein, indem er ausführt: „Das Manifestwerden einer schizophrenen Anlage ist meist, aber doch nicht immer, ein ausschließlich inneren Gesetzen folgendes schicksalmäßiges Geschehen." Letztmalig mobilisierte Bonhoeffer seine Mitarbeiter im März 1936, um in einem „zweiten erbbiologischen Kurs" Punkt für Punkt die im Gesetz angeführten Krankheiten vom Schwachsinn bis zu den körperlichen Mißbildungen kritisch zu analysieren und die erheblich gewachsene Verantwortung des psychiatrischen Sachverständigen zu betonen, der „häufig nicht lediglich Sachverständiger ist, sondern im Erbgesundheitsverfahren Richterfunktion ausübt, vor allem aber ist sie wissenschaftlich verantwortlicher, als nunmehr ins einzelne gehende Diagnosen notwendig sind, die einschneidende, nicht nur das Individuum, sondern die Familie und die ganze Sippe betreffende staatliche Maßnahme zur Folge haben (Unfruchtbarmachung, Eheerlaubnis, Erbhoftauglichkeit, Siedlungszulassung usw.)."[59] Alles, was zu einer präzisen Diagnose verhelfen konnte, wenn schon die therapeutischen Maßnahmen kaum ins Gewicht fielen, wurde in Anwendung gebracht. Die im April 1928 in der Bonhoefferschen Klinik installierte neue Röntgenanlage, die es gestattete, Enzephalographien durchzuführen, um die Innenräume des Gehirns zur Darstellung zu bringen, wurde ebenso zur Diagnostik bei den Erbkrankheiten genutzt wie die Analyse des Hirnwassers. Das, was an Ergebnissen vorgetragen wurde, richtet sich gegen die gewissenlose Scharfmacherei und gab zu denken, so auch Zutts Ausführungen über die Sterilisation beim Alkoholismus, denn „man kann es einem Alkoholiker nicht ansehen, ob es sich um einen schweren Fall im Sinne des Gesetzes handelt". Wissenschaftlichkeit aber, das war die bittere Erkenntnis, war nicht mehr gefragt. Bonhoeffer wurde das Abhalten weiterer Kurse vom Innenministerium untersagt.[60]

Dennoch, die Aktivitäten waren, wie Zeitgenossen berichten, nicht vergeblich. Das „anfangs schrankenlose Sterilisieren wurde doch allmählich eingeschränkt". „Unter Bonhoeffers Leitung haben wir (d. h. Assistenten der Klinik, K.-J. N.) immer wieder versucht, die endogenen Psychosen einzugrenzen, nichtvererbungsabhängige Komponenten herauszuarbeiten."[61]

Bonhoeffer hat sich mit der Problematik des Sterilisationsgesetzes als Mensch und Arzt bis an sein Lebensende auseinandergesetzt. Es scheint daher nicht den Tatsachen zu entsprechen, daß er später, nach seiner Emeritierung 1938, zu den weiteren Vorgängen schwieg, um „seinen Sohn zu schützen", wie es Müller-Hill vermutet.[62] Dietrich Bonhoeffer war ja nicht der einzige aus der Bonhoeffer-Familie, der der Widerstandsbewegung angehörte, worauf noch einzugehen sein wird. Karl Bonhoeffer hat sich nach dem Ende des zweiten Weltkrieges nochmals zu Wort gemeldet, indem er in einem „Rückblick auf die Auswirkungen" dieses Gesetzes[63] die Entwicklung und Handhabung kritisch beleuchtete, aber mit Blick in die Zukunft Unterstützung für die schwer belastete „erbbiologische Forschung" sowohl auf klinischem wie auch auf theoretischem Gebiet forderte. Warum er die mit hoher Wahrscheinlichkeit auch ihm bekannten Umstände der Euthanasie in diesem Artikel nicht erwähnte, liegt wohl nicht ausschließlich im Thema begründet, dem „nationalsozialistischen Sterilisationsgesetz". Zu unmittelbar mögen diese und die familiären Ereignisse in ihrer Wirkung gewesen sein, daß sie eher Betroffenheit als späte Anklage bewirkten. Inwieweit Bonhoeffer über die Aussagen der am 9. Dezember 1946 bis 20. August 1947 durchgeführten Ärzteprozesse vor dem amerikanischen Militärtribunal in Nürnberg Kenntnis hatte, wo das gesamte Ausmaß der barbarischen Ausrottungspolitik der Faschisten zutage kam,[64] können wir heute nicht mit Bestimmtheit sagen.[65]

Bonhoeffers wissenschaftliche Aktivitäten galten Mitte der zwanziger Jahre einer Vielzahl von Themen. Nach längerer Pause setzte er sich vor allem wieder mit Fragen der klinischen Hirnforschung auseinander, zumal er mit dem Pathologisch-Anatomischen Labor und seinem Mitarbeiter Creutzfeldt über gute Ausgangsbedingungen verfügte. Hatte er in einer historischen Reminiszenz 1924 über die Entwicklung der Anschauungen von der Großhirnfunktion in den letzten 50 Jahren referiert,[66] so ging er nun anhand eigener Untersuchungen den Fragen der Hirnlokalisation beim Auftreten von Agrammatismus und Rechts-Links-Störungen des Menschen nach.[67] Dieser Beitrag war in einem separaten Band der Monatsschrift für Psychiatrie und Neurologie enthalten, den Bonhoeffer seinem jüdischen Forscherkollegen Hugo Liepmann zum 60. Geburtstag gewidmet hatte. Von großer klinischer Meisterschaft getragen, setzte er sich mit einer Reihe von Ausfallserscheinungen auseinander, die seit der Beschreibung der Broca- und Wernicke-Aphasie, jenen zentralen Sprachstörungen, unterschiedlich von den Wissenschaftlern diskutiert wurden. Anhand der Krankengeschichte wiederum nur eines Patienten ging Bonhoeffer exemplarisch der Frage nach, inwieweit grammatische Störungen eine Beziehung zur motorischen Aphasie aufweisen. Der Patient war nicht in der Lage, trotz Sprachanstrengung aktiv zu sprechen, und gab einzeln hervorgebrachte Wörter, durch Auslassung, Umstellung oder Hinzufügung von Lauten, Paraphasien genannt, entstellt wieder. Es ging dabei um Beziehungen zwischen Wortgefüge, dem Wortklang und der Wortsinnauffassung sowie Beziehungen von Sprechen, laut Lesen und Schreiben, weiterhin auch um Fragen nach der „Natur des Satzes", ob etwa „der Satz auf dem Wege vom Denken zum Sprechen vor dem Worte kommt ... der Satz eine Einheit ist, deren innere Formulierung der Wortwahl vorangeht". Es wurden also selbst sprachwissenschaftliche und psychologische Fragestellungen einbezogen.

Bonhoeffer hielt aufgrund seiner Beobachtung gerade den Anhängern einer eher psychologischen Interpretationsweise entgegen, daß es sich „bei den zur Aphasiereihe gehörenden Fällen von Agrammatismus nicht um eine Störung des gedanklichen Satzentwurfes, sondern um eine Störung der syntaktischen und grammatischen Ausdrucksmittel für diesen Entwurf handelt“, der nun, wie seine ausführlichen klinischen Protokolle belegen, „im ganzen dem Kranken bei der Spontansprache“ doch vorschwebten. Dabei bezieht sich Bonhoeffer auf seine schon in früheren Jahren dokumentierte Auffassung, die auf einer genetischen und weniger psychologischen Erfahrung beruhte, wonach die „Rückkehr der Sprachfunktion bei der Rückbildung motorischer Aphasie im Ganzen dem Gang der Sprachentwicklung folgt. Es kehrt zunächst das Nachsprechen, dann das Benennen zurück. Die Kenntnis des feineren Wortgefüges ist ein später vor allem in der Schule im Anschluß an Lesen und Schreiben zum Abschluß kommender Erwerb“, ähnliches gilt für den grammatischen Aufbau, das Satzgefüge. „Das Kind spricht wohl schon früh in Sätzen, aber der grammatische syntaktische Aufbau wird erst später fehlerfrei.“ Trotz dieser eindeutigen und richtigen, im heutigen Sprachgebrauch als neuro-linguistisch bezeichneten Aussagen räumt Bonhoeffer in seinen zur Vorsicht mahnenden Bemerkungen ein, daß „bei den aphasischen und aphasisch-agrammatischen Störungen ein Gebiet vorliegt, bei dem der introspektiven Betrachtung enge Grenzen gesetzt sind. Von den wesentlichen Vorgängen spielt sich das wenigste in der Bewußtseinshelligkeit ab, so daß man für das Studium der Erscheinungen immer wieder zur klinisch-zerebralen Betrachtung zurückgeführt wird“. Wohl auch im Sinne seines Lehrers Wernicke konnte Bonhoeffer durch die Ausfallsgebiete, die das Gehirn des Patienten aufwiesen, zu solcher zerebralen Betrachtung zurückgreifen: „Es kann nach dem Befund nicht mehr in Zweifel gezogen werden, daß Schädigungen des hinteren Abschnittes der Sprachsphäre von Agrammatismus gefolgt sein können“, so daß es, wie „der Fall beweist, … zum Zustandekommen der hier vorliegenden Form des Agrammatismus keiner Beteiligung des Stirnhirns oder der Brocagegend bedarf“. Die von ihm gefundene Einseitigkeit des Gehirnbefalls, denn in der gesamten rechten Gehirnhemisphäre zeigten sich keinerlei pathologische Veränderungen, waren der Beweis, daß die Störungen in der Rechts-Links-Auffassung des Patienten hier ihre Ursache haben mußten.

Er ließ die Fachwelt auch durch drei klinisch-anatomische Beiträge zur „Pathologie des Sehhügels“[68–70], latinisiert Thalamus, und der diesem Gehirngebiet zugeschriebenen Funktionen aufhorchen, über die man damals nur in bescheidenem Umfange durch wenige Einzelbeobachtungen wußte. Dieser entwicklungsgeschichtlich alte, zentral gelegene, von der Großhirnrinde umschlossene und damit schwer zugängliche Hirnteil kommt einer Umschalt- und Filterstation für alle Signale gleich, die auf die Haut des Menschen auftreffen, vor allem für Empfindungen aus dem Körperinnern. Die Patienten fühlen dabei eigenartige, meist unangenehme Schmerzsymptome. So klagte die von Bonhoeffer über einen längeren Zeitraum untersuchte und beobachtete Patientin über ein brennendes Gefühl unter dem linken Arm, ein Steifheitsgefühl an der linken Halsseite, ein Gefühl, als ob Schwimmhäute zwischen den Fingern der beiden Hände wären, aber auch über ein Schmerzgefühl im Bereich der linken Körperseite, als würde die Haut heruntergezogen. Solche übermäßigen Schmerzsymptome in einer Körperhälfte, die als Brennen, Ziehen oder als Spannung beschrieben werden, weisen den Kliniker im Zusammenhang mit anderen neurologischen Ausfallserscheinungen, heutzutage unter Einbeziehung moderner diagnostischer Untersuchungsmethoden, den Weg, die Stelle des Gehirns zu lokalisieren, die durch eine Blutung oder einen Tumor beeinträchtigt ist. Damals hat Bonhoeffer seine differenzierten klinischen Beobachtungen mit den Schädigungsstellen des von ihm untersuchten Gehirns korreliert und vom Ausfall, von der Läsion dieser bestimmten Hirnstelle auf deren Funktion im Kontext mit anderen Hirnteilen geschlossen. Erst in den letzten Jahren machen es die Bedingungen der modernen Neurochirurgie möglich, diese Hirnregion operativ anzugehen, über deren Funktion Ende der zwanziger Jahre Bonhoeffer so detailliert und mit unveränderter Gültigkeit berichtet hat. Immer wieder aber, so auch bei der Analyse der Sehhügelfunktionen, kam er auf den Komplex der choreatischen Erkrankungen zu sprechen, jenes Störungsbild, das durch seine unwillkürlichen, raschen, zum Teil schleudernden ungeordneten Bewegungen charakterisiert ist und mit dem er seinerzeit durch die Beschreibung der Bindearm-Chorea berühmt geworden war. In einem letzten großen monographischen Beitrag hat er 1936 zu den akuten und chronischen choreatischen Krankheitsformen Stellung bezogen, umfassend die klinische Symptomatologie und Therapie unter

Berücksichtigung der Literatur abgehandelt. Dies geschah auch im Hinblick auf die genetischen Bedingungen, denn eine der Formen, die Chorea Huntington, war ja im Sterilisierungsgesetz von 1930 mit aufgeführt.[71] In jedem dieser Jahre hat Bonhoeffer mehrere wissenschaftliche Arbeiten verfaßt oder Monographien geschrieben, sich sogar am 24. März 1931 in der Deutschen Allgemeinen Zeitung Nr. 133 zu Wort gemeldet. Unter der Überschrift „Zur psychopathologischen Beurteilung der Denkwürdigkeiten des Fürsten Bülow", jenes Mannes, der von 1900 bis 1909 als Reichskanzler Deutschlands imperialistische Vormachtstellung betrieben hatte, wies Bonhoeffer auf die senilen Charakterveränderungen, auf das starke egoistische Geltungsbedürfnis, auf Erinnerungstäuschungen und die daraus resultierenden Entstellungen von Tatbeständen bei dem prominenten Memoirenschreiber hin. Es war dies eine in jeder Beziehung als Einmaligkeit zu bezeichnende Aktivität Bonhoeffers, der sich sonst gegen öffentliches Auftreten sträubte.

Die radikalen Veränderungen des Jahres 1933 brachten nicht nur Bonhoeffers wissenschaftliche Aktivitäten vorerst zum Stillstand, es war dies „das einzige, in dem keine wissenschaftliche Veröffentlichung von mir erschienen ist",[72] resümierte er später. Aber schon vordem zeichnete sich die verhängnisvolle Entwicklung ab, der Deutschland zustrebte. Die Massenarbeitslosigkeit erreichte ihren Höhepunkt. Die Weltwirtschaftskrise nahm mit dem „Schwarzen Freitag", dem 24. Oktober 1929, von New York aus ihren Lauf; in den USA registrierte man 1933 zwölf Millionen Arbeitslose. Durch Notverordnungen, die gleichbedeutend mit Steuererhöhungen und Lohnkürzungen waren, sowie durch Herabsetzung der öffentlichen Ausgaben und Einführung der Arbeitsdienstpflicht versuchte die Reichsregierung unter Kanzler Brüning, der am 29. März 1930 sein Amt angetreten hatte, eine Wende herbeizuführen. Hitler und seine faschistische Partei mißbrauchten indessen hemmungslos Not und Elend der Menschen für ihre Propaganda. Die Notverordnungen fanden im Reichstag keine Billigung. Die deswegen angesetzten Reichstagswahlen am 14. September 1930 brachten zwar einen Stimmengewinn der Kommunisten, doch noch größer war der Zulauf der NSDAP, die von 5 auf 107 Reichstagssitze kam. Ende 1930 war das Arbeitslosenheer in Deutschland auf 4,4 Millionen, Ende 1931 auf 5,6 Millionen und 1932 gar auf 6 Millionen angestiegen. Die sozialen und politischen Auseinandersetzungen und Widersprüche traten immer krasser in Erscheinung. Für die Wahl des Reichspräsidenten im April 1932 kandidierte auch der 84jährige Hindenburg. Seine Wahl bedeutete, wie die Kommunisten richtig voraussahen, die Wahl Hitlers, und Hitler bedeutete Krieg. Am 30. Mai 1932 erfolgte die Entlassung Heinrich Brünings (1885–1970). Gleich vielen hatte Bonhoeffer in ihm „die Gewähr" gesehen, „daß außenpolitisch und wirtschaftlich eine Zeit der Verständigung und des Aufstiegs sich anbahnte. Der Sieg des Nationalsozialismus ... und die Ernennung Hitlers zum Reichskanzler betrachteten wir von vornherein und zwar einheitlich in allen Gliedern der Familie als ein Unglück."[73]

Dietrich Bonhoeffers Biograph Bethge beschreibt die Situation des 30. Januar 1933: „Am Abend trat Rüdiger Schleicher, Dietrichs Schwager, zuhause mit den Worten ins Zimmer: Das bedeutet Krieg. So sagten alle Bonhoeffers, auch Dietrich."[74] Klaus Bonhoeffer hatte vordem schon am 3. Novemer 1930 in einem Brief an seinen Bruder Dietrich, der sich seinerzeit in den USA befand, die Entwicklung realistisch geschildert: „Man liebäugelt mit dem Faschismus. Ich fürchte, wenn diese radikale Welle sich der Gebildeten bemächtigt, ist es um das Volk der Dichter und Denker geschehen." Und nochmals Bethge: „Die Bonhoeffers nahmen im Gegensatz zu vielen ihrer Standesgenossen den 3. Januar 1933 ernst; vielleicht, daß sie das Maß von Hitlers Fähigkeiten noch unterschätzten, nicht aber seine Skrupellosigkeit." Karl Bonhoeffers „Abneigung und ... Mißtrauen gegen Hitler begründete sich ... auf seine demagogischen Propagandareden ..., die Auswahl seiner Mitarbeiter, über deren Qualitäten uns hier in Berlin vielleicht mehr Einzelheiten bekannt waren als anderwärts, schließlich auf das, was an psychopathischen Eigenschaften von ihm im Kreise der Fachkollegen kursierte".[73] Bonhoeffer hatte hierbei zweifellos auch die psychiatrische Interpretation des Lazarettaufenthaltes in Pasewalk im Auge, wo der Gefreite des ersten Weltkrieges Adolf Hitler vom 21. Oktober 1918 bis 19. November 1918 wegen zeitweiliger Erblindung durch Gasgranateneinwirkung betreut wurde. In einer vom Heidelberger Psychiater Hans W. Gruhle (1880–1958) betreuten Doktorarbeit wurde Hitlers Kriegsblindheit als „hysterisch" gewertet, was für Gruhle verhängnisvoll wurde, denn eine anstehende Berufung auf den Lehrstuhl in Bonn 1934 wurde durch die Faschisten verhindert. Die Leitung der Bonner Klinik übertrug man stattdessen im gleichen Jahr dem aus der Bonhoefferschen Klinik kommenden Pohlisch, der, wie sich inzwischen herausgestellt hatte, ein „zuverlässiger Mann“ im Sinne der Nazis war und es ab 1940 mehr denn je beweisen sollte.

Die Ergebnisse jener Doktorarbeit griff aber auch der seit 1918 die Heidelberger Klinik leitende Karl Wilmanns (1873–1945) auf, indem er in einer Vorlesung „Hitler als einen typischen Fall von hysterischer Blindheit“ bezeichnete.[75] Diese öffentliche Äußerung war Grund genug, auch Wilmanns von seiner Funktion abzuberufen und ihn 1933 durch einen neuen Mann zu ersetzen, der zum engsten Kreis der Akteure des faschistischen Massenmordprogramms der Euthanasie gehören sollte: Carl Schneider (1891–1945).

Wer aber hätte besser als Bonhoeffer Hitlers Kriegserlebnisse und die Blindheit einschätzen können? War er es doch, der schon 1911 die wunschbedingten hysterischen Krankheitszustände klinisch-psychiatrisch nach Ursache und Verlauf beschrieben hatte, deren Richtigkeit durch die leidvollen Erfahrungen des ersten Weltkrieges bestätigt worden waren. Es war aber bei weitem nicht ausreichend, einen Mann, ein System nach solchen Kriterien beurteilen zu wollen. Zu einschneidend und tiefgreifend trat mit dem Januar 1933 der Faschismus in Erscheinung. Das bewiesen die Notverordnungen „zum Schutz von Volk und Staat“, die unmittelbar nach dem provozierten Reichstagsbrand vom 27. Februar tags darauf erlassen worden waren. Diese Verordnungen bedeuteten nicht nur die Aufhebung der in der Weimarer Verfassung festgelegten Grundrechte. Nunmehr waren alle persönlichen Freiheitsrechte zunichte gemacht. Im § 1 der Verordnung wird ausgeführt: „Es sind daher Beschränkungen der persönlichen Freiheit, des Rechtes der freien Meinungsäußerung einschließlich der Pressefreiheit, des Vereins- und Versammlungsrechtes, Eingriffe in das Brief-, Post-, Telegraphen- und Fernsprechgeheimnis, Anordnungen von Haussuchungen und von Beschlagnahme sowie Beschränkungen des Eigentums auch außerhalb der sonst hierfür bestimmten gesetzlichen Grenzen zulässig.“[76] Die Jagd auf Humanisten und Demokraten, Kommunisten, Gewerkschaftler und Sozialdemokraten begann. Die systematische „Bekämpfung aller Gegner“ und ihre Verschleppung in die Gefängnisse und sofort geschaffenen Konzentrationslager, so Dachau am 20. März, Oranienburg am 22. März 1933, nahm ihren Anfang.

Der Reichstagsbrand war das Fanal gewesen. Noch am selben Abend hatte die Polizei trotz der vielen entdeckten Brandherde den angeblichen Täter festgenommen, den „holländischen Kommunisten Marinus van der Lubbe“. Am 9. März wurden Georgi Dimitroff (1882–1949) und zwei andere Bulgaren in Berlin durch die Denunziation des NS-Kellners Hellmer, der angeblich Dimitroff mit van der Lubbe gesehen haben wollte, verhaftet. Am 21. September 1933 begann vor dem IV. Strafsenat des Reichsgerichts in Leipzig unter Anwesenheit von 82 ausländischen Korrespondenten der historische Prozeß.[77] Auch Karl Bonhoeffer sollte hierbei gefordert werden, da sich eine psychiatrische Begutachtung als notwendig erwies, nachdem der in der Verhandlung zunächst unauffällig wirkende van der Lubbe pötzlich auf Fragen nicht mehr antwortete, verstört mit gesenktem Kopf dasaß und zudem in einen Hungerstreik getreten war. „Zahlreiche Zeitungen und medizinische Sachverständige erklärten diesen Zustand damit, daß die faschistischen Gefängnisbehörden ihm narkotische Gifte ins Essen geben ließen.“[78] Dem angesehenen Psychiater Bonhoeffer fiel nun die Aufgabe zu, sich „über den Geisteszustand“ des van der Lubbe als Sachverständiger zu äußern. Aus seiner Sicht beschreibt Bonhoeffer die Situation folgendermaßen: „Die Gelegenheit, eine Reihe prominenter Pgs. kennenzulernen, gab mir der Auftrag, den Reichstagsbrandstifter Lubbe psychiatrisch zu untersuchen und zu begutachten. Sie hatten sich in größerer Zahl bei Gelegenheit der Verhandlungen vor dem Reichsgericht in Leipzig zusammengefunden. Die Köpfe, die man bei dieser Veranlassung sah, waren zum großen Teil in ihrem Gesichtsausdruck unerfreulicher Natur ... Einen intellektuell überlegenen Eindruck machte der Mitangeklagte Dimitroff, der den geladenen Ministerpräsidenten Göring in einen fassungslosen Wutzustand versetzte. Bei Lubbe handelte es sich um einen menschlich nicht unsympathischen, psychopathischen jungen Menschen, einen abenteuerlichen Wirrkopf, der im Verlauf des Verfahrens in eine stuporöse Trotzreaktion verfiel, die sich erst kurz vor seiner Hinrichtung verlor.“[79]

Bonhoeffer entschloß sich sofort nach dem Ende der Verhandlungen, das zusammen mit seinem Mitarbeiter Zutt erstellte Gutachten zu veröffentlichen. Es erschien 1934 im Augustheft seiner Monatsschrift.[80] Die von Bonhoeffer einleitend angegebenen Gründe, die ihn zu einer Veröffentlichung bewogen, sind ebenso aufschlußreich wie die vielfach geäußerten Zweifel an der Zurechnungsfähigkeit van der Lubbes, aber, so Bonhoeffer weiter, „zu einer Mitteilung aus nur wissenschaftlichem Interesse hätte es einer abschließenden Aufklärung des Falles bedurft, die ja bekanntlich nicht erreicht wurde ... es ist uns also wesentlich daran gelegen, durch die vorliegende Veröffentlichung das Interesse weiterer Fachkreise an dem Fall zu befriedigen ...“ Die umfangreiche präzise und detaillierte Beschreibung der Lebensgeschichte, Persönlichkeit, der psychischen Struktur des van der Lubbe sowie der Motive und Begleitumstände des Brandes kennzeichnet nun die unverwechselbare Art Bonhoeffers, mit ausschließlich ärztlichem Sachverstand und eigener psychiatrischer Erfahrung aus seiner vermeintlich objektiven Sicht Stellung zu beziehen. Neben der psychiatrischen Aussage reichte diese Einstellung im vorliegenden Falle bis zur ablehnenden Begründung, daß van der Lubbe etwa bestimmte Mittel gegeben worden seien oder einer Hypnose ausgesetzt bzw. durch „stundenlange Verhandlungen“ in den von Bonhoeffer gesehenen und beschriebenen Zustand versetzt wurde. Welch bittere Erfahrungen sollte aber auch er noch an seinen Söhnen und Schwiegersöhnen machen, die später der Brutalität stundenlanger Verhandlungen im Gestapogefängnis Prinz-Albrecht-Straße ausgesetzt waren. Zu diesem Zeitpunkt grenzten für Bonhoeffer und andere solche Gedanken an das Unvorstellbare.

Über die Begleitumstände und Reaktionen, die das van der Lubbe-Gutachten mit sich brachten, schreibt Bethge, „diese Hinzuziehung zu dem mit lauter Rätseln umgebenen und emotional befrachteten Fall belastete ein Jahr lang die Familie ... Im Ausland, wo sogleich die These verbreitet worden war, daß Göring den Reichstag durch seine Leute angezündet habe und van der Lubbe höchstens ein unwissendes Werkzeug dieser Leute sei, erhoffte man sich von dem nüchternen und unbestechlichen ersten Psychiater in Deutschland die Beweise, die andere nicht schlüssig zu führen vermochten. So richteten sich viele Erwartungen auf das Gutachten. Die Enttäuschung war groß, als der ärztlich-psychiatrische Befund nichts von der Frage nach Schuld oder Unschuld erwähnte, die Möglichkeit einer Anstiftung Lubbes von anderer Seite nicht behandelte ... empörte Briefe kamen ins Bonhoeffersche Haus, sogar eine Schmähflugschrift." Aber, so Bethges Interpretation, „im Jahre 1933 war es für Karl Bonhoeffer aber noch ganz undenkbar, daß er unter seinem Namen etwa ein Gutachten erstattete, welches andere Gesichtspunkte einbezog als die rein medizinischen".[81] Eine Auffassung, die auch von Bonhoeffers Tochter Sabine geteilt wird, wobei sie auch auf den unmittelbar zeitbezogenen allgemeinen politischen Erkenntnisstand ihres Vaters verweist, der keine andere Einstellung oder Aussage zu den Dingen zuließ als die vorgenommene.[82] Der von Bonhoeffer in jenen Monaten des Jahres 1933 vertretene Standpunkt glich in der Tat dem vieler deutscher bürgerlicher Wissenschaftler. So wie bei Bonhoeffer gründete sich ihr Wesen und Wollen auf Pflichterfüllung, war es getragen von ärztlichem Berufsethos und den Forderungen nach unbedingter Wissenschaftlichkeit, die auch das Handeln bestimmte. Bonhoeffer verspürte vorerst keine Neigung, an seiner Einstellung Zweifel aufkommen zu lassen, wenngleich er mehr und mehr durch die sich entwikkelnde Haltung seiner Söhne Klaus und Dietrich sowie der Schwiegersöhne zur kritischen Bestandsaufnahme bewegt wurde. Die 1933 sofort einsetzenden und von ihm unmittelbar erlebten Vorgänge in seiner Klinik offenbarten selbst für ihn die neu entstandenen Verhältnisse, etwa wenn er registrierte, daß „die Partei ... wohl an jeder Klinik einen Vertrauensmann hatte, der über die einzelnen Ärzte und über die einzustellenden Assistenten an die Partei berichtete, ohne dem Klinikleiter davon Mitteilung zu machen", oder daß „junge, bis dahin unbekannte Volontärärzte als Beauftragte der Partei zu den Klinikleitern mit dem Ansinnen kamen, die jüdischen Ärzte sofort zu entlassen".[83] Wie aber sollte Bonhoeffer, gleich vielen anderen Deutschen, bei seinem persönlichen und beruflichen Werdegang und der ihm eigenen Reflexion politischer Ereignisse zu jener in die Geschichte eingegangenen umfassenden und präzisen Einschätzung des Faschismus kommen, die der von ihm als „intellektuell überlegen" charakterisierte Dimitroff auf dem VII. Kongreß der Kommunistischen Internationale am

2. August 1935 in Moskau abgab? Vor 513 Delegierten von 65 kommunistischen Parteien und Organisationen aus allen Kontinenten hielt der Generalsekretär der Kommunistischen Internationale Dimitroff seine bedeutende Rede, in der die Aussage getroffen wurde, daß „der Faschismus an der Macht die offene terroristische Diktatur der reaktionärsten, am meisten chauvinistischen, am meisten imperialistischen Elemente des Finanzkapitals ist“. Er, der gerade aus Deutschland Freigekämpfte, hatte noch zu gut jene vor Augen, die ihn in Leipzig angeklagt hatten: Göring, Goebbels, das faschistische System. Dimitroff wies in Moskau aber auch auf den unversöhnlichen Gegensatz zwischen jenen aggressiven Kräften und allen anderen Schichten des werktätigen Volkes hin und gelangte so zu einer wegweisenden Beurteilung der damaligen politischen Verhältnisse in Deutschland.

Die Situation im klinischen Alltag hatte sich unverkennbar geändert. Bonhoeffers Autorität blieb zunächst unangetastet, wie sich Scheller erinnert,[84] „die Zahl der politischen Konjunkturritter unter den Assistenten war erfreulich klein und der Respekt vor seiner Person noch viel zu groß, als daß sie es gewagt hätten, auch in der Klinik das große Wort zu führen“. Dennoch verspürte Bonhoeffer jene, die nunmehr als Beauftragte der Partei zu Werke gingen, nach Patienten Ausschau hielten, die es entsprechend des Sterilisationsgesetzes zu melden galt, die jüdische Mitarbeiter der Klinik diffamierten, die alles daran setzten, im Foyer der Klinik eine „Führerbüste“ aufzustellen, die in den Vorlesungen die Reaktionen der Studenten zu registrieren wußten, gegebenenfalls zum Boykott der Vorlesungen jüdischer Wissenschaftler aufriefen.

Die Aktivitäten der NS-Dozentenschaft, des NS-Ärztebundes, der im Herbst 1929 mit 50 Ärzten gegründet worden war, 1933 aber schon zwischen 2000 bis 3000 Mitglieder[85] zählte, waren auch an der Charité, die als medizinische Hochburg galt, allenthalben spürbar. Überhaupt war ein Großteil der Ärzteschaft der NS-Ideologie rasch verfallen. Es bedurfte bei vielen keines unmittelbaren Druckes, in die NSDAP einzutreten. Die von Bonhoeffer geschilderte Situation, daß es dem neuen Dekan der Medizinischen Fakultät nicht gelang, die Mitglieder zu veranlassen, kollektiv der Partei beizutreten,[86] war wohl nicht überall anzutreffen. Wie sich später herausstellen sollte, waren

45 % aller „reichsdeutschen Ärzte“ Mitglied der NSDAP, doppelt soviele wie in der Gruppe der Lehrer. Aber auch in den anderen Organisationen überwog die Zahl der Ärzte. So waren 11 % der Lehrer Mitglied der SA geworden, hingegen 28 % der Ärzte und 7,3 % SS-Mitglieder, gegenüber 0,4 % der Lehrer.[87]

Bonhoeffer wehrte sich in seiner Klinik sachlich und konsequent mit den ihm zu Gebote stehenden Mitteln gegen alle faschistischen Aktivitäten und Bestrebungen. Der Druck allerdings wurde von Monat zu Monat stärker. Das am 7. April 1933 erlassene „Gesetz zur Wiederherstellung des Berufsbeamtentums“ war direkt gegen andersdenkende Wissenschaftler und Intellektuelle gerichtet, vor allem aber gegen jene jüdischer Abstammung. Die eingeleitete Kampagne unter dem bezeichnenden Namen „Entjudung“ sollte nicht nur Lehrstühle von politisch Unbequemen freimachen, sondern auch Kassenarztstellen für „parteitreue Jungärzte“ schaffen.

Auch Bonhoeffer konnte auf die Dauer nicht verhindern, daß seine jüdischen Kollegen und Mitarbeiter die Klinik verlassen mußten. Hilfestellung und Unterstützung gewährte er allerdings in zunehmendem Maße, noch davon ausgehend, daß sein Name, seine Funktionen, auch als Vorsitzender des Deutschen Vereins für Psychiatrie, etwas bewirkten. Die Erfolge waren bescheiden. Am 30. Juni 1933 unternahm er den Versuch, seinen Amtskollegen, den ärztlichen Direktor des Psychiatrischen Krankenhauses in Berlin-Buch, Karl Birnbaum (1878–1950) vor der drohenden Entlassung zu schützen,[88] ohne Erfolg, Birnbaum mußte in die USA emigrieren. Seiner Mitarbeiterin Herta Seidemann (1900–1984), die 1927 zu ihm in die Klinik gekommen war und kurz vor der Habilitation stand, für eine Frau in diesem Fachgebiet immer noch ungewöhnlich, verhalf er durch Empfehlungsschreiben zunächst zu einer Anstellung in der Schweiz, später in den USA.[89]

Wegen Erwin Straus, der seit 1919 bei ihm war, hatte Bonhoeffer schon Ende 1932 mit der Direktion der psychiatrischen Klinik in Bern Kontakt aufgenommen, um ihn dort unterzubringen. Auch bot er seine Vermittlung an, daß His und Sauerbruch ebenfalls für Straus „positiv aussagen würden“. Bis 1935 konnte er Straus noch an seiner Klinik halten, bis auch dessen Emigration in die USA unumgänglich war.[90]

Bezeichnend ist auch der Weg seines ehemaligen Mitarbeiters Franz Kallmann, der sich 1931 nach München an die Forschungsanstalt für Psychiatrie zu Rüdin begab. Als Sohn eines Arztes, der vom Judentum zum Christentum konvertiert war, trafen auch ihn die Gesetze und Rüdins neue Einstellung. 1936 wandte er sich in einem Schreiben an Bonhoeffer mit der Bitte um Vermittlung an zwei renommierte Psychiater in den USA. Bonhoeffer schrieb die Briefe,[91] obwohl Korrespondenzen mit dem Ausland verboten waren. Im gleichen Jahr verließ Kallmann Deutschland, um in den USA seine Forschungen über genetische Probleme bei den Schizophrenien fortzusetzen, deren Ergebnisse in Deutschland auf Geheiß Goebbels wegen Kallmanns Abstammung nicht gedruckt werden durften. Mit seinem 1938 erschienenen Buch „The genetics of schizophrenia"[92] gelang Kallmann ein durchbrechender Erfolg, der ihn weltbekannt machte.

1935 wurde dem Privatdozenten Paul Jossmann die Lehrbefugnis entzogen. Auch er, der seit Juli 1922 in der Bonhoeffer-Klinik tätig war, sich 1929 habilitiert und eine Reihe interessanter psychiatrisch-neurologischer Publikationen verfaßt hatte, emigrierte in die USA. Noch 1932 berichtete er zusammen mit Bonhoeffer und weiteren Mitarbeitern der Klinik über die Erfolge der Wagner von Jaureggschen Therapie bei der progressiven Paralyse, deren starke Impulsgebung „auf diese früher so trostlosen Gebiete" Bonhoeffer besonders herausstellte. Auf seine Anregung hin wurden alle in Berlin in den Jahren 1922 bis 1929 so behandelten ca. 2 200 Patienten nach einheitlichen Gesichtspunkten nunmehr ausgewertet.[93]

War dies für Bonhoeffer eine durchaus akzeptable Therapie bei einem ihm wohlbekannten schweren Krankheitsbild, so trat er anderen Therapieformen, die von Wissenschaftlern auf der Suche nach einer positiven Beeinflussung vielleicht auch schizophrener Erkrankungen an ihn herangetragen wurden, in dieser Zeit eher zurückhaltend, sogar skeptisch gegenüber. Bonhoeffers damaliger Mitarbeiter Hanns Schwarz[94] berichtet, wie ihm von diesem etwa 1930 „ein bescheidener Kollege auf die Station geschickt wurde". Es handelte sich um Manfred Sakel (1900–1975), der nach Abschluß seines Medizinstudiums in Wien von 1925 an in einem privaten Sanatorium in Berlin-Lichterfelde das 1922 entdeckte Insulin zur Behandlung der Abstinenzerscheinungen bei Morphiumsüchtigen anwandte, deren Zahl, Bonhoeffer ja hinlänglich bekannt, nach dem ersten Weltkrieg beträchtlich angestiegen war. Das verabreichte Insulin führte zu einem kontrollierten Schockzustand, durch den die Abstinenzerscheinungen der Morphinisten reduziert wurden. Sakel wollte nun in der Bonhoefferschen Klinik seine Untersuchungen fortführen und ausdehnen. Bonhoeffer lehnte das auch von Schwarz vertretene Anliegen nach derartiger Behandlung geradezu schroff ab, weil es ihm als zu gefährlich erschien. Sakel ging enttäuscht wieder nach Wien an die Universitätsklinik von Jaureggs zurück, die inzwischen von dessen Schüler Otto Pötzl (1877–1962) geleitet wurde. Dort führte er seine Therapiemethode auch bei der Behandlung Schizophrener ein. Nach dem am 3. November 1933 vor der Wiener Medizinischen Gesellschaft gehaltenen Vortrag, in dem er über seine weiteren Ergebnisse berichtete, ging Sakel als der Entdekker der „Insulin-Schock-Behandlung" der endogenen Psychosen in die Geschichte der Medizin ein. Eine Chance für Berlin war vertan.

Meist waren es jedoch die politischen Gründe, die zu einer Dezimierung des hervorragenden Bonhoefferschen Mitarbeiterstabes führten. So emigrierte Hans Pollnow, der häufig mit Kramer publiziert hatte, gleich nach der Machtergreifung der Nazis nach Paris. Für Fred Quadfasel, der seit 1928 Assistent der Klinik war, auf dem Gebiet der Stellreflexe des Menschen und der Motorik bei Aphasikern hervorragende Arbeiten geliefert hatte, verwandte sich Bonhoeffer in entsprechenden Schreiben, die er letztmalig Ende 1936[95] einem US-amerikanischen Psychiater in New York zukommen ließ. Noch im gleichen Jahr verließ Quadfasel Deutschland und ging dorthin.

Franz Kramer wurde Ende November 1933 jenes berüchtigte Schreiben zugestellt, in dem ihm „aufgrund von § 3 des Gesetzes zur Wiederherstellung des Berufsbeamtentums vom 7. April 1933" die Lehrbefugnis an der Universität Berlin entzogen wurde. Am 29. November 1933 richtete Karl Bonhoeffer ein Schreiben an Ministerialrat Achelis im preußischen Ministerium, in dem er sich für seinen langjährigen Mitarbeiter einsetzte: „... Herr Professor Kramer, langjähriger Dozent an meiner Klinik und seit 1901 als klinischer Assistent im staatlichen Dienste stehend, ist unerwartet, nachdem er schon wieder die Vorlesungen aufgenommen hat, aus der Liste der Dozenten gestrichen worden. Ich kenne die Gründe für diesen Entscheid nicht, halte es aber nach meiner langjährigen Kenntnis seines Charakters für ausgeschlossen, daß, abgesehen von seiner nichtarischen Abstammung, etwas gegen ihn vorliegen kann. Ich weiß, daß gelegentlich verbreitet worden ist, daß er jüdische Volontäre in der Klinik besonders begünstigt habe. Dazu ist zu sagen, daß ich in 30jähriger Zusammenarbeit es nur ein einziges Mal erlebt habe, daß er sich für einen jüdischen Volontär eingesetzt hat, dem ich zu kündigen beabsichtigte. Es handelt sich dabei um einen Arzt, für den sich sachlich allerhand anführen ließ.

Da es sich bei Professor Kramer um eine Persönlichkeit von hervorragender wissenschaftlicher Bewährung handelt, bitte ich, die Angelegenheit einer nochmaligen Prüfung zu unterziehen. Es würde für diesen auch menschlich besonders zuverlässigen, ein Menschenalter in staatlichen Kliniken tätigen Mann einen Schlag von außerordentlicher Härte bedeuten, mitten im Semester aus seiner Vorlesungstätigkeit gerissen zu werden.

Bezüglich der wissenschaftlichen Bewährung bitte ich, gegebenenfalls Professor Foerster – Breslau, der Kramers wissenschaftliche Tätigkeit genau kennt – zu befragen.

Daß er nicht in leitende klinische Stellungen berufen worden ist, liegt daran, daß er als Jude und vorwiegend neurologisch interessiert, für die psychiatrische Klinik nicht in Betracht kam und daß neurologische Stellen bekanntlich nur ganz wenige existieren. Daß er hier in Berlin nicht eine der wenigen neurologischen Krankenhausabteilungen bekam, liegt an seiner Bescheidenheit, die ihn hinter betriebsameren Kollegen zurücktreten ließ. Daß er fachärztlich in hohem Ansehen steht, ergibt sich daraus, daß er mehrfach zum Vorsitzenden der Berliner psychiatrisch-neurologischen Gesellschaft gewählt worden ist.“ [95a]

Bonhoeffer hatte keinen Erfolg. Er konnte Kramer allerdings bei der Beschaffung einer kleinen Privatpraxis in Berlin behilflich sein, bis dieser unter schwersten Bedingungen 1938 nach Holland emigrierte.

Auch das Schicksal Arthur Kronfelds ist bezeichnend. Als ehemaligen „Frontkämpfer“ des ersten Weltkrieges, so die damalige Bezeichnung, bot das Gesetz vom 7. April 1933 noch eine, allerdings sehr kurzzeitige Ausnahmeregelung für die

Hochschullehrertätigkeit. Doch auch Kronfeld war nicht zu halten. Er emigrierte zunächst in die Schweiz. Hier trafen ihn, wie so viele andere deutsche Juden, die schweizerischen Asylgesetze, die einen längeren Aufenthalt unmöglich machten. Da erreichte ihn ein Angebot, nach Moskau zu kommen, von Erich Sternberg, den er in der Bonhoefferschen Klinik kennengelernt hatte. Am 15. Juni 1936 traf er in Moskau ein und nahm als geachteter Psychiater seine Forschungs- und Lehrtätigkeit – er hatte inzwischen intensiv die russische Sprache gelernt – mit Erfolg auf. Nach dem faschistischen Überfall auf die Sowjetunion hat er sich mehrmals in Sendungen von Radio Moskau zu Wort gemeldet. Als die Faschisten immer näher nach Moskau vorrückten, nahm sich Kronfeld verzweifelt mit seiner Frau am 16. Oktober 1941 das Leben.[96]

Heinrich Schulte, seit 1922 bei Bonhoeffer, habilitierte sich 1933 mit einer Arbeit über das Wahnproblem, verließ aber im Oktober 1934, weil er nicht gewillt war, wie von den Offiziellen gefordert, in die NSDAP einzutreten, die Klinik. In seiner neuen Funktion als Leiter der Evangelischen Nervenklinik Waldhaus in Berlin-Nicolassee gelang es ihm, psychiatrische und jüdische Patienten vor dem Zugriff der Nazis zu verstekken, um sie vor der Auslieferung in die Gaskammern zu bewahren. Er konnte auch Ärzten und Pflegern, die aus politischen und rassischen Gründen keine Anstellung in staatlichen Einrichtungen erhielten, Gelegenheit zur weiteren Arbeit verschaffen. Schulte bekundete nach dem zweiten Weltkrieg als Leiter der Städtischen Nervenklinik in Bremen mehrfach, daß er die feste Haltung und Überzeugung seinerzeit den Wertmaßstäben seines Lehrers Bonhoeffer verdankt habe.[97]

Wie die Psychiatrische- und Nervenklinik verloren auch die anderen Kliniken und Institute der Charité einen Großteil ihrer markantesten und produktivsten Mitarbeiter, entweder weil sie Juden waren oder dem Regime nicht ihren Tribut zollen wollten, allein hier 138 Ärzte und Wissenschaftler. Der Exodus betraf darüber hinaus in Berlin und ganz Deutschland eine vielfache Zahl, er schloß namhafte Naturwissenschaftler ebenso wie Schriftsteller, Philosophen oder Künstler ein.

Das Arbeitsklima und der hohe Standard der Bonhoefferschen Klinik, von jedem hoch geschätzt, der jemals hier gearbeitet und geforscht hatte, konnte davon nicht unberührt bleiben. Aber alle, so charakterisierte es Zutt, „die aus jener Charité-Nervenklinik hervorgegangen waren, sind im späteren Leben geblieben, was sie in den ersten Jahrzehnten geworden waren". Und weiter fährt er fort: „Den meisten von uns war in den dreißiger Jahren klar – und das bildete den Stimmungshintergrund –, daß man dem Krieg entgegenging."[98] Die Einführung der allgemeinen Wehrpflicht am 16. März 1935 sprach eine ebenso deutliche Sprache wie das Inkrafttreten des neuen Wehrgesetzes am 1. Mai 1935 und die Nichtmehranerkennung der Rüstungsbeschränkungen des Versailler Vertrages. Die am 15. September 1935 erlassenen „Nürnberger Gesetze zum Schutz des deutschen Blutes und der deutschen Ehre" brachten die nächsten radikalen Veränderungen und Belastungsproben: Verbot des Eheschlusses mit Juden, die Diffamierung bestehender sogenannter „Mischehen" und die Forderung des Nachweises „arischer Abstammung" zur Bekleidung jedes öffentlichen Amtes. Heinrich Himmler, der „Reichsführer-SS und Chef der deutschen Polizei", wie er sich ab Juni 1936 betitelte, hatte auf diesem Gebiet schon mit Befehl vom 31. Dezember 1931 für „seine SS-Männer" eugenisch eindeutige Forderungen gestellt: „Die Heiratsgenehmigung wird einzig und allein nach rassischen und erbgesundheitlichen Gesichtspunkten erteilt und verweigert."[99] Selbst die Psychiatrie und Neurologie mußte hierbei mit Aussagen über bestimmte Krankheitsbilder, wie Anfälle oder psychische Erschöpfungszustände, herhalten. Die Nürnberger Gesetze, insbesondere deren Umsetzung in der „Reichsärzteordnung", betrafen alle, auch die Psychiater selbst. Johannes Lange, seit 1930 Direktor der Breslauer Klinik, ließ sich von seiner jüdischen Frau scheiden, die danach Selbstmord beging. Als später für die Nachfolge Bonhoeffers auch Lange zur Diskussion stand, kam dieser dekorierte „Frontkämpfer" des ersten Weltkrieges, der dem Naziregime keineswegs entgegenstand, wiederum mit dieser Gesetzgebung in Konflikt. In einer amtlichen Einschätzung vom 6. Dezember 1937 zu seiner etwaigen Berufung heißt es: „Ob die inzwischen verstorbene erste Frau von Prof. Lange, die Jüdin war, ein Hinderungsgrund der Berufung wäre, entzieht sich meiner Kenntnis. Er hat inzwischen eine zweite Frau geheiratet; allerdings sind aus der ersten Ehe, soviel ich weiß, Kinder da und das hat ja zweifellos gewisse Schwierigkeiten."[100]

Bonhoeffer wird wohl nie erfahren haben, wie er selbst und seine Familie in dieser Zeit von den NS-Beobachtern „eingestuft“ wurde. Nachzulesen ist es heute beispielsweise im Zusammenhang mit dem sogenannten „Fall Gustloff“, als das Regime nach einem „geeigneten Psychiater“ suchte, einem Sachverständigen, der ein Gutachten erstatten sollte. Wilhelm Gustloff war als Leiter der Landesgruppe Schweiz der NSDAP am 5. Februar 1936 in Davos von dem jüdischen jugoslawischen Staatsangehörigen David Frankfurter erschossen worden. Die Nazis bereiteten einen Propagandafeldzug „gegen das internationale Judentum“ vor und wollten auch eine „durchschlagende psychiatrische Einschätzung des Mörders abgeben.“ Bonhoeffer war hierzu intern vorgesehen. Ein Dr. Diewege vom Propagandaministerium, der über enge Kontakte zur Gestapo verfügte, beauftragte jenen schon erwähnten Conti, „geeignete Psychiater für einen besonderen Zweck“ vorzuschlagen. Am 6. Oktober 1936 antwortete Conti und urteilte über Bonhoeffer: „Vertritt seine Meinungen sehr klar, aber streng wissenschaftlich, sehr ruhig, sehr sachlich, ohne Temperament und ohne Anteilnahme, so daß ich deshalb mir einen besonderen Erfolg kaum versprechen kann. Es ist zu bedenken, daß eines seiner Kinder gegen seinen ausgesprochenen Willen einen Juden geheiratet hat“,[101] gemeint war seine Tochter Sabine, die Zwillingsschwester von Dietrich, gegen deren Heirat Bonhoeffer nie Einwände erhoben hatte.

Bonhoeffer registrierte auf allen Gebieten die einschneidenden und nicht mehr zu verantwortenden Veränderungen. So auch im Deutschen Verein für Psychiatrie, dem er nun seit 1920 außer zwei Wahlperioden vorgestanden hatte. Bereits am 29. Juli 1933 wurde ihm als stellvertretender Vorsitzender Rüdin zugeordnet, d. h. in den Vorstand kooptiert. Letztmalig fand eine Versammlung des Vereins 1934 in Münster statt, danach erfolgte 1935 „auf Wunsch des Reichsministeriums des Innern“ der zwangsweise Zusammenschluß mit der „Gesellschaft Deutscher Nervenärzte“ zur „Gesellschaft deutscher Neurologen und Psychiater“, als deren neuer „Reichsleiter“ Rüdin berufen wurde. Er brachte auch sogleich die vom Ministerium genehmigte neue Satzung mit, in der unter § 2 die Ziele dieser neuen Gesellschaft wie folgt angegeben werden: „Die Arbeit der Gesellschaft dient dem Zwecke, im nationalsozialistischen Staate die Nerven- und Seelenheilkunde in wissenschaftlicher und praktischer Hinsicht zu fördern und dadurch an der Gesunderhaltung und Aufartung des deutschen Volkes mitzuhelfen.“[102] Damit wurde eine weitere medizinische Fachgesellschaft zum Handlanger des Regimes degradiert. Ein bescheidenes Aufbegehren war auf einer Tagung im Oktober 1941 in Würzburg vorgesehen, wo man sich mit den Ereignissen der „Euthanasie-Aktion“ unter Fachkollegen auseinandersetzen wollte. Diese Tagung fand auf „höhere Weisung“ nie statt. Ob diese wirklich vorlag oder die neuen Mitglieder des sogenannten Beirates in Gestalt von de Crinis, Nitsche, Pohlisch, die ja die Euthanasie-Aktion selbst betrieben, sich nicht darüber auseinandersetzen wollten, bleibt ungeklärt.

Zum 70. Geburtstag Karl Bonhoeffers wurde der 99. Band der von ihm herausgegebenen Monatsschrift für Psychiatrie und Neurologie, die 1897 von Wernicke und Ziehen gegründet, von Bonhoeffer seit 1912 geführt wurde, als Festschrift gestaltet. Viele, die mit ihm zusammen den Weg der Psychiatrie und Neurologie gegangen waren, haben hierzu Fachbeiträge geliefert, ebenso viele bedeutende Namen fehlten. Aber auch andere Fachvertreter meldeten sich zu Wort, mit denen Bonhoeffer über Jahre hinweg in Verbindung gestanden hatte, so Ferdinand Sauerbruch. Er berichtete über die Hirndrucklehre, die in ihrer Bedeutung einen ungeheuren, bis heute anhaltenden Aufschwung genommen hat. Sauerbruch leitete sein Referat mit den freundschaftlichen Worten ein: „Eine zehnjährige harmonische Zusammenarbeit der Neurologischen und Chirurgischen Klinik der Charité verpflichtet uns, Herrn Geheimrat Bonhoeffer zu seinem 70. Geburtstag Verehrung und Dank zum Ausdruck zu bringen. Es mag in der Form geschehen, daß eine Übersicht über die Probleme des Hirndrucks, die in Erinnerung an den Altmeister der Chirurgie, Ernst von Bergmann, entstand, heute dem Meister der Neurologie gewidmet werden soll.“[103] Sauerbruch bezeichnete zu Recht dieses Thema als ein „schönes Beispiel fruchtbarer gemeinsamer Arbeit“, denn auf diesem Gebiet waren Neurochirurgie und Neurologie am stärksten gemeinsam gefordert, da eine Zunahme des Hirndrucks, durch Blutungen, Tumoren oder Schwellung des Gehirns bedingt, zu schweren Beeinträchtigungen, zu neurologischen Ausfällen, zu Bewußtlosigkeit führt und eines raschen neurochirurgischen Eingreifens bedarf. Beide Männer haben nicht nur auf diesem Gebiet trotz aller Widersprüchlichkeiten eng zusammengearbeitet.

Es war das der vorletzte Band dieser von Bonhoeffer herausgegebenen Zeitschrift, der in Deutschland erscheinen konnte, denn auch die Verlage waren dem faschistisch-rassistischen Druck ausgesetzt, so auch der S. Karger Verlag. Karger war einer der erfahrensten und erfolgreichsten medizinischen Verleger Deutschlands. Er mußte 1938 seine Tätigkeit beenden und ging in die Schweiz. Dort nahm 1939 auf Wunsch Bonhoeffers Jacob Klaesi (1883–1980), dessen bekannte Habilitationsschrift über „Bedeutung und Entstehung der Stereotypien" 1922 im Beiheft eben dieser Zeitschrift abgedruckt wurde, die Herausgeberschaft bei Karger wieder auf. Ihm zur Seite stand Ernst Grünthal (1896–1972), der Deutschland bereits 1934 verlassen hatte. Die nunmehr in Deutsch, Französisch und Englisch gedruckte Zeitschrift war eine der ersten psychiatrisch-neurologischen Zeitschriften der Welt, die den Titel international verdiente.

Die Zeitereignisse und der Anlaß des 70. Geburtstages waren es, die Bonhoeffer bewegten, konsequent um seine Emeritierung nachzusuchen. Seine knappe rückschauende Beurteilung der Sachlage faßte er mit wenigen, die damalige Situation und eigene Person überaus kennzeichnenden Worten zusammen: „Nach dem Jahre 1933 habe ich von offiziellen Feiern der Universität nur noch die erste Ansprache des Kultusministers Rust in der Universität mitgemacht. Leider haben bei dieser Gelegenheit weder ich noch andere Professoren den Mut gehabt, den Saal bei der verletzenden Haltung des Ministers gegenüber den Professoren zu verlassen. Bei allen späteren öffentlichen Feiern und befohlenen Ansprachen habe ich gefehlt bzw. mich vertreten lassen. So begrüßte ich es, als ich mit 70 Jahren, im Jahre 1938, meine Lehrtätigkeit auf meinen Antrag niederlegen konnte."[104] Im Regelfall, entsprechend dem Gesetz „Über die Entpflichtung der Hochschullehrer vom 21. Januar 1935", hätte Bonhoeffer bereits zum Schluß des Semesters, in dem er sein 65. Lebensjahr vollendete, von der amtlichen Verpflichtung entbunden werden müssen. Der „Reichserziehungsminister" bat ihn mit Schreiben vom 18. Februar 1935, sein Amt bis auf weiteres weiterzuführen.[105] Zunächst lag dies im Interesse Bonhoeffers, wollte er doch, wo er konnte, durch sein Wissen und seine Kompetenz den Auswirkungen des Sterilisierungsgesetzes entgegentreten. Auch wurde er vom Dekan der Medizinischen Fakultät gebeten, sein Direktorat nicht niederzulegen. Das vom 26. Oktober 1937 datierte Schreiben an den Dekan läßt aber nunmehr eindeutig den Willen Bonhoeffers erkennen, zum frühest möglichen Zeitpunkt auszuscheiden. Er schreibt: „Euer Spectabilität! Im Anschluß an Ihren freundlichen Besuch habe ich mir die Angelegenheit meines Abganges nochmals Ihrem Wunsche gemäß überlegt. Ich bin aber zu der Überzeugung gekommen, daß es das richtige ist – sachlich und persönlich –, wenn ich mit dem nächsten Semester abschließe. Es sind dann bald 70 Semester als Ordinarius. Das ist doch sicher mehr als genug!“[106] Für Bonhoeffer gab es sachlich und persönlich kein Abweichen von der Entscheidung. Damit bedurfte es der Neuberufung auf Deutschlands nach wie vor ersten Lehrstuhl im Fache.

Was sich nun abspielte, ist ein ebenso erschütterndes wie typisches Beispiel faschistischer Hochschulberufungspolitik,[107] das zusammenhängend nur durch das Studium von Archivmaterial erfaßt werden kann, da den einzelnen Beteiligten bis auf diejenigen, die die Machtpositionen inne hatten, die Hintergründe nicht bekannt waren. Die Machtpositionen aber waren eindeutig: Reichserziehungsministerium, Reichsärztekammer, der NS-Studentenbund und der Leiter der Dozentenschaft holten Stellungnahmen, Leumundszeugnisse ein und gaben ihr Votum ab. Im Fall der Bonhoeffer-Nachfolge lagen die Dinge wohl doch komplizierter, so daß anfangs der Dekan der Medizinischen Fakultät alle Ordinarien im „Deutschen Reich“ anschrieb und Vorschläge erbat. Natürlich hatte auch Bonhoeffer selbst ein Vorschlagsrecht. Er brachte als letzter mit Datum vom 21. Januar 1938 seinen langjährigen Mitarbeiter Creutzfeldt ins Gespräch. Alle anderen hatten sich bis Ende des Jahres 1937 geäußert, so Johannes Lange (Breslau), Martin Reichardt (Würzburg), Ernst Kretschmer (Marburg), Ferdinand Kehrer (Münster), Friedrich Meggendorfer (Erlangen), Gottfried Ewald (Göttingen), Max de Crinis (Köln), August Bostroem (Königsberg), Hans Berger (Jena), Oswald Bumke (München), Karl Kleist (Frankfurt/M.), Paul Schröder (Leipzig), Ernst Rüdin (München), Kurt Pohlisch (Bonn), Carl

Schneider (Heidelberg), Hermann Hoffmann (Tübingen), Kurt Beringer (Freiburg). Viele Namen machten die Runde, und aufschlußreich waren die Begründungen, die neben Fachwissen vor allem nationalsozialistische Gesinnung zum Inhalt hatten, etwa wenn Rüdin aus München über Pohlisch urteilt: „Ich kann mir nichts Besseres für die Berliner Regierung und Fakultät denken, als daß Sie diesen Mann für sich gewinnen, damit er auch dort ..., der neuen, für das Dritte Reich und die Reichshauptstadt so ungeheuer wichtigen Forschungs- und Lehrrichtung ... zum Durchbruch verhelfe. ... er betreibt Erbbiologie am Krankenbett."[108] Trotz dieser guten Empfehlung waren weder er noch de Crinis auf der Liste, die nach einer Sitzung der Berliner Fakultät am 13. Dezember 1937 an den „Herrn Reichserziehungsminister" weitergeleitet wurde. „Besonders eingehend", schreibt der Dekan, „wurde in der Fakultät de Crinis, Köln, besprochen, obgleich er nur von einem Fachvertreter empfohlen, von anderen nur einmal auf meine besondere Frage erwähnt wurde. Seiner vorbildlichen Persönlichkeit und seinem politischen Einsatz entsprechen offenbar nicht seine Leistungen auf dem Gebiete der Psychiatrie ... so sehr ich de Crinis persönlich schätze, so kann ich mich nach eingehenden Erkundigungen nicht davon überzeugen, daß er als Psychiater den Anforderungen der hiesigen Klinik gewachsen wäre ..."[109] Vorgeschlagen aber wurden dem Minister in alphabetischer Reihenfolge: August Bostroem (1886–1944), Eduard Gamper (1887–1938) von der Karls-Universität in Prag sowie Ferdinand Kehrer (1883–1967). Das einzige Votum für de Crinis kam von dessen Gesinnungsgenossen Carl Schneider aus Heidelberg.[110] In der Zwischenzeit waren nicht nur die NS-Dozentenschaft, sondern auch andere Kreise in Sachen de Crinis sehr aktiv geworden. Als Reaktion darauf antwortete der Minister am 14. Mai 1937 dem Dekan: „Nach neuen mir vorliegenden Voten wird Prof. de Crinis in jeder Beziehung sowohl als Neurologe wie als Psychiater glänzend beurteilt. Weiter hat de Crinis soeben, und zwar im Auftrage des Reichsinnenministeriums, ein Buch geschrieben ‚Gerichtliche Psychiatrie', das ausgezeichnet beurteilt wird."[111] Wie ausgezeichnet beurteilt, geht nun wieder aus einem Schreiben von Bonhoeffer an den Dekan hervor, der es ihm mit der Bitte um Einschätzung übergab. Bonhoeffer am 25. Mai 1938: „Sehr verehrte Spectabilität! Anliegend schicke ich Ihnen die von Herrn Minister bezeichnete Gerichtliche Psychiatrie von de Crinis. Ich glaube nicht, daß de Crinis selbst diese Arbeit als eine ihn wissenschaftlich besonders qualifizierende bezeichnen würde ... das Buch hält sich ganz an der Oberfläche. Ich glaube kaum, daß Sie darin einen Anlaß finden werden, das bisherige Votum abzuändern. Das Buch ... will ich nicht behalten!“ [112]

Im Juli 1938 hält Karl Bonhoeffer seine Abschiedsvorlesung im Hörsaal der Psychiatrischen- und Nervenklinik der Charité, der er seit 1912 als Direktor vorstand, die humanistischen Traditionen seiner Vorgänger wahrend, insbesondere die Griesingers, sich stets seiner ärztlichen Aufgabe zu stellen und für den Patienten zu wirken.

Der faschistische Machtapparat aber betrieb seine eigenen zweckdienlichen Aktionen, woran ein Schreiben von Bonhoeffer über die Qualität de Crinis' oder ein gemeinsames Votum der Fakultät nicht das geringste ändern konnten. Max de Crinis wurde am 1. November 1938 zum Direktor der Psychiatrischen- und Nervenklinik der Charité berufen. Es war vorauszusehen, daß eine entscheidende Epoche Berliner, ja deutscher Psychiatrie und Neurologie, die mit Griesinger 1865 ihren Anfang nahm, unweigerlich dem Ende entgegenging. Jene moralisch-ethischen und ärztlich-wissenschaftlichen Prinzipien, die seit Eintritt Griesingers in dieser Klinik im Interesse der psychisch- und nervenkranken Patienten verfochten wurden, galten nicht mehr. Von einer dem Humanismus geprägten Einstellung zu den Kranken konnte keine Rede sein, wenn an der Spitze dieser Klinik nunmehr ein Mann stand, der eine völlig gegensätzliche Geisteshaltung einnahm. Die dunkelsten Jahre in der Psychiatrie und Neurologie nahmen ihren Lauf. De Crinis, Österreicher, Jahrgang 1889, eine Zeitlang an der Universität Graz tätig, hatte wegen seiner NS-Aktivitäten 1934 das Land verlassen und die Klinik in Köln übernommen. Er war seit 1931 Mitglied der NSDAP und avancierte im Februar 1936 zum SS-Hauptsturmführer. Er hatte engste Beziehungen zu Himmler, zu Heydrich, dem Chef des Sicherheitsdienstes (SD), und zu SS-Gruppenführer Schellenberg, Mitarbeiter bei Admiral Canaris und nach dessen Verhaftung später selbst der Leiter der Abwehr.[113] Das enge Vertrauensverhältnis de Crinis' zu Schellenberg zeigte sich deutlich bei einer Geheimdienstaktion, die als Venlo-Zwischenfall in die faschistische Provokationspolitik eingegangen ist. De Crinis und Schellenberg lockten als angebliche Mitglieder der deutschen Widerstandsbewegung im Oktober 1939 zwei in Holland agierende Offiziere des englischen Geheimdienstes im Grenzort Venlo nach Deutschland, um so die Aktivitäten der Engländer in diesem Lande zu demaskieren. Die Offiziere wurden bis zu ihrer Befreiung 1945 im KZ Sachsenhausen festgehalten.[114] Für diese „Aktion vor dem Feind" wurde de Crinis vom „Führer mit dem EK I und II ausgezeichnet",[115] weitere Auszeichnungen folgten. Durch seine persönliche Bekanntschaft mit dem Reichsarzt der SS, Dr. Grawitz, wurden SS-Ärzte zur Ausbildung an die Psychiatrische- und Nervenklinik geschickt, so der SS-Hauptsturmführer Kirchert vom KZ Dachau. Die Klinikadresse benutzte de Crinis, um die subversive Tätigkeit von SD-Agenten zu unterstützen. Einer besonderen Förderung durch de Crinis erfreute sich der 1902 geborene und seit 1930 in der Würzburger psychiatrischen Klinik tätige Werner Heyde alias Fritz Sawade, nach dem zweiten Weltkrieg bis 1959 in Schleswig-Holstein gutachterlich tätig. Diesem oblag Anfang 1933 die Beurteilung des Geisteszustandes eines Theodor Eicke, der als SA- und SS-Mann mit brutaler Rücksichtslosigkeit nicht nur gegen Kommunisten und Sozialdemokraten, sondern auch gegen „pflaumenweiche Parteigenossen vorgegangen"[116] und deswegen in Haft gekommen war. Heydes psychiatrische Untersuchung förderte jedoch nichts krankhaft Brutales zutage, so daß Eicke auf freien Fuß gelangte und am 26. Juni 1933 zum KZ-Kommandanten von Dachau und späteren „Oberaufseher" aller Konzentrationslager avancierte. Heyde fand, durch ihn ermuntert, sehr rasch den Weg zur NSDAP und SS, wird ab 1936 in „den psychiatrisch-neurologischen Dienst der SS" übernommen und aufgefordert, „die psychiatrisch-neurologische Überwachung der Konzentrationslager einzurichten und zu leiten und eine psychiatrisch-neurologische Gutachtertätigkeit für das Geheime Staatspolizeiamt (Gestapo) Berlin zu übernehmen".[117] Heyde machte ebenso schnell Karriere auf dem „Fachgebiet" als Professor wie als Leiter einer Dienststelle mit der Tarnbezeichnung „T 4".

Das unheilvolle „Gesetz zur Verhütung erbkranken Nachwuchses" vom Juli 1933, welches mit einer in der Welt noch nie gekannten Rigorosität trotz mahnender Stimmen im falschen Glauben an den Stellenwert medizinischer Prophylaxe zwangsweise praktiziert wurde, war im Prozeß der zunehmenden Radikalität des unmenschlichen Vernichtungsfeldzuges als nicht mehr ausreichend über Nacht außer Kraft gesetzt. Der Kriegsbeginn am 1. September 1939 war für die Faschisten auch der Auftakt einer perfekt vorbereiteten neuen „Aktion Gnadentod", der Euthanasie, denn „spätestens im Juli" – eine genaue Zeitangabe ist schwer möglich, da sich die Aussagen der Beteiligten widersprechen und zum Teil nicht stimmen können – „bestellt Hitler den Staatssekretär Conti, den Stabsleiter der Parteikanzlei Martin Bormann und den Reichsminister und Chef der Reichskanzlei Hans Heinrich Lammers zu sich. Bei dieser Besprechung wird Conti mit der Durchführung der Euthanasie beauftragt ..."[118] Das als „Ermächtigungsschreiben" Hitlers an Bouhler und Brandt gerichtete und auf den ersten September 1939 zurückdatierte Papier entbehrte selbst nach faschistischen Begriffen jeder Gesetzesgrundlage; es hieß darin, daß beide beauftragt sind, „die Befugnisse namentlich zu bestimmender Ärzte so zu erweitern, daß nach menschlichem Ermessen unheilbar Kranken bei kritischer Beurteilung ihres Krankheitszustandes der Gnadentod gewährt werden kann".[119] Es hätte ebenso nur eines Anrufes oder Telegrammes bedurft, um die ideologisch vorbereitete und startklare faschistische Maschinerie in Gang zu setzen. Sie hatte sich zu diesem Zweck einen perfekt funktionierenden Geheimapparat geschaffen, zu dem de Crinis, der Heidelberger Carl Schneider, Heyde sowie der Direktor der Heil- und Pflegeanstalten Brandenburg-Görden, Heinze, später auch Nitsche aus der Anstalt Sonnenstein bei Pirna zählten. Vorbereitete Meldebögen, auf denen Epileptiker, Schwachsinnige, Verkrüppelte, Geisteskranke und Minderwertige in den Heil- und Pflegeanstalten erfaßt werden mußten, gingen an die Genannten, damit sie gegen Bezahlung nur vom Papier aus über Leben und Tod entscheiden konnten. In einer nach dem zweiten Weltkrieg aufgedeckten internen Gutachterliste finden sich neben Namen wie Nitsche, Heyde, Heinze, C. Schneider auch Pohlisch und Panse. In Brandenburg-Görden wurden Anfang Januar 1940 die ersten Patienten durch Überdosen von Morphium und durch Vergasung mit CO, das von dem IG-Farbenkonzern geliefert wurde, umgebracht.

Brandt und Conti betätigten sich aktiv, Heyde beobachtete und registrierte. Bald wurden in die „Geheime Reichssache" auch die Anstalt Grafeneck[120] im Württembergischen, Eglfing[121] in Bayern, ebenso die Anstalt Hadamer mit einbezogen, drei von insgesamt sechs Vernichtungsanstalten.

Die Autobusse eines extra gegründeten Fuhrunternehmens mit dem bezeichnenden Namen „Gemeinnützige Kranken-Transport-GmbH", kurz „Gekrat" genannt, transportierten die Patienten von den Heil- und Pflegeanstalten, so vom Eichberg in Süddeutschland, Arnsdorf in Sachsen, in die als Vernichtungsstätten umgebauten Anstalten. Entsprechende Patienten in dem von den Faschisten besetzten Polen wurden ebenso rasch erfaßt, jedoch meist gleich an Ort und Stelle erschossen. Um die Aktion auch bürokratisch abwickeln zu können, bedurfte es einer Zentrale, die zunächst im Columbia-Haus am Potsdamer Platz in Berlin untergebracht war, deren „Büroräume" jedoch bald nicht mehr ausreichten. Man requirierte im April 1940 die Villa eines Berliner jüdischen Bürgers[122] in Charlottenburg, Tiergartenstraße 4. Dorthin zog die Euthanasie-Zentrale. Die „Geheime Reichssache" hatte von nun an die Chiffre „Aktion T 4" oder kurz „T 4", die Abkürzung der Tiergartenstraße 4. Heyde[123] stand ihr vor, ab Dezember 1941 Nitsche. Die Brutalität, mit der Tausende, auch jüdische schizophrene Patienten, Altersdemente, Epileptiker, Körperbehinderte, ehemals aufgrund der bürgerlichen Gesetzgebung in psychiatrischen Gewahrsam genommene Kriminelle, aber auch Asoziale, Alkoholiker, Patienten, die im ersten Weltkrieg verstümmelt, als Krüppel in den Anstalten untergebracht, nun umgebracht und verbrannt wurden, ist kaum zu beschreiben. Es sind hierüber eine Reihe auch historisch wertender, zum Teil bereits zitierter Dokumentationen erschienen[124].

Ein besonders trauriges Kapitel der ärztlichen Perversion ist die „Kinder-Euthanasie", deren rührigster Urheber der Leipziger Professor für Kinderheilkunde Werner Catel (1894–1981) war. Ein an ihn oder direkt an Hitler, die Aussagen sind nach Klee[125] widersprüchlich, herangetragener Wunsch eines Vaters, seinem mißgestalteten Kind das Leben zu nehmen, war der geeignete Anlaß, um auch hier die Mordmaschinerie landesweit in Gang zu setzen. Catel, Brandt, Conti und andere bereiteten den massenhaften Kindermord vor und waren zum Teil selbst

Gutachter der vorher unter Meldepflicht erfaßten Neugeborenen mit Idiotie, Mongolismus, Mikrozephalie (Kleinköpfigkeit), Hydrozephalus (Wasserkopf), Mißbildungen, wie Fehlen von Gliedmaßen, Spaltbildungen und spastischen Lähmungen. Annähernd 5 000 Kinder waren die Opfer.

Mit der Brutalität, dem Elend wuchs aber auch die Auflehnung gegen diese Schandtaten, zumal mehr und mehr Informationen an die Außenwelt drangen und „Zwischenfälle“, aber auch Pannen auftraten, so daß die Angehörigen von den schändlichen Machenschaften erfuhren. War schon das Vertrauen der Bevölkerung zu den Ärzten in der Phase der Sterilisierungsaktion erheblich gesunken, so schlug es nunmehr in Feindseligkeit und Abwehr gegenüber Psychiatrie und Neurologie um. Einige, die in den Heil- und Pflegeanstalten arbeiteten und besorgt nach dem Verbleib der gemeldeten und abtransportierten Patienten fragten, gingen der Sache nach, so auch Pastor Paul Braune (1887–1954), Leiter der Hoffnungstaler Anstalten in Lobetal bei Berlin, gleichzeitig Vizepräsident im Zentralausschuß der Inneren Mission der Deutschen Evangelischen Kirche. Er sammelte auch in anderen Anstalten Informationen, so bei dem Bethel-Direktor Friedrich von Bodelschwingh (1877–1946), und unterband selbst den Abtransport 25 gemeldeter schwachsinniger Mädchen. Durch Vermittlung von Bonhoeffers Sohn, dem Theologen Dietrich Bonhoeffer, kam er mit dessen Schwager Hans von Dohnanyi in Verbindung, der im Amt Abwehr unter Admiral Canaris tätig war und von dort aus der „Geheimen Reichssache T 4“ nachging.

Braune weihte auch Karl Bonhoeffer in seine Ermittlungen ein. Es ist heute nicht mit Sicherheit zu belegen, ob Karl Bonhoeffer sich mit seinem Sohn Dietrich und Schwiegersohn von Dohnanyi über dies von Braune zusammengetragene Beweismaterial austauschte, die Wahrscheinlichkeit ist allerdings groß. Nicht eindeutig belegbar ist auch, daß Karl Bonhoeffer, der nach der Emeritierung seine Klinik nicht mehr betreten hatte, im Juni oder Anfang Juli 1940 seinen Nachfolger de Crinis in den alten Amtsräumen aufsuchte, um von ihm aus erster Hand eine Antwort zu den verbrecherischen Vorgängen an psychiatrischen Patienten zu erhalten. Angeblich soll es zu einer heftigen Auseinandersetzung gekommen sein, wobei de Crinis den Fragen Bonhoeffers auswich oder schwieg.[126]

Pastor Braune begab sich ferner zu dem ehemaligen Assistenten von Karl Bonhoeffer, Heinrich Schulte, in die Nervenklinik Waldhaus in Berlin-Nicolassee, um Informationen einzuholen.[127] Das so von ihm beschaffte Material faßte Braune in einer Denkschrift gegen die „planwirtschaftliche Verlegung von Insassen der Heil- und Pflegeanstalten"[128] zusammen, die er am 9. Juli 1940 fertiggestellt hatte. Nach einem vergeblichen Versuch, damit bei Conti vorstellig zu werden, begab er sich mit Bodelschwingh am 12. Juli 1940 zum Reichsjustizminister Gürtner in dessen Privatwohnung. Braune berichtet: „Diesem Besuch schloß sich auch Prof. Sauerbruch an. Ich gab Herrn Gürtner eingehenden Bericht über das gesamte Material. Er war als Justizminister ehrlich entsetzt, daß ihm von glaubwürdiger Seite nachgewiesen wurde, daß in seinem Reich am laufenden Band gemordet wurde ..."[129] Genau einen Monat später wurde Braune von der Gestapo verhaftet. Etwa zur gleichen Zeit regten sich auch Psychiater, die von den Vorfällen gehört hatten, ohne sich jedoch geschlossen gegen die Perversion ihres Berufsstandes aufzulehnen. So nahm der seinerzeit auf der Liste der Bonhoeffer-Nachfolger stehende Bostroem, nunmehr Direktor der Universitäts-Psychiatrischen Klinik in Leipzig, im Juli 1940 mit seinem Münchner Amtskollegen Oswald Bumke (1877–1950) sowie mit Kurt Beringer (1893–1949) in Freiburg Kontakte wegen der Ereignisse auf.[130] Als Mitte August 1940 auf einer Zusammenkunft unter Heydes Leitung neue Gutachter für die Aktion „T 4" geworben wurden, verließen der Göttinger Ordinarius Ewald sowie zwei Direktoren von Anstalten die Sitzung. Ewald lehnte danach in einer schriftlichen Begründung, an Heyde, Conti und seinen Dekan adressiert, die Mitarbeit ab. Auch der Frankfurter Ordinarius Kleist attackierte bereits 1938 in einem Schreiben die Behörden über die von ihm gemachten Beobachtungen menschenunwürdiger Verhältnisse in den Anstalten Eichberg und Hadamar, zu denen er sich gegen den Willen der Behörde Zutritt verschafft hatte.[131]

Aufschlußreich sind die von Klee[132] recherchierten Aktionen des leitenden Arztes der Psychiatrischen- und Nerven-Abteilungen der Westfälischen Diakonissenanstalt in Bethel, Dr. Karsten Jaspersen. Klee wörtlich: „Es dürfte im NS-Staat kaum einen leitenden Psychiater gegeben haben, der so oft Anstaltsleiter und Ärzte aufforderte, keine Meldebögen auszufüllen, und der führende Ordinarien zu einer gemeinsamen Ablehnungsfront zu gewinnen suchte.“ Ende Juli/Anfang August 1940 hatte er den Bischof von Münster und Kardinal August von Galen (1876–1946) als ersten über die Euthanasiemorde informiert. Der Kardinal hielt seine berühmte Predigt in der Lamberti-Kirche zu Münster am 3. August 1941. Erstmals wurde damit auch von den Kirchenoffiziellen öffentlich der Abtransport von Geisteskranken aus den Heil- und Pflegeanstalten schärftens verurteilt.[133]

Alle diese aufdeckenden und hinterfragenden Aktionen verfehlten nicht ihre Wirkung. Hitler mußte wegen Unruhen in der Bevölkerung am 24. August 1941 den Befehl geben, die Aktion „T 4“ einzustellen. Der Faschismus hatte sich anderen Zielen zugewandt, die auch „Endlösung“ bedeuteten. Das Morden ging jedoch weiter und nahm andere Dimensionen an. Allein über 120 000 psychisch kranke Menschen, geistig Behinderte, die der ärztlichen Obhut und Bewahrung bedurft hätten, waren die Opfer. Zu den Vollstreckern des faschistischen Massenmords zählten auch Psychiater und Neurologen, die ihr ärztliches Ethos und die einfachste Menschenpflicht schändlich preisgaben.

Karl Bonhoeffers Familie: Größe und Schicksal

Mit dem Herannahen des Endes seiner Tätigkeit als Hochschullehrer und Direktor der Psychiatrischen- und Nervenklinik der Charité entschied sich Bonhoeffer für einen nochmaligen Wohnungswechsel, da die Villa in der Wangenheimstraße 14 eine Dienstwohnung war. Er beauftragte einen ihm bekannten Architekten mit dem Entwurf und Bau eines eigenen kleineren Hauses in der Marienberger Allee 43, nahe der Heerstraße, wohin er mit der Familie am 1. Oktober 1935 zog. Auf dem Nachbargrundstück war ein weiteres Haus gebaut worden, in das die Bonhoeffer-Tochter Ursula mit ihrem Mann Rüdiger Schleicher und den vier Kindern einzog.

Mit diesem Umzug war gleichsam ein Kapitel der Familiengeschichte geschlossen und ein neues aufgetan. In den Jahren von 1912 bis 1916, als man, von Breslau kommend, zunächst im Tiergartenviertel wohnte, dann mitten im ersten Weltkrieg 1916 in die Wangenheimstraße zog, hier die Jahre bis 1935 verbrachte, hatte sich viel, sehr viel, auch in der Familie Bonhoeffer ereignet und verändert. Immer aber waren es alle Mitglieder der Familie, insbesondere Bonhoeffers Frau, die sich den Höhen wie den Tiefen der Zeitereignisse, den Wirrungen und Belastungen gewachsen zeigten, ohne daß die familiäre Harmonie darunter Schaden litt. Man war gewillt zu bestehen, den freiheitlich-humanistischen Geist der Familie, Kraftquell und Berufsethos für Karl Bonhoeffer, zu wahren und auch zu verteidigen. „Aber gerade mit Hitlers fortschreitender Machtentfaltung rückten die Zweige der Familie immer dichter um die zwei Häuser in der Marienburger Allee zusammen, da diese nun eine neue Bedeutung als Treffpunkt zu gegenseitiger politischer Information und Beratung gewannen“, wie Bethge es ausführt.[1] Die Gedanken, die Ziele, der Weg eines jeden Mitgliedes der Bonhoeffer-Familie sind hierfür beredtes Beispiel.

Der älteste, 1899 geborene Sohn Karl-Friedrich hatte am 29. März 1917 sein Abitur am Friedrich-Werderschen Gymnasium mit sehr guten Ergebnissen abgeschlossen und begab sich, wie viele seiner Generation, als Kriegsfreiwilliger an die Front nach Frankreich. Das Wesen des imperialistischen Krieges lernte er dort kennen, ernüchtert und verwundet kehrte er zurück. Berichtet wird, daß er auch im Kriege das klassische Lehrbuch der „Thermodynamik" von Max Planck, dem Nachbarn aus der Wangenheimstraße, stets bei sich trug.[2] Hatte er schon in der Schulzeit sein Interesse für Physik gezeigt, so belegte er ab Januar 1919 die naturwissenschaftlichen Disziplinen Physik und Chemie an der Berliner Universität. Sehr schnell offenbarte sich seine Begabung, seine schöpferische Aktivität. Der tägliche Einfluß und die Atmosphäre des Elternhauses, die vorgelebte Einstellung zur wissenschaftlichen Produktivität durch den Vater, aber auch glänzende Lehrer, wie sein Doktorvater Walther Hermann Nernst (1864–1941), der Ordinarius für physikalische Chemie von 1905 bis 1922, Nobelpreisträger für Chemie 1920 und Rektor des Jahres 1921, prägten den ältesten Sohn Karl Bonhoeffers. Karl-Friedrich war begeistert von den Versuchen, die Nernst und seine Mitarbeiter im Physikalisch-Chemischen Institut in der Bunsenstraße in Berlin durchführten. Hier gelang Nernst die Entdeckung des III. Hauptsatzes der Thermodynamik: das Prinzip der Unerreichbarkeit des absoluten Nullpunktes. Unter seiner Leitung verteidigte Karl-Friedrich Bonhoeffer bereits am 27. Juli 1922 seine Dissertation über „Photochemische Sensibilisierungen und Einsteinsches Äquivalentgesetz". Wie aus dem Protokoll der Promotionsprüfung ersichtlich, bewertete ein anderer hervorragender Wissenschaftler die Prüfung mit „sehr gut"[3]: Fritz Haber (1868–1934), der zwei Jahre vor Nernst ebenfalls den Nobelpreis für Chemie erhalten hatte. Bei ihm habilitierte sich der junge Wissenschaftler 1927 mit einer Arbeit „Über aktiven Wasserstoff". Bereits drei Jahre später wird der gerade 31jährige ordentlicher Professor und Direktor des Institutes für Theoretische und angewandte Physikalische Chemie an der Universität in Frankfurt/M. Haber ist von seinem Schüler angetan, gratuliert dem stolzen Vater zu seinem Sohn, als dieser noch weitere Rufe, u.a. nach Zürich und Harvard/USA erhält. Karl-Friedrich Bonhoeffer hatte 1930 die Dohnanyi-Tochter Grete geheiratet.

Es war dies die Zeit des Aufbruchs in der Bonhoeffer-Familie, als auch die anderen Geschwister heirateten. Die Bonhoeffers waren plötzlich mit ihrem Sohn Dietrich allein im Haus in der Wangenheimstraße. Geburtstage oder Feierlichkeiten führten die Familie aber mit Kindern und Enkelkindern immer wieder zusammen. 1934 folgte Karl-Friedrich einem Ruf auf den Lehrstuhl in Leipzig. Noch einmal kam bei ihm und der Familie der Gedanke auf, sich zu verändern, als ihn 1938 ein Angebot aus Chicago erreichte. Man blieb aber nicht zuletzt wegen des Zusammenhaltes in der großen Familie und der mittlerweile auf drei Söhne und eine Tochter angewachsenen eigenen Familie die dunklen Jahre bis zum Ende des zweiten Weltkrieges in Leipzig. Da ihn seine wissenschaftlichen Arbeiten mit dem atomaren Wasserstoff, Parawasserstoff, schweren Wasserstoff und der Atomphysik zu sehr in die Nähe des faschistischen Rüstungsbetriebes gebracht hätten, setzte er sich in der Leipziger Zeit ebenso intensiv mit Fragen der Elektrochemie und den physikalischen Problemen der Nervenleitung, der Reizschwelle des Nervensystems auseinander,[4] Gebiete die ihn schon in seiner Jugend sehr interessiert hatten und offensichtlich den Psychiatrie- und Neurologieeinfluß seines Vaters erkennen lassen.

Es konnte nicht ausbleiben, daß die weitere politische Entwicklung auch ihn zu einem Gegner des Faschismus werden ließ. Wo er konnte, half er rassisch und politisch Verfolgten. Schwer belastete ihn der Exodus jüdischer, mit ihm verbundener Wissenschaftler, wie Albert Einstein, Max Born (1883–1970) sowie James Franck (1882–1964), den Nobelpreisträger für Physik von 1925. Sie alle hatten Berlin zu einem Mekka der Physik werden lassen, an dem auch er mit seinen Forschungen teilhatte. Als die Ereignisse mit nahendem Kriegsende für die Familie immer bedrohender wurden, hatte er trotz der Entfernung von Leipzig aus ständig Kontakt zu den Eltern in Berlin. „Es konnte kein Bruder seinen Geschwistern mehr zugetan sein, als er es war“, schreibt seine Schwester Sabine.[5] Karl-Friedrich Bonhoeffer hat den Leidensweg seiner Geschwister und deren Angehörigen in einem Epilog, in einer Rückschau des Überlebenden an seine Kinder im Juni 1945 mit folgenden Worten zum Ausdruck gebracht: „... ich will Euch von all dem erzählen ... die Berliner Gefängnisse! Was wußte ich von ihnen noch vor einigen Jahren, und mit wie anderen Augen habe ich sie seitdem angesehen. Das Charlottenburger Untersuchungsgefängnis, in dem Tante Christel einige Zeit gefangen saß, das Tegeler Militäruntersuchungsgefängnis, in dem Onkel Dietrich anderthalb Jahre saß, das Moabiter Militärgefängnis mit Onkel Hans, das SS-Gefängnis in der Prinz-Albrecht-Straße, wo Onkel Dietrich ein halbes Jahr im Kellergeschoß hinter Gittern gehalten wurde, und das Gefängnis in der Lehrter Straße, wo man Onkel Klaus folterte und Onkel Rüdiger quälte, wo sie noch zwei Monate nach ihrem Todesurteil lebten. Vor all diesen Gefängnissen habe ich an den schweren Eisentoren gewartet, wenn ich in den letzten Jahren in Berlin war ..."[6] Eindringlicher konnte die für alle belastende Zeit nicht dargestellt werden. Ein Empfänger dieser Botschaft an die Kinder von 1945 war auch sein 1931 geborener Sohn Karl Walter Paul Bonhoeffer. Als Enkel des Psychiatrie- und Neurologieprofessors Karl Bonhoeffer, als Arzt, als Professor und Direktor des Institutes für Anästhesiologie in Köln und als aktiver Mitstreiter der Internationalen Vereinigung der Ärzte gegen den Nuklearkrieg (IPPNW), einer Organisation von über 180000 Mitgliedern in aller Welt, 1985 mit dem Friedensnobelpreis ausgezeichnet, hält er die Tradition seiner Familie nicht nur aufrecht, sondern führt sie in dem vorgelebten Sinne auch in der Gegenwart tätig weiter.

Die Kriegs- und Nachkriegsereignisse hatten Karl-Friedrichs Gesundheit schwer angegriffen. 1946 erlitt er einen Herzanfall. Im August 1946 lehnte er ein Angebot ab, nach Göttingen zu kommen,[7] und ging nach Berlin an das Institut seiner Lehrer Nernst und Haber, auch um in der Nähe der Eltern zu sein. 1949 wird in Göttingen das Max-Planck-Institut für Physikalische Chemie gegründet. Als sein Direktor steht er diesem Institut bis zu seinem Tode am 5. Mai 1957 vor. Ein neues erweitertes Max-Planck-Institut für Biophysikalische Chemie trägt seit 1972 den Namen: Karl-Friedrich-Bonhoeffer-Institut.[8] Die dortige Abteilung für Neurobiologie wird von dem Sohn des langjährigen Charité-Mitarbeiters Bonhoeffers, Otto-Detlev Creutzfeldt, geleitet, einem bedeutenden Wissenschaftler auf dem Gebiet der Hirnforschung.

Während Karl-Friedrich Bonhoeffer viele Wesenszüge seines Vaters aufwies, hatte der 1901 geborene Klaus Bonhoeffer ein ganz anderes Naturell. „Die Schule fand er gräßlich, kam oft zu spät, und über seine Lehrer ärgerte er sich viel. Er hatte früh ein ausgeprägtes Gerechtigkeitsgefühl und konnte sehr jähzornig werden, wenn jemand ihm sein Recht nicht gab.“[9] Ebenso wie seine Brüder Karl-Friedrich und Walter meldete sich auch Klaus 17jährig als Kriegsfreiwilliger und durchlebte das Ende des ersten Weltkrieges und die Folgen auf seine Weise. Nach Kriegsende nahm er ein Jurastudium auf und begab sich nach erfolgreichem Abschluß, noch bevor er in seine Referendarzeit „mit verknöcherten juristischen Vorgesetzten“ einstieg, mit seinem gerade achtzehn Jahre alt gewordenen Bruder Dietrich auf eine Italienreise, wie er überhaupt das Reisen und den Kontakt mit anderen suchte und mochte. Als junger Assessor, bekannt geworden durch eine wissenschaftliche Abhandlung über die „Meistbegünstigung im modernen Völkerrecht“, ging er zunächst als Jurist zum Völkerbund nach Genf, jener zur Wahrung des internationalen Friedens 1919 gegründeten Institution, aus der Deutschland am 14. Oktober 1933 austrat, um fortan ungehemmt die Aufrüstung und eine aggressive Politik betreiben zu können. Klaus Bonhoeffer hatte 1930 Emmi Delbrück, die Tochter des Historikers Hans Delbrück, geheiratet, mit deren Bruder Justus er schon in der Kindheit freundschaftlich verbunden war. Als versierter Jurist avancierte er in kurzer Zeit zu einem der maßgebenden Männer in der Berliner Zentrale der Deutschen Lufthansa.

Mehr und mehr wurde in den Jahren des erstarkenden Faschismus ab 1935 das Bonhoeffer-Haus in der Marienburger Allee 43 zu einem Mittelpunkt der Verständigung innerhalb der großen Familie und eingeweihter Kreise. Hier kam es zum Austausch von Informationen, hier wurde nachgedacht und die sich entwickelnde und verschärfende Lage analysiert. Dietrich Bonhoeffer, Klaus Bonhoeffer, Rüdiger Schleicher, Hans von Dohnanyi und auch der in Leipzig tätige Karl-Friedrich Bonhoeffer kamen des öfteren ins Elternhaus. Der Kreis und die Verbindungen dehnten sich immer weiter aus, die Informationen wurden umfassender, die politische Entwicklung konnte entgegen der Goebbelsschen Propaganda transparenter gemacht werden. Zweifellos beeinflußten diese Gegebenheiten auch die Sichtweise des Vaters Karl Bonhoeffer. Denn mit Beginn des zweiten Weltkrieges, zu einem Zeitpunkt, als die Euthanasie an die Stelle des Sterilisierungsgesetzes getreten war, verglich er die politische Situation des Beginns vom ersten und zweiten Weltkrieg aus seiner Sicht: „Die Stimmung, mit der man 1939 in den Krieg ging, war grundverschieden von der des Jahres 1914. Damals war die Überzeugung, daß es sich um einen Verteidigungskrieg in gerechter Sache handele, ziemlich allgemein. Auch die Haltung der SPD im damaligen Reichstag war dafür charakteristisch ... 1939 war in der Bevölkerung kein Zweifel, daß es sich um einen von Hitler vorbereiteten und organisierten Angriffskrieg handelte, für den in der großen Bevölkerung keinerlei Sympathie bestand. Man hatte in den Jahren 1933 bis zum Kriege die Partei und ihre jeder freien Meinungsäußerung feindliche Haltung kennengelernt, so daß man für den Fall des Sieges Hitlers und seiner Formationen eine ins Maßlose gesteigerte Hybris der Partei zu befürchten hatte, im Falle der Niederlage die Zerschlagung und Verarmung Deutschlands.“ [10]

Sein Sohn Klaus und die anderen wollten nicht nur aus gerechter Überzeugung, sondern auch aus nationaler Gesinnung und Verpflichtung weder das eine noch das andere. Klaus Bonhoeffers Aktionsradius gegen das von ihm verachtete Naziregime wurde immer größer. Kontakte zu Widerstandsgruppen wurden hergestellt, so zu dem Sozialdemokraten Wilhelm Leuschner (1890–1944). Als Mitglied des Hessischen Landtages seit 1928 hatte dieser schon in seiner Amtszeit öffentlich vor dem Faschismus gewarnt. Ende 1932 wurde er vom Allgemeinen Deutschen Gewerkschaftsbund als dessen Vertreter in das Internationale Arbeitsamt beim Völkerbund in Genf gewählt. Vermutlich rührte Klaus Bonhoeffers erste Bekanntschaft aus dieser Zeit. Von Leuschner wiederum wurden Kontakte zu anderen Oppositionellen aufgebaut und unterhalten, so zu Helmut James Graf von Moltke (1907–1945) und dessen Kreisauer Kreis[11], aber auch zu Oberst Graf Schenk von Stauffenberg (1907–1944), zu jenen Männern, die durch ihre patriotische Tat mit dem Attentat auf Hitler am 20. Juli 1944 dem Krieg ein Ende setzen wollten.[12] Wie vielschichtig die Querverbindungen der einzelnen Personen, Gruppen oder Kreise waren, geht aus der Tatsache hervor, daß Dietrich Bonhoeffer als Theologe und Vertreter der bekennenden Kirche enge Beziehungen zu Graf Moltke aufrechterhielt, ja sogar mit ihm Anfang der vierziger

Jahre aktiv im Widerstand zusammenarbeitete, und daß Klaus Bonhoeffer ebensolche Kontakte zur Gruppe um Arvid Harnack (1901–1942) hatte. Es war dies die „Rote Kapelle“,[13] jene zentralisierte Widerstandsorganisation, die kommunistische, sozialdemokratische, christliche Gegner des Terrorregimes aus allen Kreisen der Bevölkerung umfaßte, zu der auch die Gruppe um Harro Schulze-Boysen gehörte (1909–1942). Harnack, Schulze-Boysen und andere Widerstandskämpfer wurden bereits am 22. Dezember 1942 in Berlin-Plötzensee hingerichtet, nachdem ihnen vom 15. bis 19. Dezember 1942 vor dem „Volksgerichtshof“ der Prozeß gemacht worden war. Harnacks Frau, er hatte sie anläßlich eines USA-Besuches kennengelernt, Mildred Harnack-Fish (1902–1943), die ihren Mann von Beginn an in seiner Widerstandstätigkeit unterstützt hatte, erhielt zunächst eine sechsjährige Zuchthausstrafe. Auf Befehl Hitlers wurde dieses Urteil jedoch revidiert, und sie wurde am 16. Februar 1943, ebenfalls mit weiteren Angehörigen der „Roten Kapelle“, in Plötzensee hingerichtet.

Viele der Widerstandskämpfer hatten hohe Dienststellungen im faschistischen Machtapparat, wie Oberleutnant Schulze-Boysen im Reichsluftfahrtministerium, Oberregierungsrat Arvid Harnack im Reichswirtschaftsministerium oder im Auswärtigen Amt, aber auch im Oberkommando der Wehrmacht und der Abwehr unter Admiral Canaris. Es ergaben sich vielfältige Möglichkeiten der Informationsbeschaffung und des Austausches zwischen den einzelnen Gruppierungen unter konspirativen Bedingungen. Die Schulze-Boysen/Harnack-Organisation, so Finker[14], „deren politischer Kern aus Kommunisten bestand und die zur Goerdeler-Verschwörung über Klaus Bonhoeffer, Wilhelm Leuschner und Adam Trott zu Solz“ (ebenfalls ein Mitglied des Kreisauer Kreises um Graf Moltke) „Kontakt hatte, erklärte 1942 in einer ihrer illegalen Schriften: Die Politik gewisser deutscher Feudaler, Diplomaten, Bankiers usw., welche davon träumen, nach einem Staatsstreich durch die blutige Verfolgung aller bisher an der Macht Beteiligten eine neue politische Grundlage zu geben und alsdann ein restauriertes Deutschland auf Kosten Rußlands mit dem Plutokraten zu versöhnen, hat keinen Boden unter den Füßen und bringt nicht den Frieden. Mit Haß, Demagogie und rückschrittlicher Gesinnung wird keine Zukunft gezimmert. Freunde unseres Volkes finden sich vielmehr unter den fortschrittlichen Kräften Europas und in der UdSSR."

Das war die Einstellung, der sich auch Klaus Bonhoeffer verpflichtet fühlte, die er zu tragen gewillt war und für die er sich einsetzte. Im Prozeß der Widerstandstätigkeit, vor allem bei den Überlegungen über einen Neubeginn Deutschlands, konnte es aber, bedingt durch die unterschiedlichen sozialen Zugehörigkeiten, die Erziehung und den Werdegang der einzelnen nicht ausbleiben, daß die Denkinhalte ebenso wie die Überlegungen über den zu beschreitenden Weg nicht einheitlich waren.

Was Dietrich Bonhoeffers Vorstellungen Anfang 1942 betraf, als sich die beiden Brüder und andere verstärkt den „Zukunftsstrukturen" zuwandten, charakterisiert Bethge dahingehend: „Bonhoeffer selbst entwarf oder vertrat freilich keine eigene dezidierte Konzeption für die kommende Staatsform."[15] Dennoch, die Aktivitäten zum Sturz, Umsturz, zur Liquidierung Hitlers liefen zweifellos auf einen radikalen politischen Neuanfang hinaus. Kurz vor dem 75. Geburtstag Karl Bonhoeffers am 31. März 1943, an dem letztmalig alle Glieder der großen Familie zusammenfanden, sollte anläßlich des Staatsaktes zum „Heldengedenktag" am 21. März im Berliner Zeughaus nachgeholt werden, was wenige Tage vorher, auch unter aktiver Teilnahme von Dohnanyis, mißglückt war: ein Bombenattentat auf Hitler. Auch dieser Versuch scheiterte. Klaus Bonhoeffer wußte ebenso wie sein Freund und Schwager Justus Delbrück um das Geschehen. Am 5. April 1943 wird Dietrich Bonhoeffer im Hause seines Vaters in der Marienburger Allee von der Gestapo verhaftet. Ebenso Hans von Dohnanyi, man hatte seine Aktivitäten im Amt Canaris schon längere Zeit observiert.

Am Donnerstag, dem 20. Juli 1944, explodierte um 12.42 Uhr der Sprengsatz in der von Claus Graf Schenk von Stauffenberg abgelegten Tasche in einer Baracke im Hauptquartier Hitlers in Rastenburg im damaligen Ostpreußen anläßlich einer Lagebesprechung mit Hitler. Auch diesmal wurde das Ziel nicht erreicht. Erschießungen, Verhaftungen, Folter, Volksgerichtshof, Todesurteile, Sippenhaft gegen die Aktiven, Mitwisser und Dulder waren die Reaktion des am Leben gebliebenen Hitlers und seines faschistischen Terrorapparats. Als Klaus Bonhoeffer am 30. September 1944 vom Dienst nach Hause ging – so schreibt Bethge –, „sah er von Ferne vor seiner Gartentür in Eichkamp das verdächtige Auto stehen. Stracks kehrte er um und ging in die Marienburger Allee zu seiner Schwester Ursula Schleicher“.[16] Dort wurde er am 1. Oktober verhaftet. In der Anklageschrift vom 20. Dezember 1944 gegen ihn, seinen Schwager Rüdiger Schleicher und andere Freunde heißt es im Freislerschen Beamtenstil: „Die Angeschuldigten Dr. Bonhoeffer und Dr. Schleicher haben sich im Inlande in den Jahren 1943/44 an dem von dem ehemaligen Oberbürgermeister Dr. Goerdeler zusammen mit mutlos gewordenen Offizieren und anderen Staatsfeinden betriebenen Unternehmen, unter Beseitigung des Führers durch feigen Mord oder eine andere die Möglichkeit seiner Tötung einschließende Gewalttat, das nationalsozialistische Regime zu stürzen und den Krieg durch würdeloses Paktieren mit den Feinden zu beenden, beteiligt und ihre Mitarbeit zugesagt.“[17] Der Leidensweg für sie wie viele andere war vorgezeichnet. An seine Eltern schreibt der Sohn Klaus: „Es ist jedenfalls eine viel klarere Aufgabe zu sterben, als in verworrenen Zeiten zu leben ... ich fürchte mich nicht vor dem Erhängtwerden, aber ich möchte diese Gesichter nie mehr sehen ... dieses Maß von Verkommenheit – ich möchte überhaupt lieber sterben, als diese Gesichter nochmal zu sehen. Ich habe den Teufel gesehen, das werde ich nicht los.“[18] Am 2. Februar 1945 verhängte Freisler die Todesurteile. In der Nacht vom 22. zum 23. April 1945 werden Klaus Bonhoeffer, Rüdiger Schleicher und weitere vierzehn Häftlinge von der SS unweit des Gefängnisses Lehrter Straße in Berlin durch Genickschüsse getötet. Ein Gedenkstein auf dem Dorotheenstädtischen Friedhof in Berlin erinnert an das Wirken dieser tapferen Männer.

Der aus Stuttgart stammende Jurist Rüdiger Schleicher, Jahrgang 1895, hatte die 1902 geborene Bonhoeffer-Tochter Ursula 1923 geheiratet. Karl Bonhoeffer und seine Familie hatten nicht erst seit dem Umzug in die Marienburger Allee und der dadurch entstandenen unmittelbaren Nachbarschaft zur Familie Schleicher einen engen Kontakt. Es konnte nicht ausbleiben, daß auch Rüdiger Schleicher in all den Jahren an den politischen Auseinandersetzungen teilhatte, zumal auch er über gute Beziehungen zu Dienststellen des Machtapparates verfügte. Im April 1940 zum Honorarprofessor für Luftrecht beru-

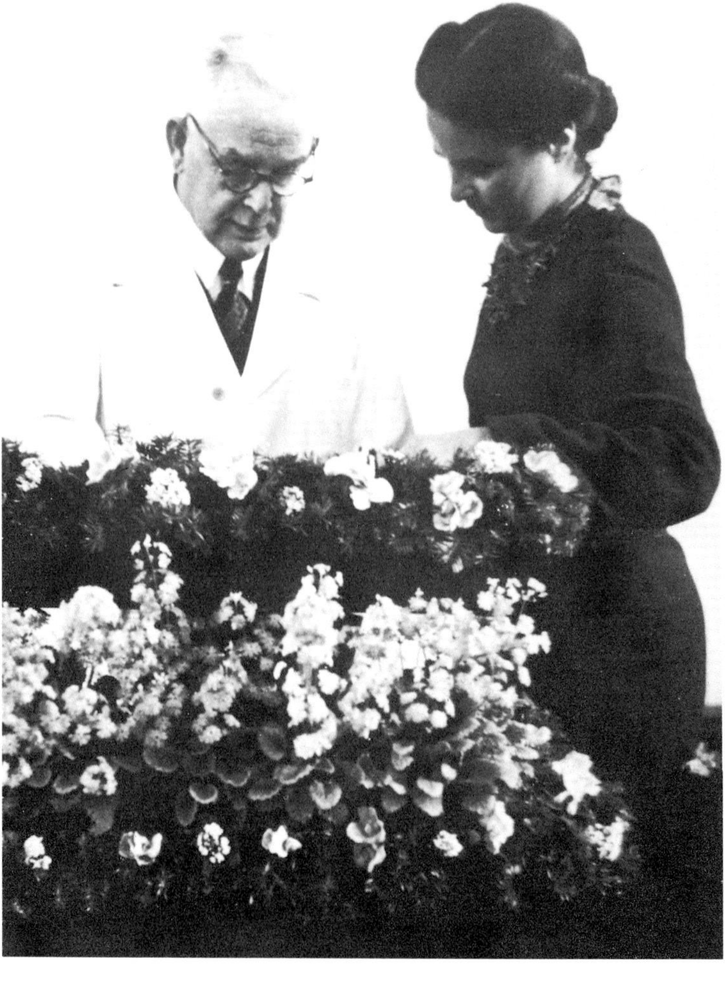

Bild 59. Nach der Abschiedsvorlesung

MONATSSCHRIFT

FÜR

PSYCHIATRIE UND NEUROLOGIE

BEGRÜNDET VON C. WERNICKE UND TH. ZIEHEN

UNTER MITWIRKUNG VON

E. GAMPER	K. KLEIST	HANS W. MAIER	O. PÖTZL	P. SCHRÖDER
Prag	Frankfurt a. M.	Zürich	Wien	Leipzig

HERAUSGEGEBEN VON

K. BONHOEFFER

BERLIN

Bd. 99

Mit zahlreichen Abbildungen im Text

FESTSCHRIFT

FÜR

KARL BONHOEFFER

ZUM

70. GEBURTSTAGE

ALLZEIT VORAN

S. K.

BASEL / VERLAG VON S. KARGER / LEIPZIG

Bild 60. Festschrift für Karl Bonhoeffer zum 70. Geburtstag 1938

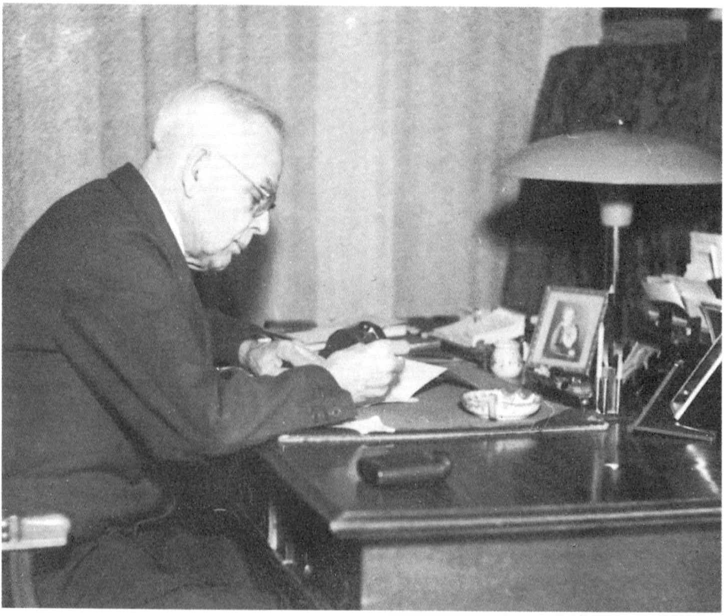

Bild 61. Die letzten Tage am Schreibtisch in der Klinik

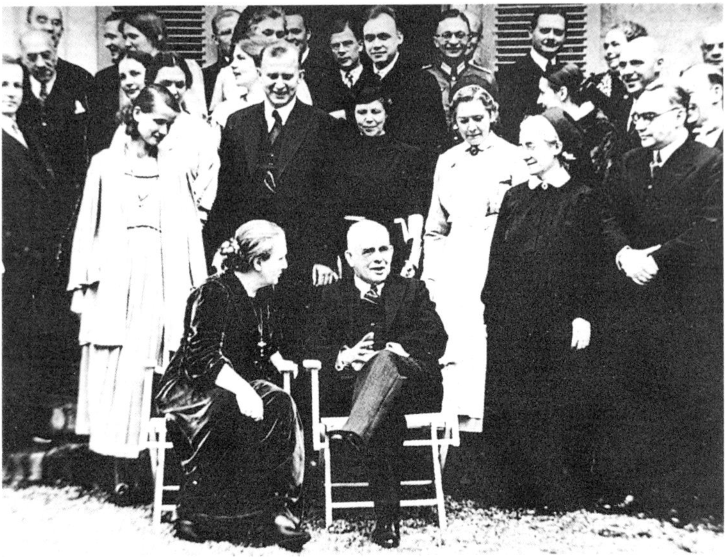

Bild 62. Familienfoto zum 70. Geburtstag Karl Bonhoeffers 1938. Hintere Reihe von links: Gerhard Leibholz, –, Sabine Leibholz, geb. Bonhoeffer, Dietrich Bonhoeffer, –, Eberhard Bethge, Hans von Dohnanyi, Walter Dreß, –, –, –, Frau Lück (Sekretärin Karl Bonhoeffers), –. Vordere Reihe von links: Klaus Bonhoeffer, Ferdinand Sauerbruch, Christine Dohnanyi, geb. Bonhoeffer, Susanne Dreß, geb. Bonhoeffer, Emmi Bonhoeffer, geb. Delbrück, Maria von Wedemeyer (Braut Dietrich Bonhoeffers), Karl-Friedrich Bonhoeffer, –, –, –, Ursula Schleicher, geb. Bonhoeffer, Rüdiger Schleicher, –, –. Vorn: Paula und Karl Bonhoeffer

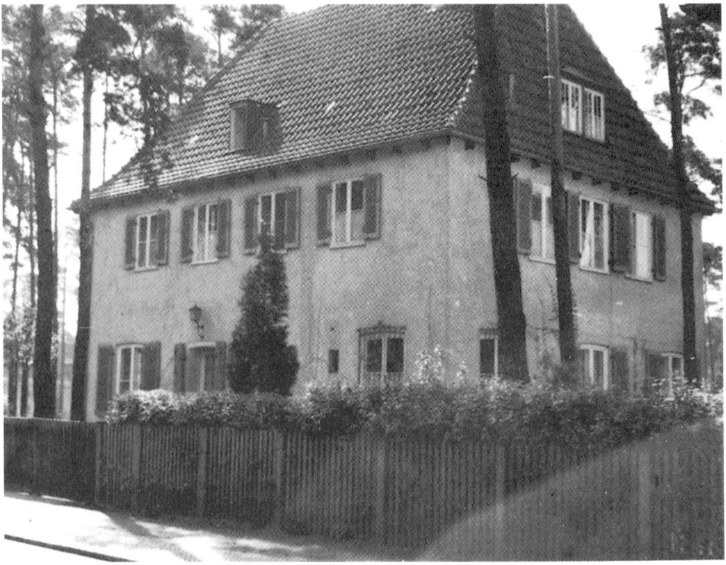

Bild 63. Bonhoeffers Wohnhaus in der Marienburger Allee 43. Im Dachgeschoß, rechts, das Arbeitszimmer Dietrich Bonhoeffers

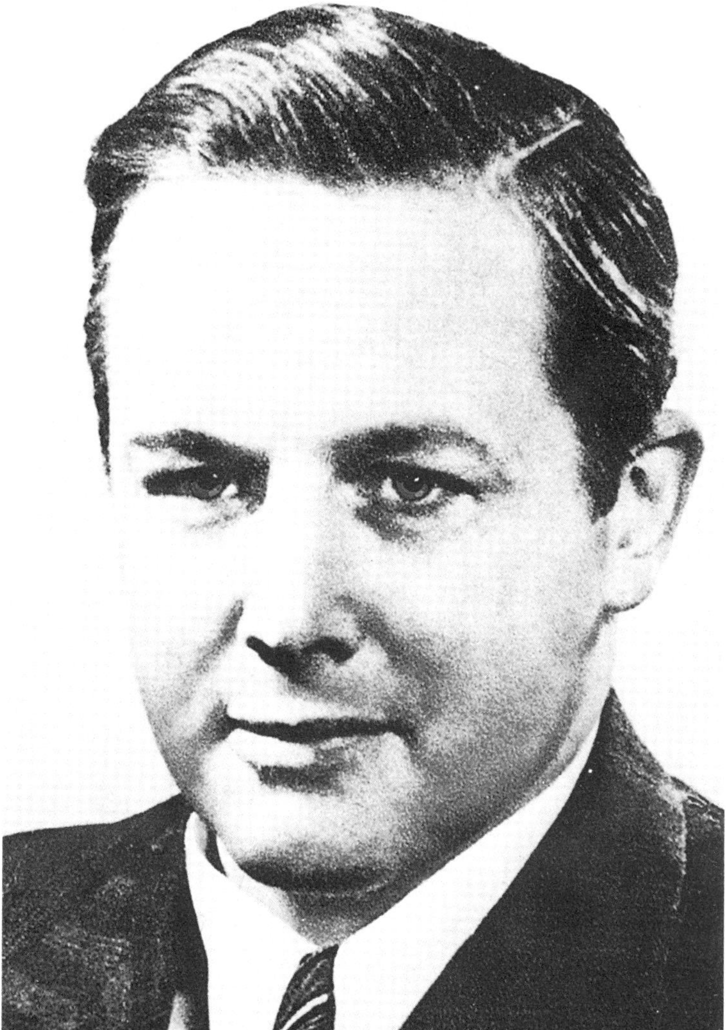

Bild 64. Klaus Bonhoeffer

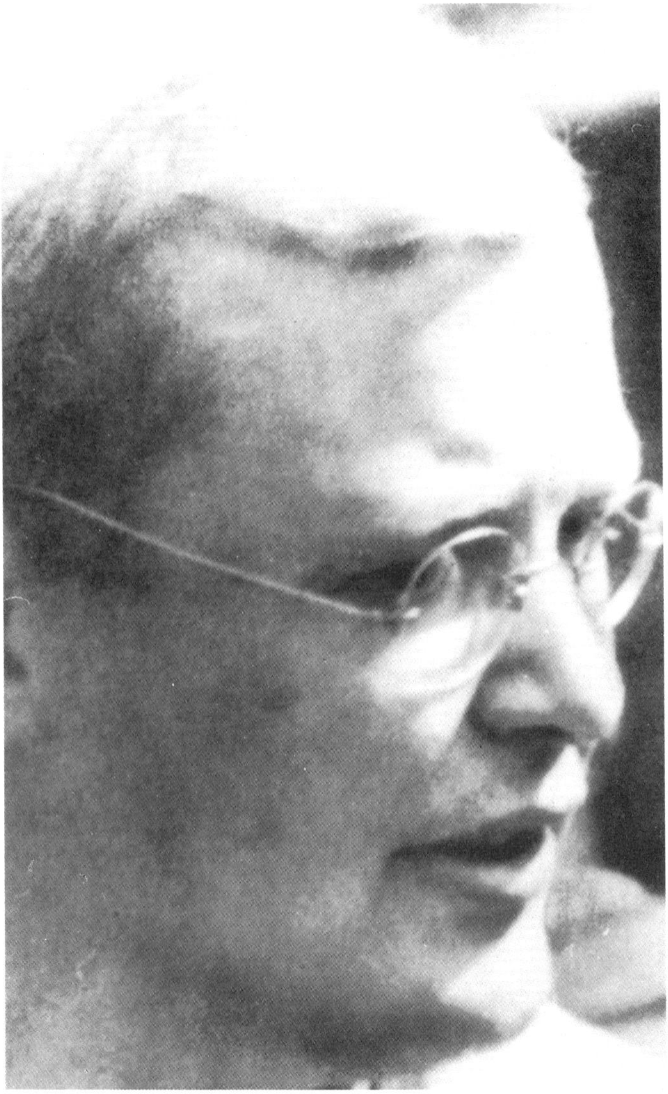

Bild 65. Dietrich Bonhoeffer

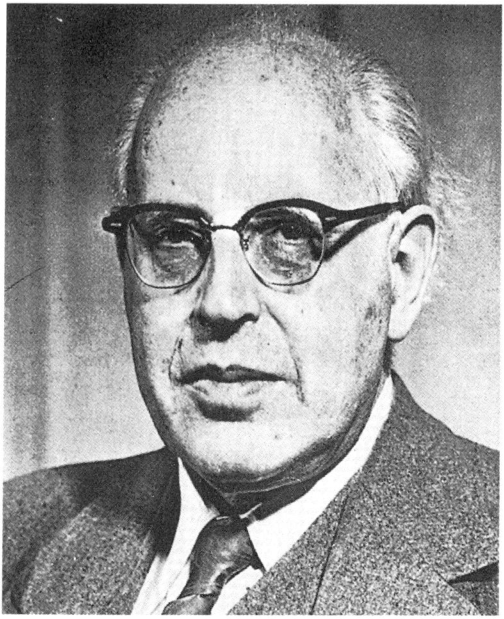

Bild 66.
Erwin Straus
(1891–1975)

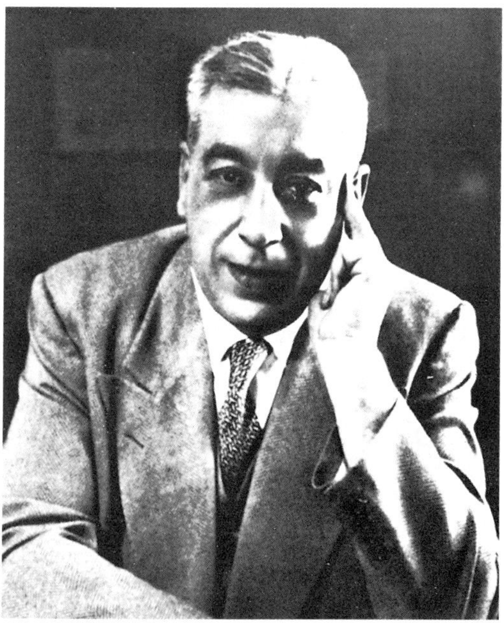

Bild 67.
Franz Kallmann
(1897–1967)

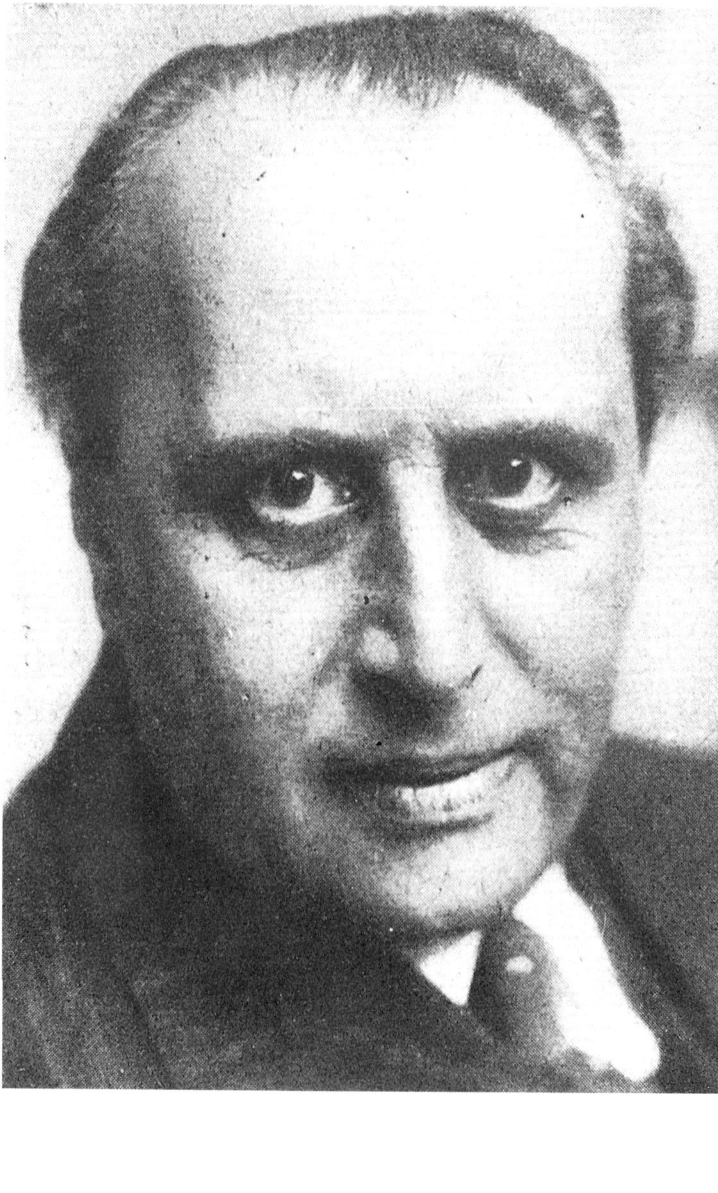

Bild 68. Arthur Kronfeld (1886–1941)

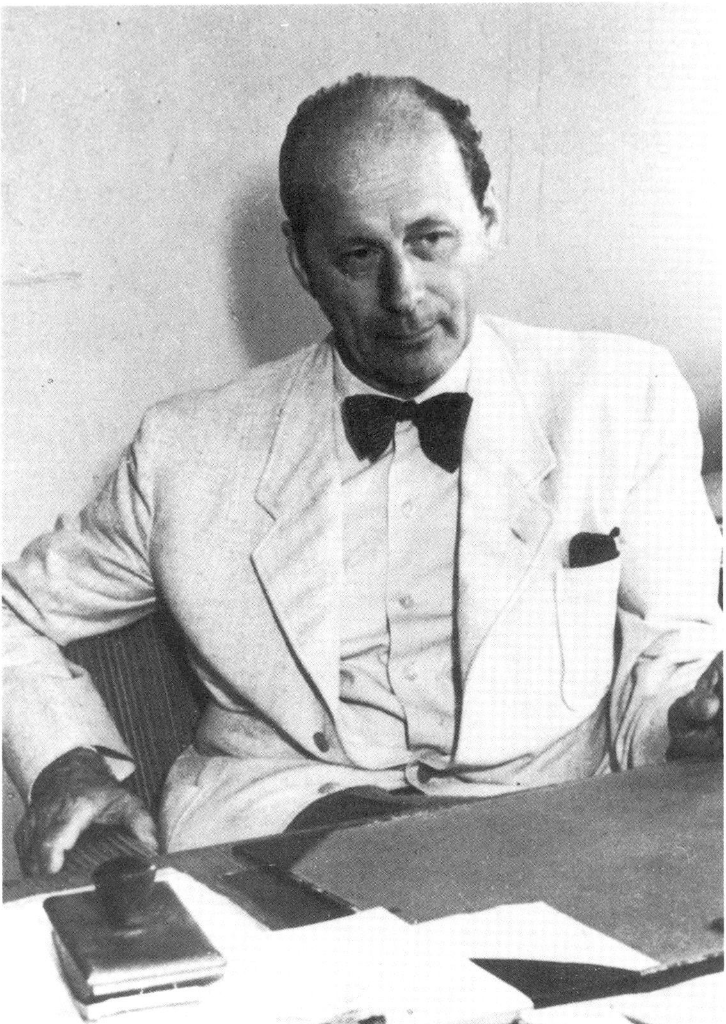

Bild 69. Jürg Zutt (1893–1980)

Bild 70.
Heinrich Scheller
(1901–1972)

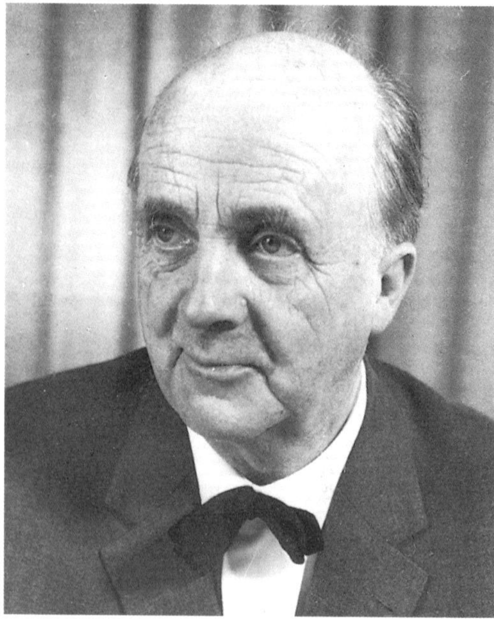

Bild 71.
Karl Bonhoeffer
in seiner
Bibliothek 1945
nach dem Tod
seiner beiden Söhne
und Schwiegersöhne

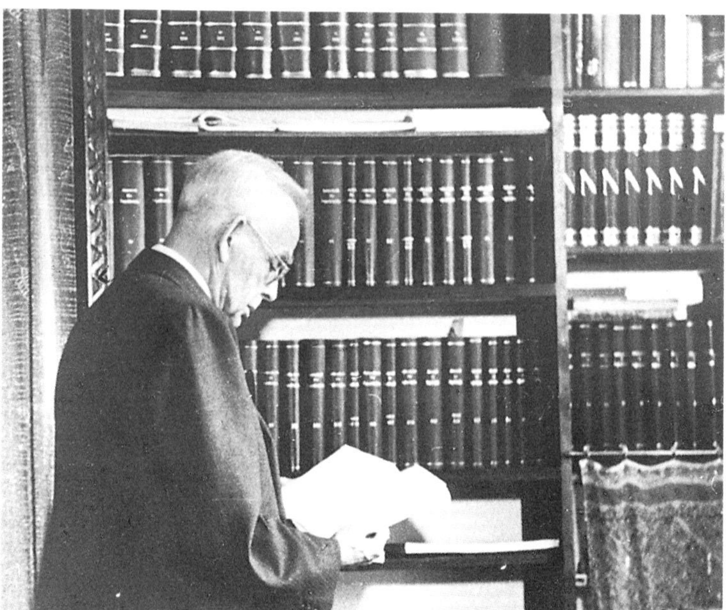

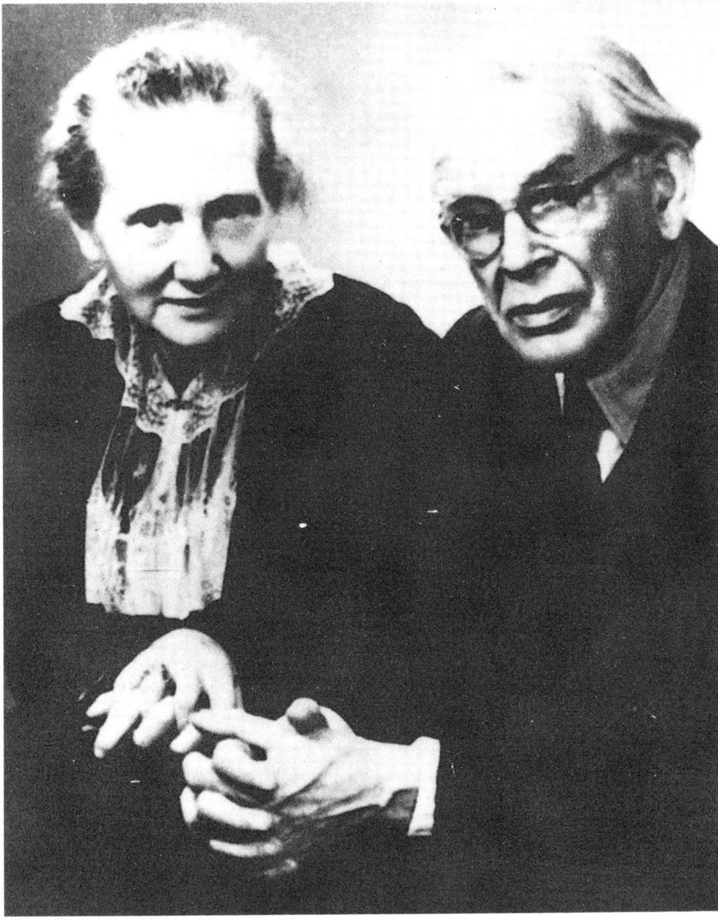

Bild 72. Ehepaar Bonhoeffer nach Kriegsende

DER PRÄSIDENT

DER DEUTSCHEN VERWALTUNG FÜR VOLKSBILDUNG

IN DER SOWJETISCHEN BESATZUNGSZONE

HERR

PROF. DR. KARL BONHOEFFER

WIRD HIERMIT AN DER UNIVERSITÄT BERLIN ALS

ORDENTLICHER PROFESSOR

AN DER MEDIZINISCHEN FAKULTÄT

BESTÄTIGT

BERLIN, DEN 29. JANUAR 1946

Bild 73. Bestätigung Karl Bonhoeffers als ordentlicher Professor an der Universität Berlin vom 29. Januar 1946

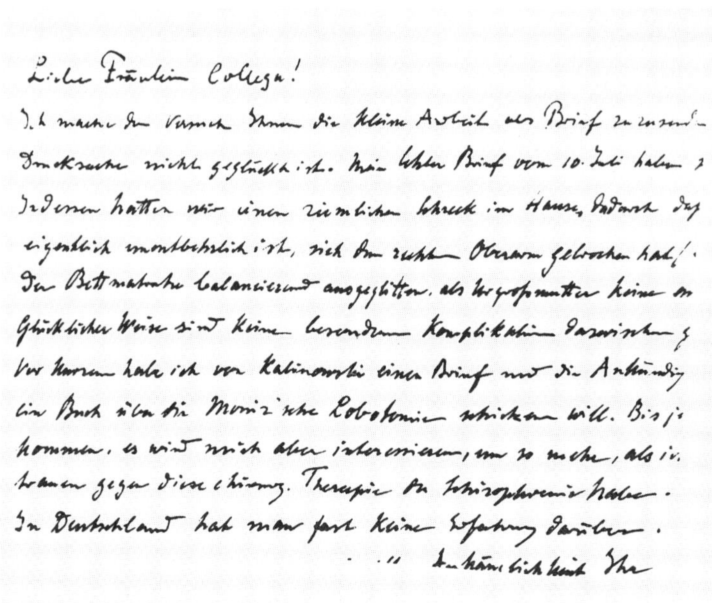
Liebe Fräulein Collega!
Ich mache den Versuch Ihnen die kleine Arbeit als Brief zu zusend-
Drucksache nicht geglückt ist. Mein letzter Brief vom 10. Juli haben
Indessen hatten wir einen ziemlichen Schreck im Hause, dadurch daß
eigentlich unentbehrlich ist, sich den rechten Oberarm gebrochen hat(.
Der Bettmatratze balancierend ausgeglitten. als Urgroßmutter keine
Glücklicher Weise sind keine besonderen Komplikationen dazwischen g
Vor kurzem habe ich von Kalinowski einen Brief und die Ankündig
ein Buch über die Moniz'sche Lobotomie schicken will. Bis je
kommen, es wird mich aber interessieren, um so mehr, als ic
trauen gegen diese chirurg. Therapie der Schizophrenie habe.
In Deutschland hat man fast keine Erfahrung darüber.
In Anhänglichkeit Ihr

Bild 74. Brief Karl Bonhoeffers an Herta Seidemann (USA) vom 2. August 1947

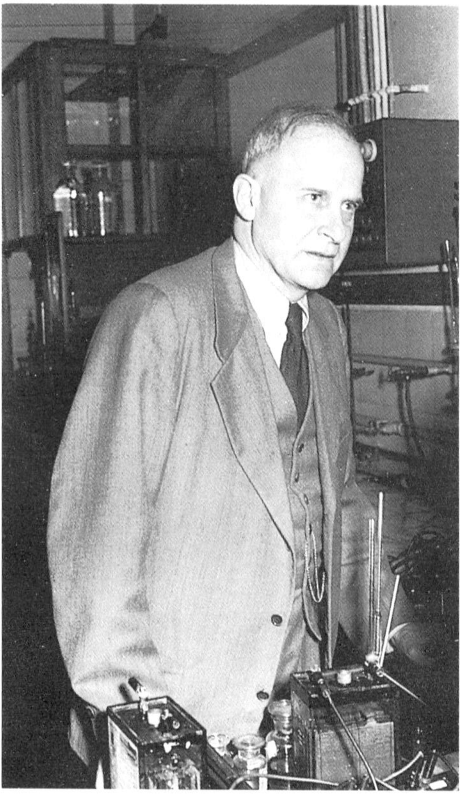

Bild 75.
Karl-Friedrich Bonhoeffer 1952, ältester Sohn Karl Bonhoeffers, Direktor des später nach ihm benannten Max-Planck-Institutes für physikalische Chemie in Göttingen

Bild 76.
Karl-Friedrich Bonhoeffer (rechts) und Otto Hahn (1879–1968), Entdecker der Uran-Kernspaltung, auf der 4. Hauptversammlung der Max-Planck-Gesellschaft im Harnack-Haus 1953 in West-Berlin

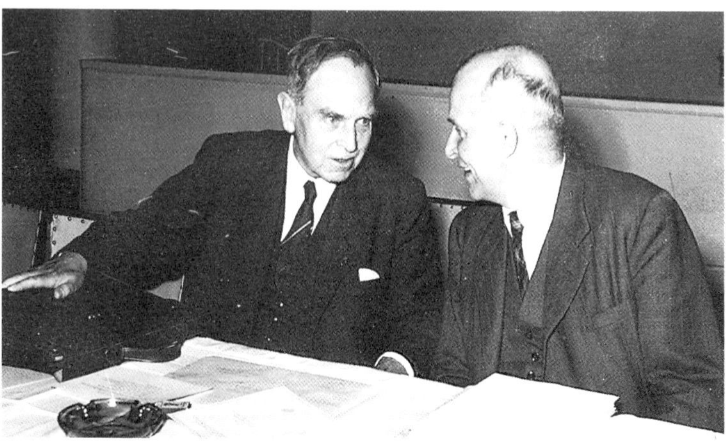

THE OPENING CEREMONY

Karl Bonhoeffer, Federal Republic of Germany

Address of the Congress President

Mrs. Palme, Ladies and Gentlemen, a great international congress taking place on German soil and concerning itself with the themes of war and peace is anything but self-evident for me when I recall the grief and misery the German people caused this world only fourty years ago.

Many of you, who have come here from abroad, may well share these feelings of mine, and many of you may have had to struggle against an inner resistance before deciding to make this journey. I extend my particular thanks to those of you who have had to overcome such a resistance. You can be assured: We will not and cannot forget! We want to remember!

And it is the memory of the dreadful consequences of war and tyranny, which is the foundation of this congress, both in the figurative as well as the material sense.

The Cologne Congress Halls where we meet today were an outstation of Buchenwald Concentration Camp during the last years of the war – a concentration camp today located in the German Democratic Republic where thousands of prisoners were tortured to death by the Nazi regime for their political convictions.

The memorial plaque, which will be presented to the mayor of Cologne at the end of the opening ceremony by one of the few remaining survivors of the concentration camp, will serve to uphold the memory of this reality.

Bild 77. Grußbotschaft des Enkels Karl Bonhoeffers als Präsident des 6. Internationalen Ärztekongresses zur Verhütung eines Atomkrieges 1986 in Köln

fen, übertrug man ihm im September des gleichen Jahres als Direktor das Institut für Luftrecht der Berliner Universität. Von dieser Position aus hatte er Kontakt zum Chef der Rechtsabteilung des Heeres, Generalstabsrichter Karl Sack. Zu ihm wiederum hatte Hans von Dohnanyi seit der sogenannten Fritsch-Krise dienstliche Beziehungen. Als Hitler am 5. November 1937 erstmals vor dem Reichskriegsminister Generalfeldmarschall von Blomberg, dem Oberbefehlshaber des Heeres Generaloberst Freiherrn von Fritsch und anderen Ranghohen der Heeresleitung erklärte, daß die „deutsche Frage" vor allem eine Frage der „Raumnot" wäre, die nur durch Gewalt und Krieg ein für allemal zu klären sei, begannen diese Militärs, obwohl sie bisher die faschistische Aufrüstungs- und Aggressionspolitik mitgetragen hatten, derartigen Plänen militärische Bedenken entgegenzusetzen. Fritsch und Blomberg wurden bald darauf „unehrenhaft" entlassen. Hitler machte sich selbst zum Reichskriegsminister und setzte ihm willfährigere und gefügigere Stabsoffiziere ein: Am 4. Februar 1938 Keitel für das Oberkommando der Wehrmacht und von Brauchitsch als neuen Heeres-Oberbefehlshaber. Zu dem am 27. August 1938 zurückgetretenen Generalstabschef des Heeres Ludwig Beck hatte Hans von Dohnanyi ebenfalls enge Kontakte. Bedingt durch seine berufliche Stellung wurde er in der Tat mehr und mehr zu einer Schlüsselfigur des antifaschistischen Widerstandes, mit dem auch der Name Bonhoeffer auf immer verbunden bleiben wird.

Der 1902 geborene spätere Reichsgerichtsrat Hans von Dohnanyi kannte schon aus seiner Gymnasialzeit die 1903 geborene Bonhoeffer-Tochter Christine, die er 1925 heiratete. Freundschaftlich verbunden war er mit deren Brüdern Karl-Friedrich, der ja 1930 seine Schwester Grete von Dohnanyi heiratete, sowie Klaus und Dietrich, aber auch mit Justus Delbrück. Nach der Heirat ging Hans von Dohnanyi an das Hamburger Universitätsinstitut für Auswärtige Politik, kam 1929 wieder nach Berlin zurück und bekleidete die Stellung eines persönlichen Referenten bei den Reichsjustizministern, so auch bei dem von Hitler 1933 ins Kabinett übernommenen Gürtner, dem später Pastor Paul Braune seine Denkschrift über die Euthanasieverbrechen vorgelegt hat. Als persönlicher Referent von Gürtner nahm Dohnanyi als Beobachter am Reichstagsbrandprozeß teil. Als Jurist im Justizministerium war er über die neuen Gesetze, wie z. B. das berüchtigte Gesetz zur Wiederherstellung des Berufsbeamtentums vom 7. April 1933 oder die „Nürnberger Gesetze“ vom 15. September 1935 stets früher und detaillierter informiert. Seine Informationen über die gegen die jüdischen Mitbürger gerichteten Gesetze verfehlten bei seinem Schwager Dietrich Bonhoeffer nicht ihre Wirkung, der schon 1933 die weiterreichende Schlußfolgerung zog: „daß man einer Kirche nicht mehr angehören kann, die Juden ausschließt“.[20] Auf der anderen Seite konnte Dietrich Bonhoeffer durch die genaueren Aussagen Dohnanyis den Anschauungen der Kirchenverantwortlichen sachbezogen und konsequent entgegentreten. Auch bei weiteren politischen Ereignissen während der faschistischen Gewaltherrschaft konnte von Dohnanyi stets mit Tatsachenmaterial aufwarten, das die offizielle Propaganda entlarvte. Seit 1934 führte er eine „Skandalchronik“, in der er minutiös alles festhielt, was er durch seine Tätigkeit an Vorfällen, Unwahrheiten, Korruptem und Verbrecherischem über die faschistischen Aktionen in Erfahrung bringen konnte. Diese aufschlußreiche Chronik, die ihm noch erhebliche Schwierigkeiten bereiten sollte, ist in großen Teilen erhalten geblieben und wird gegenwärtig wissenschaftlich bearbeitet.[21] Im Zusammenhang mit der Fritsch-Krise und seiner Nichtzugehörigkeit zur NSDAP verlor er durch Intervention von Freisler seine Stellung bei Gürtner und erhielt eine Stelle in Leipzig. Doch die Kontakte zu den Berliner Freunden rissen nicht ab. Er quartierte sich später wegen dienstlicher Notwendigkeiten im Hause seiner Eltern in Berlin ein. Mit Ausbruch des zweiten Weltkrieges wurde Dohnanyi durch Vermittlung von Oberst Oster, einem Mitarbeiter bei Admiral Canaris, in dessen Amt Ausland/Abwehr im Oberkommando der Wehrmacht geholt. Die Amtsgruppe Ausland trieb mit Hilfe der Militärattachés und der Auslandsliteratur Spionage und Erkundung. Der Abwehrapparat unter Canaris übte im faschistischen System eine wichtige Funktion aus.[22,23] Dohnanyi weihte Dietrich Bonhoeffer zunehmend in Aktionen ein und gewann ihn später als aktiven Mitstreiter, der im In- und Ausland mit Duldung Osters und Canaris’ Aufgaben zu lösen hatte, wobei die Kontakte zu kirchlichen Stellen eine große Rolle spielten. Dohnanyi hatte Einblick in die faschistischen Aktivitäten oder konnte sich entsprechende Informationen beschaffen. Dies betraf die

Verbrechen an der jüdischen Bevölkerung in Polen, die Euthanasie-Aktion (hierzu erhielt auch Pastor Braune Hinweise für seine Denkschrift) oder die Skandalchronik, die als Beweismaterial über die faschistischen Schandtaten nach einem Umsturz herangezogen werden sollte.

Als die Gestapo Anfang 1943 durch einen Zufall auf die Kontakte stieß, die Oster und Dohnanyi, als Verantwortliche für die Friedensgespräche mit dem Vatikan, aber auch zu den Anglo-Amerikanern, entwickelt hatten, wendete sich das Blatt rasch, das Netz wurde zugezogen, die Verhaftungen erfolgten. Brutale Vernehmungen der Opfer, um hinter alle Aktionen zu kommen, waren die eine Seite, Unterstützung durch Freunde, wo es ging, die andere Seite. Als am 23. November 1943 durch einen Bombenangriff die Gefängniszelle Dohnanyis zerstört wurde, erreichte man es, daß er wegen der dadurch akut aufgetretenen Hirnembolie zu Sauerbruch in die Chirurgische Klinik der Charité verlegt wurde. Der Besuch von Angehörigen und Freunden war möglich. Sauerbruch stellte sich schützend vor seinen Patienten, als er von den faschistischen Häschern wieder abgeholt werden sollte. Diese schalteten de Crinis ein, der ein Gutachten über den Krankheitszustand von Dohnanyi erstellte und seinem Freund Schellenberg, der den Posten Canaris' übernommen hatte, signalisierte, daß Dohnanyi wieder vernehmungsfähig sei. Am 22. Januar 1944 holte man Dohnanyi aus der Klinik ab, zu einem Zeitpunkt als Sauerbruch nicht anwesend war.[24] Vorher, in einem Schreiben vom 11. Januar 1944, hatte Karl Bonhoeffer seinem früheren Amtskollegen Sauerbruch ausführlich den problematischen und neurologischen Befund seines Schwiegersohnes geschildert: „Ich bitte deshalb, daß Sie auch eine Verlegung nach Buch nicht zulassen, sondern auf Haftentlassung drängen. Mit den besten Grüßen, in alter Verbundenheit ...".[25] Im Zusammenhang mit dem Attentat auf Hitler am 20. Juli 1944 nahm sich die Gestapo des Falles Dohnanyi intensiv an, im August 1944 wurde er in das KZ Sachsenhausen gebracht. Inzwischen hatte man auch ausreichend schriftliches Beweismaterial aus der Canaris-Abteilung einschließlich der Skandalchronik zusammengetragen. Auch Canaris befand sich seit dem 23. Juli 1944 in Untersuchungshaft, Canaris' Tagebuch wurde von denselben Männern gesucht und gesichtet, die auch von Dohnanyi verhörten: SS-Standartenführer Huppenkothen und Gestapokommissar Sonderegger. Am 9. April 1945 wurde Canaris in Flossenbürg nach einem Standgerichtsverfahren gehängt. Und am gleichen Tag wurde Hans von Dohnanyi im KZ Sachsenhausen ermordet. Ein „Gerichtsverfahren“ hatte nie stattgefunden.

Der Weg des Sohnes Dietrich Bonhoeffer sollte ebenso tragisch enden. Die Zwillinge Dietrich und Sabine, die in dieser Reihenfolge am 4. Februar 1906 in Breslau zur Welt gekommen waren, hatten ein sehr enges, aber nicht von den übrigen Geschwistern abgesondertes Verhältnis. Gleich den anderen besuchte auch Dietrich das Gymnasium, frühzeitig entschloß er sich zum Theologiestudium, das er 1923 in Tübingen aufnahm, dann 1924 an der Berliner Universität fortsetzte und 1927 abschloß. Wie sein ältester Bruder Karl-Friedrich von den Naturwissenschaftlern Nernst und Haber beeinflußt wurde, so war für den jungen Pfarrer das Wirken des Theologen Karl Barth und Adolf Harnacks ausschlaggebend: „Es wurde uns an ihm deutlich, daß Wahrheit nur aus Freiheit geboren wird. Wir sahen in ihm den Vorkämpfer des freien Ausdrucks einmal erkannter Wahrheit, der sein freies Urteil je und je neu bildet und es ungeachtet der ängstlichen Gebundenheit der vielen je wieder deutlich zum Ausdruck brachte.“[26] Solche programmatischen Ausführungen über Harnack und die theologische Position Barths bestimmten Dietrichs eigenes Denken, überdies sah er hier aber auch die Fortführung jener Tradition vom Elternhaus ausgegangener Erziehungsideale.

Am 17. Dezember 1927 endete das Studium mit einer hervorragenden Promotion über eine „dogmatische Untersuchung zur Soziologie der Kirche“, die 1930 in gedruckter Form vorlag, deren Drucklegung vom Vater mitfinanziert wurde.[27] Ein Jahr nach der Promotion legte er sein Predigerexamen ab. Der Vater schrieb ihm am 13. März 1928: „Wir haben uns sehr über den Tenor der Konsistorialbeurteilung gefreut. Um den Ton der amtlichen Kirche zu lernen, wirst Du wohl noch viele Probepredigten lesen müssen. Es ist anders, als es bei mir war, wo mir Wernicke sagte: Lesen Sie nur keine psychiatrische Literatur, das macht nur dumm.“[28] Am 12. Juli 1930 habilitierte sich Dietrich Bonhoeffer an der Berliner Theologischen Fakultät für das Fach der systematischen Theologie. Er gehörte nunmehr wie sein Vater dem akademischen Lehrkörper an. Seine Habilitationsschrift „Akt und Sein. Transzendentalphilosophie und Ontologie in der systematischen Theologie“ erschien 1931 als Buch. Fast ein Jahr vorher hatte sich hier auch Walter Dreß über „Kirchengeschichte“ habilitiert. Er, ein Freund Dietrichs, hatte Susanne, die jüngste der acht Bonhoeffer-Kinder, 1930 geheiratet.

Die folgende Zeit war für Dietrich Bonhoeffer durch Reisetätigkeit, u. a. in die USA, vielfältige wissenschaftliche Aktivitäten und die Prediger- und Seelsorgetätigkeit, so in der Berliner Zionskirche, gekennzeichnet. Die faschistische Machtergreifung, das vor allem gegen die Juden gerichtete „Gesetz zur Wiederherstellung des Berufsbeamtentums“, riefen bei Dietrich Bonhoeffer sofort Widerstand hervor. Dieser richtete sich mehr und mehr gegen das faschistische System, das den von Dietrich vertretenen Auftrag der Kirche untergrub. Er geriet aber auch in Widerspruch zur Anpassungspolitik der Kirchenoffiziellen. Sein nach Inkrafttreten des Gesetzes mit dem sogenannten Arierparagraphen geschriebener Aufsatz „Die Kirche vor der Judenfrage“ ließ erkennen, worin Dietrich Bonhoeffers Theologieverständnis bestand. In unmittelbarem Kontakt zu seiner Zwillingsschwester Sabine, die 1926 den aus einer jüdischen Familie stammenden, 1901 geborenen Gerhard Leibholz geheiratet hatte, mußte auch Dietrich gleich vielen erleben, was es nunmehr in Deutschland bedeutete, Jude zu sein. Sein Schwager Gerhard, einer der jüngsten Ordinarien in Deutschland, erhielt 1929 einen Ruf an die Greifswalder Universität auf den Lehrstuhl für öffentliches Recht, nachdem er sich 1928 an der Berliner Universität habilitiert hatte. 1931 ging Leibholz mit der Familie, einem Ruf als Ordinarius für Staatsrecht folgend, nach Göttingen. 1935 traf ihn das Gesetz vom 4. April 1933, er wurde als Jude vom Dienst suspendiert. Im September 1938 emigrierte die vierköpfige Leibholzfamilie nach London. Erst 1947 kehrte sie nach Deutschland, nach Göttingen, zurück. Gerhard Leibholz verstarb 1982.

Dietrich Bonhoeffer, der vom 17. Oktober 1933 an bis 1935 als Pfarrer der deutschen Gemeinde in London-Sydenham tätig war, konnte aufgrund seiner vielen in dieser Zeit aufgebauten Kontakte der emigrierten Leibholzfamilie behilflich sein. Aber auch die späterhin durch seine kirchliche Tätigkeit bedingten wiederholten Reisen nach England, in die USA, nach Schweden, der Schweiz und Norwegen erweiterten das Netz seiner Kontakte und Beziehungen, die in der Zusammenarbeit mit seinem Schwager Hans von Dohnanyi so wertvoll und bedeutsam wurden. Anfang 1935 kam Dietrich Bonhoeffer wieder nach Berlin zurück und erhielt von der bekennenden Kirche den Auftrag, ein Predigerseminar aufzubauen, eine Tätigkeit, die er illegal am 26. April 1935 in Zingst, später in Finkenwalde bei Stettin fortführte. Mit seiner Arbeit, seinen mündlichen wie schriftlichen Äußerungen und durch seine Auslandskontakte setzte er sich mehr und mehr in kämpferischen Widerspruch zum faschistischen Regime. Der Entzug der Lehrbefugnis an der Berliner Universität am 5. August 1936 war die erste Reaktion, der später Redeverbot und Meldepflicht folgten. Es begann der ereignisreiche und komplizierte Weg der ebenso kritischen wie aktiven Auseinandersetzung mit dem faschistischen Terrorregime und dem, was die Amtskirche in Deutschland hierzu zu sagen hatte und wie sie handelte.

Dietrichs zentraler Punkt für Treffs und Diskussionen mit Gleichgesinnten, so auch mit Friedrich von Bodelschwingh und Pastor Paul Braune, für seine wissenschaftliche Arbeit, für die zunehmenden Aussprachen mit den Gliedern der Bonhoefferschen Familie war das Elternhaus in der Marienburger Allee 43 und sein dort befindliches Mansardenzimmer. Von 1940 bis zu seiner Verhaftung im April 1943 wechselte sein Leben „zwischen höchster Anspannung und gelegentlich luxuriöser Erholung, zwischen konspirativen Unternehmungen und theologischer Versenkung".[29] Ähnlich war die Lebensweise auch der anderen Vertrauten. „Wenn wir Eltern", schrieb Karl Bonhoeffer später, „auch in die Einzelheiten der Komplotte nicht eingeweiht wurden, so waren wir doch durch die zahlreichen Besprechungen, die in unserem Hause stattfanden, über vieles unterrichtet und über die Gefährlichkeit der Situation für unsere Kinder, wie über die Notwendigkeit ihres Tuns im Interesse der deutschen Zukunft durchaus im klaren. Als dann wenige Tage nach der Feier meines 75. Geburtstages, am 5. April 1943, die Verhaftung von Hans Dohnanyi, unserer Tochter Christel und Dietrich erfolgte, da traf uns dieser Schlag nicht unvorbereitet, aber doch schwer im Hinblick auf das, was man über die Behandlung der politischen Gefangenen hörte."[30] Entschlossen setzte sich der Vater für seinen in Haft befindlichen

Sohn Dietrich ein: Briefkontakte wurden gehalten, Beziehungen zu Persönlichkeiten, die eine Haftverbesserung erwirken konnten, aufgenommen, sogar eine Flucht erwogen und aktiv vorbereitet. Nach dem Attentat am 20. Juli 1944 auf Hitler wurde auch für Dietrich die Situation schwerer und gefährlicher. Am 8. Oktober 1944 erfolgte die Überführung zum Gestapogefängnis in die Prinz-Albrecht-Straße. Am 7. Februar 1945 brach der Kontakt mit den Eltern ab, nachdem dieses Gefängnis in der Nacht des 3. Februar 1945 durch einen schweren Bombenangriff auf Berlin nahezu zerstört worden war. Erst später konnte der Leidensweg Dietrich Bonhoeffers nachgezeichnet werden: KZ Buchenwald, von dort zum KZ Flossenbürg, hier erfolgte durch die SS im Morgengrauen des 9. April 1945 die Hinrichtung von Dietrich Bonhoeffer, Hans Oster, Karl Sack und Wilhelm Canaris durch den Strang. Die Eltern erfuhren davon erst Ende Juli 1945.

Wie aktiv und mit welcher Konsequenz die Bonhoeffer-Familie am Widerstandskampf gegen den Faschismus teilnahm, geht eindeutig aus den sogenannten Kaltenbrunner-Berichten[31] hervor, die dieser im Zusammenhang mit dem Attentat vom 20. Juli Bormann und Hitler zugeleitet hatte. Hieraus ist zu entnehmen, daß Klaus Bonhoeffer schon seit Sommer 1943 davon wußte, daß Stauffenberg „aktiv gegen das bestehende nationalsozialistische Regime angehen wollte“, daß er erstmals 1943 zu Goerdeler Kontakt aufgenommen hatte und daß er mit anderen noch bis zum Vormittag des 21. Juli 1944 der Meinung war, daß der Putsch gegen Hitler gelungen sei. In den Verhören gab er wie auch Rüdiger Schleicher „rundheraus zu, den nationalsozialistischen Staat, insbesondere mit Rücksicht auf seine Politik in der Kirchen- sowie Judenfrage sowie wegen der fehlenden Garantien der Rechtssicherheit, wegen der Maßnahmen gegen Staatsfeinde, KZ ... der scharfen Entjudungsmaßnahmen“ abzulehnen. Kaltenbrunner sprach von der „gegnerischen Einstellung der ganzen Sippschaft“, in der u.a. Dietrich Bonhoeffer als „Exponent der Bekenntnisfront von der Abwehr ebenso wie Moltke nach Schweden und Norwegen verwendet wurde“.

Karl Bonhoeffer waren wohl keine Einzelheiten der Widerstandsarbeit seiner Söhne und Schwiegersöhne bekannt. Vielleicht waren für ihn auch die Dimensionen nicht überschaubar. Er stellte sich aber uneingeschränkt hinter all das, was von ihnen gedacht, gesagt und getan wurde. Wo er konnte, half er bewußt oder unbewußt, so, wenn sein Auto dafür benutzt wurde, um Dohnanyi mit einem speziellen Sprengstoffkoffer weiterzuhelfen, der in die Hände der Verschwörer gelangen sollte,[32] oder wenn er Bodelschwingh und Braune fachärztlich beriet, wie man deren Patienten vor der Euthanasie-Aktion bewahren konnte. In seinen Lebenserinnerungen berichtete er ohne Pathos über das, was damals geschah: Für Bonhoeffer war es Pflichterfüllung, so wie er es aus ärztlicher Selbstverständlichkeit, den Menschen zu dienen, als oberstes Prinzip seiner Tätigkeit ansah. Pflichterfüllung hieß für ihn und die Seinen, Dienst am Menschen, da wo sie, um die Aufgaben zu lösen, sich hingestellt sahen. Pervertierte Formen der Pflichterfüllung aus „nationalsozialistischen Gesinnungsgründen" waren allerdings in den dunklen Jahren an der Tagesordnung. „Blindlings gehörte zu den Pfeilerworten der LTI" (Lingua Tertii Imperii, Sprache des Dritten Reichs), so Victor Klemperer. „Es bezeichnet den Idealzustand nazistischer Geistigkeit ihrem Führer und ihrem jeweiligen Unterführer gegenüber, es wird nicht viel seltener gebraucht als fanatisch. Um aber einen Befehl blindlings auszuführen, darf ich über ihn nicht nachdenken."[33] Aber gerade nachdenken, das war es, was Karl Bonhoeffer sich, seiner Familie und seiner Umgebung auftrug. Die Formen des Handelns als Resultat des Nachdenkens waren bei den einzelnen der Bonhoeffers unterschiedlich. Wie Karl Bonhoeffer selbst, verschlossen sich seine Söhne, Schwiegersöhne und die anderen der „deutschen Grundeigenschaft der Maßlosigkeit, der Überkonsequenz, des Ins-Grenzenlose-Langens".[34] Für alle aber bedeutete der Faschismus mit Rassenideen, Antisemitismus, Menschenverachtung, Vernichtung des Lebens und „lebensunwerten" Lebens, Aggressivität und Krieg eine Herausforderung. Ihm entgegenzutreten, war für sie und andere mehr als Pflichterfüllung.

Die letzten Jahre und das Vermächtnis Bonhoeffers

Seit seiner Emeritierung im Jahre 1938 war Karl Bonhoeffer nicht mehr klinisch tätig. Denen aber, die bei ihm fachlichen Rat suchten, verschloß er sich nicht. Die weitere Entwicklung der Psychiatrie und Neurologie verfolgte er mit kritischem Interesse. Zeitschriftenartikel mit genetischen, rassenbiologischen Inhalten waren da ebenso an der Tagesordnung wie jene, die gemäß der neuen Satzung der „Gesellschaft deutscher Neurologen und Psychiater" zur „Gesunderhaltung und Aufartung" beitrugen. Bonhoeffer beschäftigte sich mit einer umfassenden Analyse zur Geschichte der Psychiatrie an der Charité im 19. Jahrhundert.[1] Rückschauend charakterisierte er dabei den Stellenwert des Faches und beschrieb die Bemühungen all derer, die mit ihrem Werk die Psychiatrie zu einer wissenschaftlichen Disziplin entwickelt hatten. Dabei ging er auch auf die Einheit von Psychiatrie und Neurologie ein, hob aber, für ihn bezeichnend, die Psychiatrie hervor. Sollte seine Publikation für jene, welche die Psychiatrie mißbrauchten, ein Spiegel sein, den er vorhielt, um zu erkennen, wohin das Fach in kurzer Zeit verkommen war? Seinerzeit, so Bonhoeffer, mußte die Psychiatrie „erst mühsam von außen in den Rahmen der medizinischen Disziplinen hereingebracht werden. Der Gesichtspunkt, unter dem sich Öffentlichkeit und Staat zunächst für die ihr zugehörigen Individuen interessierte, war nicht ein sanitärer, sondern der der Sicherung gegen Asozialität und Störung der öffentlichen Ordnung." Geisteskranke auf einer Stufe mit Verbrechern, das war die früher vertretene und praktizierte inhumane Auffassung, die mit dem Ideengut des Faschismus und seinen Praktiken identisch war. Wenn Bonhoeffer im weiteren davon ausging, daß die gesamte Entwicklung der Psychiatrie an der Charité eine Illustration des Bestrebens war, sie aus der Enge dieser Auffassung herauszubringen, dann mußte jedem, der Bonhoeffers Artikel 1940 las, einleuchten, daß nichts von diesen Bemühungen übriggeblieben war. „Wenn man", so Bonhoeffer, „den amtlichen Aktenverkehr in den 3½ Jahren der Tätigkeit Griesingers überblickt, so ergibt sich das Bild eines von seiten Griesingers mit nicht erlahmendem Eifer und viel Courtoisie geführten Kampfes zur Hebung des humanitären Niveaus des Krankendienstes auf der psychiatrischen Abteilung." Und dennoch genügte die kurze Zeit, „um auf das gesamte Irrenwesen Deutschlands revolutionierend zu wirken".

Wo aber stand die Psychiatrische- und Nervenklinik der Charité des Jahres 1940 unter de Crinis? Vielen war das Ausmaß dessen, was geschah, nicht bewußt, es konnte ohne zusammenhängende Kenntnis auch schwer verstanden werden. Erst 1949 gab Karl Bonhoeffers ehemaliger Mitarbeiter Roggenbau eine nüchterne Analyse der Ereignisse: „Waren noch 1938 16295 Geisteskranke in den Berliner Anstalten und in den Provinzialanstalten Brandenburgs untergebracht, so betrug die Zahl 1945 nur noch 2379. Man fragt sich, wo diese 14000 Kranken geblieben sind. Man wird sich scheuen, es auszusprechen, und doch muß es gesagt werden. Diese erschütternde Verminderung in dem Krankenbestand läßt den Verdacht nicht zur Ruhe kommen, daß die Mehrzahl gestorben ist und daß ein großer Teil dieser Kranken jenem nationalsozialistischen Gesetz von der Vernichtung lebensunwerten Lebens, das zwar niemals veröffentlicht, aber mitleidslos gehandhabt wurde und das nur den Menschen als erhaltenswert bezeichnete, der produktiv tätig war, zum Opfer fiel."[2]

1941 brachte Bonhoeffer als letzten größeren Fachbeitrag ein Buch[3] heraus, das über seine nervenärztlichen Erfahrungen und Eindrücke berichtete. Es ist in sieben Kapitel gegliedert, in denen auch die Geschichte des Faches abgehandelt wurde. Diese Entwicklung hatte er über Jahrzehnte nicht nur miterlebt, sondern mit eigenen Leistungen auch den Entwicklungsprozeß gefördert. Im Kapitel „Therapeutisches" charakterisiert er die verhängnisvolle Situation, in der sich die Psychiatrie jahrzehntelang befand, und gelangt dann zu der Einschätzung: „Wenn ich die Therapie in der Psychiatrie im Laufe der Jahre meiner Zugehörigkeit zum Fache überblicke, so hat sich da vieles gewandelt und auf das ganze gesehen, wie ich glaube, zum Vorteil gewandelt. Ich habe die Zeit des therapeutischen Nihilismus in der Psychiatrie noch etwa anderthalb Jahrzehnte miterlebt. Aus meiner Assistentenzeit bei Wernicke kann ich mich erinnern, daß Therapeutisches eigentlich überhaupt nur bei neurologischen und hirnchirurgischen Fragen besprochen wurde. Auch in der Vorlesung fiel über Therapie der Psychosen kaum ein Wort." Bonhoeffer erlebte die therapeutischen Aktivitäten eines Wagner von Jauregg ebenso wie die Insulin- und Cardiazol-Behandlungen bei den Schizophrenien. Den eigentlichen psychopharmakologischen Durchbruch in der Behandlung solcher Krankheiten im Jahre 1953 konnte er wie auch andere noch nicht ahnen.

Es war das vorerst die letzte Publikation Bonhoeffers. Die zermürbenden Ereignisse um die Familie behinderten verständlicherweise seine wissenschaftlichen Aktivitäten. Die schweren psychischen und körperlichen Belastungen, die ihn und seine Frau Paula bedrückten, ertrugen beide in der Gewißheit, daß ihre Söhne und Schwiegersöhne ihr Leben einer gerechten Sache opferten. Wie schrecklich mußte es für sie gewesen sein, wenn sie noch Ende Februar 1945 versuchten, einen Brief für Dietrich im bombardierten Gestapogefängnis in der Prinz-Albrecht-Straße abzugeben, in der Hoffung, daß er sich dort noch befinde. Ohne Kommentar wurden sie abgewiesen. Die Zeilen der Mutter „... meine Gedanken sind Tag und Nacht bei Dir in Sorge, wie es Dir ergehen mag ..."[4] erreichten nie mehr den Empfänger. Erst durch einen im Radio übertragenen Gedächtnisgottesdienst für Dietrich und Klaus Bonhoeffer am 27. Juli 1945 in der Londoner Trinitatis-Kirche[5] erfuhren die leidgeprüften Eltern vom Schicksal ihrer Söhne. In ihrem Haus, in der Marienburger Allee 43, hatten sie auch das Ende des am 18. Februar 1943 im Berliner Sportpalast von Goebbels verkündeten „Totalen Krieges" erlebt. Am 8. Mai 1945 unterzeichneten der von Hitler nach der Fritsch-Krise eingesetzte Generalfeldmarschall Keitel und weitere faschistische Militärs in Berlin-Karlshorst die bedingungslose Kapitulation. Es war für Karl Bonhoeffer kaum faßbar, in dem verwaisten Haus der Familie an einen Neubeginn zu glauben.

In Berlin wurde am 17. Mai 1945 durch den Oberbürgermeister Arthur Werner die Zusammensetzung des neuen demokratischen Magistrats bekanntgegeben, zwei Tage später erfolgte die feierliche Amtseinführung: der ehemalige Kollege Ferdinand Sauerbruch wurde Stadtrat für das Gesundheitswesen.[6] Ihm oblag der Kampf gegen Hunger und Seuchengefahr, er mußte die Organisation des Gesundheitswesens, des Wiederaufbaus von Krankenhäusern und Arztpraxen in der Stadt bewerkstelligen. Bereits am 12. November 1947 begann mit etwa 4000 Studenten das erste Nachkriegssemester an der Berliner Universität, die offiziell am 29. Januar 1946 von ihrem neuen Rektor, dem Altphilologen Johannes Stroux (1886–1954), eröffnet wurde. Zum Dekan der Medizinischen Fakultät wurde der Internist Theodor Brugsch (1878–1963) gewählt. Die Leitung der Psychiatrischen- und Nervenklinik der Charité lag vorerst kommissarisch in den Händen der Bonhoeffer-Schüler Zutt und Roggenbau, bis 1949 der ebenfalls aus dem Bonhoefferkreis stammende Rudolf Thiele das Direktorat übernahm. Karl Bonhoeffer selbst hielt sich vom akademischen und ärztlichen Leben nicht fern. Bereits in einem Schreiben vom 30. Juni 1945 signalisierte er der Universität, daß er zwar nicht mehr beabsichtige, Vorlesungen zu halten, wissenschaftlich aber „an einem zusammenfassenden Überblick über sein Fach und an psychiatrischen Einzelproblemen arbeite“.[7]

Am 30. Oktober 1945 trat er dann offiziell an den neuen Rektor mit der Bitte heran, ihn „zu reaktivieren und einen Forschungsauftrag auf dem Gebiete der Klinik der exogenen Psychosen zu verleihen“. Bonhoeffer schien nunmehr in der Tat in Aussicht zu nehmen, im kommenden Sommersemester seine Kenntnisse und Erfahrungen den Studenten in einer Vorlesung über „Ausgewählte Kapitel auf dem Gebiete der Psychopathologie“ zu vermitteln. Drei Tage später hatte der Rektor die von Bonhoeffer geäußerte Bitte befürwortet und an die Zentralverwaltung für Volksbildung, die im sowjetischen Sektor Berlins in der Wilhelmstraße 68 untergebracht war, weitergeleitet. Von dort war am 29. Januar 1946 auch die Bestätigung Bonhoeffers als ordentlicher Professor an der Medizinischen Fakultät gekommen. In der Folgezeit besuchte Bonhoeffer zwar vereinzelt seine alte Klinik, eine Vorlesung hat er jedoch nie mehr gehalten. Als später, am 8. Dezember 1947, die „Berliner Gesellschaft für Psychiatrie und Neurologie“ wieder gegründet wurde, der er als Vorsitzender so viele Jahre vorgestanden hatte, wurde ihm am 12. April 1948 die Ehrenmitgliedschaft verliehen.

Freude und ärztliche Genugtuung bereiteten ihm die zwei

bis drei Stunden, die er zweimal wöchentlich seit Mitte Januar 1946 in den Wittenauer Heilstätten verbrachte, wo ihm von den verschiedenen Abteilungen Patienten vorgestellt wurden, deren diagnostische Beurteilung den jüngeren Psychiatern und Neurologen Schwierigkeiten bereitete. Ab 1. Februar 1946 erfolgte eine reguläre Anstellung als „dirigierender Arzt" dieser Einrichtung. Bonhoeffers klinische Erfahrung und Ausstrahlungskraft waren trotz aller Belastungen und Entbehrungen während der Monate vor und nach dem Kriegsende ungebrochen. Seine Frau unterstützte ihn bei seinen vielfältigen Bemühungen in bewährter Art und Weise.

Unerwartet für beide erreichte sie eine briefliche Nachricht von Herta Seidemann, jener jüdischen Bonhoeffer-Assistentin, die Deutschland verlassen mußte und sich nun aus New York nicht nur mit unterstützenden Paketen, sondern mit vielen Informationen meldete. Dem von 1947 bis 1948 anhaltenden Briefwechsel, der etwa zwanzig Briefe Bonhoeffers an Herta Seidemann enthält, verdanken wir eine Reihe detaillierter Informationen.[8] So setzte er sich aktiv mit der weiteren fachlichen Entwicklung und dem Verlauf der Neubesetzung des Direktorats seiner ehemaligen Klinik auseinander: hierfür war Hans Gruhle (1880–1958) im Gespräch, der aber die Klinik in Bonn übernahm. Bonhoeffer berichtete über die Besuche seiner ehemaligen Mitarbeiter: Scheller im Mai, Kalinowski im September 1947, schrieb ihr vom Tode Kronfelds in Moskau und dem angeknüpften Briefkontakt zu dem in den USA wirkenden Kollegen Jossmann. Sowohl dieser als auch Kalinowski berichteten ihm von einer gänzlich neuen Methode bei der Behandlung der Schizophrenien, die von dem portugiesischen Neurologen Egas Moniz (1874–1955) zwar schon am 12. November 1935 erstmals durchgeführt, in den USA nunmehr aber an Tausenden Patienten angewandt worden war, der Lobotomie. Dabei handelte es sich um die operative Durchtrennung von Faserverbindungen des Stirnhirns in der Annahme, das Erleben und Verhalten des erregten schizophrenen Patienten zu beeinflussen. Moniz war aber schon vordem durch eine weitere bedeutsame medizinische Tat weltbekannt geworden, der Durchführung der Hirnangiographie, der Darstellung der Hirngefäße mit Kontrastmitteln. 1949 wurde ihm als bisher einzigem Portugiesen hierfür der Nobelpreis verliehen. Bonhoeffer hatte indessen auch gegen diese Form der Schizophrenietherapie „ein ausgesprochenes Mißtrauen“, wie er Herta Seidemann am 2. August 1947 mitteilte, das sich jedoch später legte, als er vernahm, daß in England Beachtliches über die Erfolge dieser Therapie beobachtet worden war.

Nicht unberührt blieb Bonhoeffer von dem Todesurteil, das gegen den „Euthanasiefanatiker“ Nitsche verhängt worden war. Während de Crinis und andere sich der Verantwortung für ihre „T 4“-Aktivitäten durch Selbstmord entzogen hatten, wurde Nitsche nach dem Krieg der Prozeß gemacht und zum Tode verurteilt, am 25. März 1948 erfolgte „morgens um 6.07 Uhr im Hof des LG Dresden mit der Fallschwertmaschine“ die Vollstreckung des Urteils.[9] Nicht nur, daß Bonhoeffer in einem Brief vom 10. Juli 1947 zum Ausdruck brachte, daß er über die Einzelheiten der Beteiligung Nitsches an den Vergasungen Geisteskranker im unklaren sei, prinzipiell schien ihm „der Tod eine sinnlose Strafe“ zu sein, die er in diesem Falle und bei den vielen Kriegsverbrechern lieber in Arbeitsstrafe umgewandelt wissen wollte.

An anderer Stelle schrieb er „man hat den Eindruck, daß die Politik ein Gebiet ist, auf dem die menschliche Unzulänglichkeit sich in besonderem Maße enthüllt. Ich lese augenblicklich die Kantsche Broschüre vom ewigen Frieden!“ Friedenssehnsucht nach einem sinnlosen Völkermorden, nach einer Zeit schwerster Verbrechen, das war der beherrschende Gedanke und die Hoffnung eines Menschen, der am 31. März 1948 seinen 80. Geburtstag im Kreise der Familie beging und wenige Tage zuvor mit seiner Frau das Fest der goldenen Hochzeit feierte. Das Schicksal eines Mannes, einer Familie schien sich dennoch zuversichtlich zu vollenden. Am 12. April 1948 schrieb er nach New York: „... ich habe das Glück gehabt, viele gute Mitarbeiter gehabt zu haben, die es mir leicht gemacht haben, ordentliche sachliche Arbeit zu leisten. Der Geburtstag ist ein schöner sonniger Frühlingstag gewesen. Alle meine Enkel, soweit sie in Deutschland sind, waren mit unseren Kindern versammelt. So wurde es durch die vielen Jugendlichen bei allem Wehmütigen doch ein fröhliches Fest.“ Wenige Monate danach, Ende November, stellten sich die Symptome eines leichten Schlaganfalls ein, die er, sich selbst beobachtend, genau registrierte. Am 4. Dezember 1948 ereilte ihn der plötzliche Tod.

Die Bestattung erfolgte am Freitag, dem 10. Dezember 1948, 14 Uhr, auf dem 1924 angelegten Waldfriedhof an der Heerstraße.[10] Seine Frau Paula starb am 1. Februar 1951. Sie fand an seiner Seite ihre letzte Ruhestätte.

Es war nicht anders zu erwarten, als daß sich Karl Bonhoeffer nach dem Kriegsende sofort wieder der Psychiatrie und Neurologie als Arzt und Mitdenker in freier und offener Hinwendung stellte. Als man daran ging, eine neue Fachzeitschrift zu gründen, war er, der über langjährige Erfahrungen als Herausgeber und Mitredakteur verfügte, zur Stelle, um auf diesem wichtigen Gebiet der Informationsvermittlung und Kommunikation seine Mitarbeit anzubieten. Wie nachdrücklich er die Notwendigkeit eines solchen Unternehmens begründete, wie sehr er aber auch die Tragweite dessen überblickte, was mit der Psychiatrie und Neurologie geschehen war, geht aus den brillanten Worten der Einführung hervor, die er für das erste Heft der „Psychiatrie, Neurologie und medizinische Psychologie. Zeitschrift für Forschung und Praxis“ verfaßte, das im Januar/ Februar 1949 erschien. „Man denkt an diese Zeit wissenschaftlicher und kollegialer Zusammenarbeit mit Sehnsucht zurück, nachdem man den Abstieg durch die nationalsozialistische Politisierung und Terrorisierung auch in unserem Fach durchlebt hat ... Die deutsche Psychiatrie hat begreiflicherweise durch diese Vorgänge einen schweren Schaden an Vertrauen im In- und Ausland genommen. Wenn wir selbst auch wissen, daß es eine unzutreffende Verallgemeinerung ist, eine solche Entartung des ärztlichen Denkens einzelner fanatisierter führender nationalsozialistischer Ärzte dem deutschen Psychiater generell zu unterstellen, so wird es Zeit und Anstrengung erfordern, das Vertrauen der Bevölkerung und das Ansehen, das der deutsche Nervenarzt in wissenschaftlicher und humanitärer Hinsicht vor 1933 gehabt hat, wiederherzustellen. Daran mitzuarbeiten, wird die nächste Aufgabe der neuen Zeitschrift sein.“ Bonhoeffer, der sich mit diesen ebenso klaren wie eindeutigen Zeilen geradezu appellativ an alle die wandte, die er für einen neuen Weg gewinnen wollte, erlebte den weiteren Fortgang der Dinge nicht mehr. Seine Gedankengänge waren eingebettet in eine größere zusammenhängendere Analyse der zurückliegenden erlebten Jahre. Die noch auf Bonhoeffer wirkende Unmittelbarkeit der Ereignisse trat Zeile um Zeile in dem mit „Führerpersönlichkeit und Massenwahn" überschriebenen Manuskript aus dem Jahre 1947 zutage, seine ureigenste Auseinandersetzung mit dem Geschehenen auf dem Hintergrund der Schuldfrage des einzelnen und der Gesellschaft, in persönlicher und psychiatrischer Reflektion des Erlebten mit Blick in die Zukunft. Der Artikel wurde von ihm oder anderen nicht veröffentlicht, obwohl er im Fahnenabzug bereits vorlag. Erst aus Anlaß seines 100. Geburtstages holten seine Schüler Zutt, Straus und Scheller nach, was notwendig war, nicht nur, um es der Nachwelt zu erhalten, sondern um Einblick in die Gedanken- und Vorstellungswelt dieses Mannes zu gewinnen.[11] Dabei ist bezeichnend, daß sich Bonhoeffer vor allem mit der „Persönlichkeit Hitlers und seiner Massengefolgschaft im deutschen Volk" auseinandergesetzt hatte.

Die oft diskutierte Frage, ob er, Bonhoeffer, als Arzt zu Hitler als Patient gerufen wurde, beantwortete er eindeutig, „ich habe Hitler nie gesehen. Ich zweifle auch, daß ein Berufspsychiater jemals zu ihm gerufen worden ist, jedenfalls nicht zur Beurteilung seines Geisteszustandes." Mit diesem Nachsatz trat er Mutmaßungen entgegen, daß angeblich de Crinis aufgerufen war, Hitler in dieser Richtung zu beurteilen. Dennoch unternimmt Bonhoeffer eine Reihe psychiatrischer Überlegungen im Zusammenhang mit der Person Hitlers: dessen hysterische Blindheit, die Wutanfälle, die Neigung zu stereotypen Körperbewegungen, die „Skrupellosigkeit, mit der er Todesurteile verhängte", das perverse Bedürfnis, den „Erhängungsakt der Attentäter des 20. Juli" nicht nur zu filmen, sondern ihn mehrfach zu sehen, die Gefühlsroheit, die „auf das engste mit einem Defekt des Gefühls für Recht und Vertragstreue, mit einem offenbaren Mangel an Selbstkritik, an staatsmännischer Mäßigung und klarem Überblick über die internationalen Machtverhältnisse und die Bedeutung ethischer Werte" verbunden war. Auf der anderen Seite die „ungewöhnliche Befähigung, sich den primitiven Masseninstinkten anzupassen und diese mit rethorischem Geschick und mit moralischer Phraseologie sich dienstbar zu machen". Es blieben aber diese, wie auch immer psychiatrisch diagnostisch zu etikettierenden Auffälligkeiten für Bonhoeffer sekundär, denn „bedeutungsvoller für die Beurteilung des deutschen Volkes und seiner Zukunft ist die Frage, wie es möglich geworden ist, daß ein Regiment, in dem in solcher Weise unmenschliche Brutalität, Rechtsbruch jeder Art, absichtliche Vernichtung wertvollen, für die Zukunft Deutschlands unentbehrlichen Menschenmaterials, Korruption und maßlose Überheblichkeit zutage trat, sich im deutschen Volke zwölf Jahre halten und über eine Millionengefolgschaft gebieten konnte". Hier versuchte Bonhoeffer durch das Herausstellen von zwei Gruppierungen einer Erklärung näherzukommen, indem er die „fanatisierten und der ernsthaft der Nazisuggestion Verfallenen" sowie jene Gruppe beschrieb, „die ohne eigentliche politische Stellungnahme dem äußeren Druck des Terrors folgte, in der Befürchtung, die Stellung zu verlieren, die Familie der Not auszusetzen, oder aus Bequemlichkeit und Opportunitätsgründen irgendwelcher Art mitlief". Scheinbar mit Blick auf sich selbst, seine Familie und die Reaktion der Umgebung sprach er aus, „wer dies Jahrzehnt des Terrors nicht miterlebt hat, wird sich schwer eine Vorstellung von der Schwierigkeit einer wirksamen Gegenaktion machen können". Er wußte in jeder Beziehung, wovon er sprach, und stellte sogleich die Frage, „Gab es wirklich keinen Weg, die katastrophale Entwicklung aufzuhalten?". Mit verblüffender Analytik führt er aus seiner Sicht den Gedankengang zu einem Punkt weiter, der für viele seinesgleichen charakteristisch erscheint, wenn er formulierte: „Die Zahl derer, die den kulturwidrigen Charakter der Bewegung, die mit ihr verbundene Gefahr für die Zukunft Deutschlands früh erkannten und das Kommen eines deletären Krieges voraussahen, war doch in der geistig arbeitenden wie in der werktätigen Schicht nicht gering. Nach der Zerschlagung der Gewerkschaft blieb immer noch ein geschlossenes Machtmittel in dem Militär. Dieses zu gewinnen, war die Hoffnung der in der bürgerlichen Welt aktiv gegen den Nationalsozialismus arbeitenden Männer."

Wie sich diese Hoffnungsabsichten historisch bewährt hatten, welche Ziele ihnen zugrunde lagen, war aber auch Karl Bonhoeffer hinlänglich klar geworden. Letztlich ging es um die tieferen Wurzeln der „gewissen Freudigkeit zum Gehorsam", dem „Verhältnis von Vorgesetzten und Untergebenen, des Befehls und des Gehorsams", des „Verzichts auf eigenes Urteil und eigene Verantwortlichkeit". „Zivilcourage und Kadavergehorsam sind wohl nicht zufällig deutsche Wortneubildungen", schrieb Bonhoeffer und sah als Ursache für all die genannten

Erscheinungen die „durch die letzten Jahrhunderte gehende militaristische Erziehung des gesamten Volkes". Es blieb damit nicht bei einer ausschließlich psychiatrisch orientierten Analyse des Geschehens. Bonhoeffer hatte über das hinausgehend die gesellschaftliche Bedingtheit, so, wie sie sich ihm darbot, erkannt und beschrieben. Es ging ihm nicht um das ausschließliche Anliegen als Arzt, als Psychiater. Arzt sein hieß, nicht losgelöst sein von den gesellschaftlichen Bedingungen. Dies für die Zukunft kenntlich zu machen, sah er als seine Aufgabe.

Das Vermächtnis Karl Bonhoeffers, seiner Söhne und Schwiegersöhne, seiner Familie wurde und wird erfüllt, wird weitergeführt. Die Berlin-Wittenauer Heilstätten, jene früher von Liepmann geleitete Irrenklinik Dalldorf, in der Bonhoeffer nach dem Kriege noch tätig war, wurde 1956 in Karl-Bonhoeffer-Heilstätte und am 5. Mai 1967 in Karl-Bonhoeffer-Nervenklinik umbenannt. 1980 erfolgte erstmals die Verleihung einer Karl-Bonhoeffer-Medaille und des Karl-Bonhoeffer-Preises der Gesellschaft für Psychiatrie und Neurologie der DDR für hervorragende wissenschaftliche und wissenschaftsorganisatorische Leistungen auf dem Gebiete der Psychiatrie und Neurologie, nachdem vorher bereits in regelmäßigen Abständen anläßlich wissenschaftlicher Veranstaltungen dem Leben und Wirken dieses bedeutenden Arztes gedacht wurde.

Das Wohnhaus der Familie Bonhoeffer in der Marienburger Allee 43 in Westberlin wurde umfangreich rekonstruiert und am 1. Juni 1987 als „Bonhoeffer-Haus", Stätte der Begegnung, der Erinnerung, des Gedenkens, vor allem an Dietrich Bonhoeffer, der hier in seinem Mansardenzimmer an seiner Ethik gearbeitet hatte und durch die Gestapo verhaftet worden war, der Öffentlichkeit zugänglich gemacht.[12]

Viele Einrichtungen in der DDR sind mit dem Namen Bonhoeffer verbunden, tragen diesen Namen, so auch seit März 1986 das Dietrich-Bonhoeffer-Haus in den Hoffnungstaler Anstalten zu Lobetal bei Berlin, jener Stätte, in der Pastor Paul Braune jahrzehntelang mit großem Engagement tätig war und in der heute etwa 1200 körperlich und geistig Behinderte betreut werden.

Es ist nur folgerichtig, wenn die moralisch-ethischen und humanistischen Prinzipien des Arztes, Psychiaters und Neurologen Karl Bonhoeffer gelehrt und gelebt werden, auch seines

Sohnes Dietrich, des kämpferischen antifaschistischen Theologen, nunmehr durch Karl Bonhoeffer, den Enkel in der dritten Generation, in bewußter politischer Verantwortung für den Frieden gegen den Atomkrieg. Es war ein langer, opferreicher, doch letztlich nicht vergeblicher Weg der Familie Bonhoeffer.

Zitatnachweis

Die Tradition einer Familie

1 Lebenserinnerungen von Karl Bonhoeffer, geschrieben für die Familie. In: Zutt, J.; E. Straus; H. Scheller (Hrsg.): Karl Bonhoeffer. Zum Hundertsten Geburtstag am 31. März 1968. Berlin, Heidelberg, New York: Springer, 1969. S. 22.
2 Ebenda, S. 15.
3 Ebenda, S. 18.
4 Ebenda, S. 11.
5 Ebenda, S. 13
6 Wunder, G.; H.-Chr. Brandenburg: Die Ahnenliste Dietrich Bonhoeffers und seiner Geschwister. Festschrift zum hundertjährigen Bestehen des Herold zu Berlin 1869–1969.
7 Ebenda, S. 117.
8 Wychgram, J.: Schiller, 4. Aufl. Bielefeld u. Leipzig: Velhagen & Klasing, 1901. S. 37.

Schul- und Studienjahre

1 Ebenda, Karl Bonhoeffer a. a. O., S. 29.
2 Die deutschen Universitäten. Für die Universitätsausstellung in Chicago 1893. Herausgegeben von W. Lexis. Berlin: Asher &Co., 1893. S. 163.
3 Ebenda, Karl Bonhoeffer a. a. O., S. 32.
4 Engelberg, E.: Bismarck. Urpreuße und Reichsgründer. Berlin: Akademie-Verlag, 1985.
5 Mann, G.: Deutsche Geschichte des 19. und 20. Jahrhunderts. Frankfurt/M.: Fischer, 1958. S. 482.
6 Neumann, H.-J.: War Sir Morell Mackenzie ein Versager? Z. ärztl. Fortbild. **81** (1987), 139–143, dort weiterführende Literatur. S. a. Genschorek, W.: Wegbereiter der Chirurgie. Joseph Lister, Ernst von Bergmann. Leipzig: Hirzel, 1984. S. 197.
7 Ebenda, Karl Bonhoeffer a. a. O., S. 34.
8 Ebenda, Karl Bonhoeffer a. a. O., S. 35.
9 Ebenda, Karl Bonhoeffer a.a.O., S.36.

Carl Wernicke und die Breslauer Assistenten- und Lehrjahre (1893–1897)

1 Wernicke, C.: Der aphasische Symptomencomplex. Eine psychologische Studie auf anatomischer Basis. Breslau: Cohn & Weigert, 1874. Reprint. Berlin, Heidelberg, New York: Springer, 1974.
2 Erb, W.: Über Sehnenreflexe bei Gesunden und bei Rückenmarkskranken. Arch. Psychiatr. 5 (1875), 792–802.
3 Westphal, C.: Über einige Bewegungs-Erscheinungen an gelähmten Gliedern. Arch. Psychiatr. 5 (1875), 803–834.
4 Bonhoeffer, K.: Nervenärztliche Erfahrungen und Eindrücke. Berlin: Springer, 1941. S.50.

Hinwendung zur Wissenschaft

1 Bonhoeffer, K.: Über einige physiologische Eigenschaften dünn- und dickfaseriger Muskeln bei Amphibien. Pflügers Arch. **47** (1890), 125–146.
2 Bonhoeffer, K.: Ein Beitrag zur Lokalisation der choreatischen Bewegungen. Mschr. Psychiat. Neurol. **1** (1897), 6–41.
3 Bonhoeffer, K.: Klinische und anatomische Beiträge zur Kenntnis der Alkoholdelirien. Mschr. Psychiat. Neurol. **1** (1897), 229–251.
4 Bonhoeffer, K.: Der Geisteszustand des Alkoholdeliranten. Psychiatr. Abh. Wernicke. Breslau: Schletter, 1897.
5 Zentrales Staatsarchiv, Dienststelle Merseburg, Ministerium des Inneren, Rep. 76, Tit. I, Nr. 4, Bd. III, Bl. 345 ff.
6 Ebenda, Karl Bonhoeffer a.a.O., S.44.

Der Weg zur Eigenständigkeit (1898–1903)

1 Ebenda, Karl Bonhoeffer a.a.O., S.49.
2 Zentrales Staatsarchiv, Dienststelle Merseburg, Ministerium des Inneren, Rep. 76, Tit. X, Nr. 41, Bd. II, Bl. 270.
3 Wunder, G.; H.-Chr. Brandenburg: Die Ahnenliste Dietrich Bonhoeffers und seiner Geschwister. Festschrift zum hundertjährigen Bestehen des Herold zu Berlin 1868–1969.
4 Möbius, P. J.: Über die Einteilung der Krankheiten. Neurologische Betrachtungen. Zbl. Nervenheilk. Psychiat. **15** (1892), 289–301; s.a. Bodenheimer, A. R.: Paul Julius Möbius (1853–1907). In: Große Nervenärzte. K. Kolle (Hrsg.). Bd. 3, S. 109–120. Stuttgart: Thieme: 1963.
5 Bonhoeffer, K.: Die akuten Geisteskrankheiten der Gewohnheitstrinker. Jena: Fischer, 1901.

Akademisches Intermezzo oder das Karussell der Berufungen (Königsberg 1903, Heidelberg 1904)

1 Zentrales Staatsarchiv, Dienststelle Merseburg, Ministerium des Inneren, Rep. 76, Tit. 4, Nr. 20, Bd. X, Bl. 282.
2 Ebenda, Karl Bonhoeffer a. a. O., S. 60.
3 Ebenda, Karl Bonhoeffer a. a. O., S. 66.
4 Kraepelin, E.: Lebenserinnerungen. Berlin, Heidelberg, New York, Tokyo: Springer, 1983. S. 28.
5 Universitätsarchiv der Humboldt-Universität zu Berlin. Medizinische Fakultät 1899–1905. Nr. 1383, Bl. 216, 220–223.
6 Kraepelin, E.: Ebenda, S. 132, 133.
7 Ebenda, Karl Bonhoeffer a. a. O., S. 68.
8 Zentrales Staatsarchiv, Dienststelle Merseburg, Ministerium des Inneren, Rep. 76, Tit. 4, Nr. 35, Bd. X, Bl. 244.
9 Ebenda, Karl Bonhoeffer a. a. O., S. 38.

Jahre der Kontinuität (Breslau 1904–1912)

1 Zentrales Staatsarchiv, Dienststelle Merseburg, Ministerium des Inneren, Rep. 76, Tit. 4, Nr. 35, Bd. X, Bl. 250, 270.
2 Ebenda, Karl Bonhoeffer a. a. O., S. 70
3 Schultz, J. H.: Lebensbilderbuch eines Nervenarztes. Stuttgart: Thieme, 1964. S. 53.
4 Verzeichnis der Vorlesungen an der Königlichen Universität Breslau. Druck von E. Winter, Breslau: S. 14.
5 Zülch, K. J.: Otfrid Foerster. Arzt und Naturforscher (9. 11. 1873–15. 6. 1941). Berlin, Heidelberg, New York: Springer, 1966.
6 Lenin, W. I.: Dokumente seines Lebens. Leipzig: Reclam jun., 1980. Bd. 2, S. 349ff.
7 Ebenda, Karl Bonhoeffer a. a. O., S. 76.
8 Zentrales Staatsarchiv, Dienststelle Merseburg, Ministerium des Inneren, Rep. 76, Tit. 10, Nr. 41, Bd. IV, Bl. 203, 220, 274, 294.
9 Neisser, E.: Die Bedeutung und die Leistungen der Medizinischen Fakultät zu Breslau im ersten Jahrhundert des Bestehens der Universität. Medizinische Klinik **7** (1911), Bd. II, S. 1218–1222.
10 Bonhoeffer K.: Über das Verhalten bei Hirnrindenläsionen. Dtsch. Z. Nervenheilk. **26** (1904), 57–77.
11 Zentrales Staatsarchiv, Dienststelle Merseburg, Ministerium des Inneren, Rep. 76, Tit. 10, Nr. 47, Bd. I–III, Bl. 6, 9, 142.
12 Die deutschen Universitäten. Für die Universitätsausstellung in

Chicago 1893. Herausgegeben von W. Lexis. Berlin: Asher & Co., 1893. S. 160ff.
13 Ebenda, Karl Bonhoeffer a. a. O., S. 74.
14 Sabine Leibholz-Bonhoeffer: Persönliche Mitteilung.
15 Jeske, E.: Die Abnahme der Frequenz des Delirium tremens in Breslau im Gefolge der Branntweinbesteuerung von 1909. Allg. Zschr. Psychiat. **68** (1911), S. 353.
16 Wernicke, C.: Grundriß der Psychiatrie in klinischen Vorlesungen. Leipzig: Thieme, 1900.
17 Freud, S.: Über Coca. Wien: M. Perles, 1885.
18 Freud, S.: Klinische Studie über die halbseitige Cerebrallähmung der Kinder. Wien: M. Perles, 1891.
19 Mschr. Psychiat. Neurol. **2** (1887), 247-251.
20 Freud, S.: Zur Auffassung der Aphasien. Eine kritische Studie. Leipzig, Wien: Deuticke, 1891.
21 Breuer, J.; S. Freud: Studien über Hysterie. Leipzig, Wien: Deuticke, 1895.
22 Freud, S.: Aus den Anfängen der Psychoanalyse. London 1950. S. 349.
23 Gaupp, R.: Karl Bonhoeffer. Dtsch. Zschr. Nervenheilk. **161** (1949), S. 5.
24 Bleuler, E.: Freudsche Mechanismen in der Symptomatologie von Psychosen. Psychiatrisch-Neurologische Wochenschrift **8** (1906/07), 316–318, 223–325, 338-340, S. a. Bleuler, E.: Die Prognose der Dementia praecox (Schizophreniegruppe). Allg. Z. Psychiat. **65** (1908), 436–464. In dieser Arbeit führt Bleuler die Bezeichnung „Schizophrenie“ ein.
25 Bleuler, M.: Beiträge zur Schizophrenielehre der Zürcher Psychiatrischen Universitätsklinik Burghölzli (1902–1970). Darmstadt: Wissenschaftl. Buchgesellschaft, 1979. S. 21.
26 Bonhoeffer, K.: Zur Frage der Klassifikation der symptomatischen Psychosen. Berliner Klinische Wochenschrift **45** (1908), 2257–2260.
27 Bonhoeffer, K.: Die symptomatischen Psychosen im Gefolge von akuten Infektionen und inneren Erkrankungen. Leipzig, Wien: Deuticke, 1910.
28 Bonhoeffer, K.: Die Psychosen im Gefolge von akuten Infektionen, allgemeinen Krankheiten und inneren Erkrankungen. In: Aschaffenburg, G. (Hrsg.): Handbuch der Psychiatrie, Bd. III, S. 1–120, Leipzig, Wien: Deuticke, 1912. S. 1ff.
29 Bonhoeffer, K.: Die exogenen Reaktionstypen. Arch. Psychiatr. Nervenkr. **58** (1917), 58–70.
30 Gaupp, R.: Karl Bonhoeffer. Dtsch. Z. Nervenheilk. **161** (1949), S. 6.

31 Bonhoeffer, K.: Klinische Beiträge zur Lehre von den Degenerationspsychosen. Halle: Marhold, 1907. S. 54ff.
32 Freud, S.: Hysterische Phantasien und ihre Beziehung zur Bisexualität. Gesammelte Werke. London: Imago, 1908. Bd. VII, S. 199.
33 Bonhoeffer, K.: Wie weit kommen psychogene Krankheitszustände und Krankheitsprozesse vor, die nicht der Hysterie zuzurechnen sind? Allg. Zschr. Psychiatrie **68** (1911), 371–386.
34 Gaupp, R.: Wandlungen des Hysteriebegriffes. Mschr. Psychiat. Neurol. **99** (1938), 233–268.
35 Zülch, K. J.: Hermann Oppenheim (1858–1919) und die Berliner Neurologie. In: Leussink, H.; E. Neumann; G. Kotowski (Hrsg.): Studium Berolinense. Berlin: de Gruyter, 1960. S. 285ff.
36 Ebenda, Karl Bonhoeffer a. a. O., S. 79.
37 Ziehen, Th.: Die Philosophie der Gegenwart in Selbstdarstellungen. R. Schmidt (Hrsg.). Leipzig: Meiner, 1923.
38 Kraepelin, E.: Lebenserinnerungen a. a. O., S. 32.
39 Ebenda, Karl Bonhoeffer a. a. O., S. 79.
40 Zentrales Staatsarchiv, Dienststelle Merseburg, Ministerium des Inneren, Rep. 76, Tit. 4, Nr. 46, Bd. 19, Bl. 522, 527, 528.

Berlin: Stationen zwischen Ruhm und Tragik (1912–1945)

1 Ebenda, Karl Bonhoeffer a. a. O., S. 85.
2 Fontanes Briefe. Berlin, Weimar: Aufbau, 1968. Bd. II. S. 134.
3 Mann, G.: Deutsche Geschichte des 18. und 19. Jahrhunderts. Frankfurt/M.: Fischer, 1958. S. 510.
4 Ebenda, Karl Bonhoeffer a. a. O., S. 85.
5 Zentrales Staatsarchiv, Dienststelle Merseburg, Ministerium des Inneren, Rep. 76, Tit. 4, Nr. 46, Bd. 19. Bl. 531–533.
6 Griesinger, W.: Arch. Psychiat. I. (1868–69), S. 500.
7 Mechler, A.: Das Wort „Psychiatrie“ – historische Anmerkungen. Nervenarzt **34** (1963), 405–406.
8 s. unter 6: S. 503.
9 Bonhoeffer, K.: Psychiatrie und Neurologie. Mschr. Psychiat. Neurol. **37** (1915), 94–104, S. 103.
10 Pongratz, L. J.: Psychiatrie und Selbstdarstellungen. Bern, Stuttgart, Wien: Huber, 1977.
11 Zutt, J.: Nekrolog aus dem Jahre 1948. In Lebenserinnerungen von Karl Bonhoeffer a. a. O., S. 1–7.
12 Scheller, H.: Zur Geschichte der Psychiatrie an der Berliner Uni-

versität. In: Leussink, H.; E. Neumann; G. Kotowski (Hrsg.): Studium Berolinense. Berlin: de Gruyter, 1960. S. 290–311.
13 Universitätsarchiv der Humboldt-Universität zu Berlin. Nachlaß Karl Bonhoeffer Nr. 378a, Bl. 4.
14 Grünthal, E.: Mschr. Psychiat. Neurol. **147** (1964), S. 265.
15 H. Liepmann zum Gedächtnis: Z. Neurol. **99** (1925), 635–650.
16 Universitätsarchiv der Humboldt-Universität zu Berlin. Acta der Königlichen Friedrich-Wilhelms-Universität betreffende Professoren 1912–1918, Nr. 1385, Bl. 273, 275.
17 Ebenda, Karl Bonhoeffer a. a. O., S. 82.
18 Ebenda, Karl Bonhoeffer a. a .O., S. 57.
19 Bonhoeffer, K.: Psychiatrisches im Kriege. Mschr. Psychiat. Neurol. **36** (1914), 435–448.
20 Siehe hierzu weitere Ausführungen bei T. Bastian: Von der Eugenik zur Euthanasie. Bad Worishofen: Verlagsgemeinschaft Erl, 1981.
21 Löwenfeld, K.: Über den Nationalcharakter der Franzosen und dessen krankhafte Auswüchse (die Psychopathia gallica) in ihren Beziehungen zum Weltkrieg. Grenzfragen des Nerven- und Seelenlebens, H. 100. Wiesbaden: Bergmann, 1914.
22 Benda: Ist das französische Volk zurechnungsfähig? Köln. Zeitung vom 26. 8. 1915.
23 Bonhoeffer, K.: Über die Bedeutung der Kriegserfahrungen für die allgemeine Psychopathologie und Ätiologie der Geisteskrankheiten. In: Schjerning, O. v.: Handbuch der ärztlichen Erfahrungen im Weltkriege 1914/1918. Leipzig: Barth, 1922.
24 Leibholz-Bonhoeffer, Sabine: Vergangen, erlebt, überwunden. Schicksale der Familie Bonhoeffer. 4. Aufl. Gütersloh: Mohn, 1983. S. 36.
25 Bethge, E.: Dietrich Bonhoeffer. 5. Aufl. München: Kaiser, 1983. S. 54.
26 Ebenda, Karl Bonhoeffer a. a. O., S. 94.
27 Thiele, R.: Zur Kenntnis der psychischen Residuärzustände nach Encephalitis epidemica bei Kindern und Jugendlichen, insbesondere der weiteren Entwicklung dieser Fälle. Beiheft 36, Mschr. Psychiat. Neurol. 1926, S. 1–100.
28 Ziehen, Th.: Die Erkennung der psychopathischen Konstitutionen (krankhaften seelischen Veranlagungen) und die öffentliche Fürsorge für psychopathisch veranlagte Kinder. Berlin: Karger, 1913.
29 Kramer, F.: Psychopathische Konstitutionen. In: Enzyklopädisches Handbuch des Kinderschutzes und der Jugendfürsorge. L. Clostermann, Th. Heller, P. Stephani (Hrsg.). Leipzig: Akademische Verlagsgesellschaft, 1930.

30 Brodmann, K.: Vergleichende Lokalisationslehre der Großhirnrinde. Leipzig: Barth, 1909. Reprint 1985.
31 Ebenda, Karl Bonhoeffer a. a. O., S. 96.
32 Universitätsarchiv der Humboldt-Universität zu Berlin. Nachlaß K. Bonhoeffer Nr. 378a, Bl. 54, 61.
33 Creutzfeldt, H.-G.: Über eine eigenartige herdförmige Erkrankung des Zentralnervensystems. Z. Ges. Neurol. Psychiat. **57** (1920), 1–19.
34 In memoriam H.-G. Creutzfeldt. Med. Klin. **60** (1965), 553–554.
35 Kramer, F.; H. Pollnow: Über eine hyperkinetische Erkrankung im Kindesalter. Mschr. Psychiat. Neurol. **82** (1932), 1–40.
36 Scheller, H.: Zur Geschichte der Psychiatrie an der Berliner Universität a. a. O., S. 308.
37 Klemperer, V.: LTI. Leipzig: Reclam, 1982. S. 144, 145.
38 Darwin, Ch.: Die Entstehung der Arten durch natürliche Zuchtwahl. Leipzig: Reclam, 1984.
39 de Vries, H.: Das Spaltungsgesetz der Bastarde. Ber. Dtsch. Bot. Ges. **18** (1900), 83–90.
Correns, C.: Gregor Mendels Regel über das Verhalten der Rassenbastarde. Ebenda, S. 158–168.
Tschermak, E.: Über künstliche Kreuzung bei Pisum sativum. Ebenda, S. 232–239.
40 Gerwin, R.: 75 Jahre Max-Planck-Gesellschaft. Ein Kapitel deutscher Forschungsgeschichte. Naturwissenschaftliche Rundschau **39** (1986), 1–10; 49–62; 97–109.
41 Binding, K.; A. Hoche: Die Freigabe der Vernichtung lebensunwerten Lebens. Ihr Maß und ihre Form. Leipzig: Meiner, 1920.
42 Jaspers, K.: Vorwort in G. Schmidt: Selektion in der Heilanstalt 1939–1945. Frankfurt/M.: Suhrkamp, 1983. S. 10.
43 Klee, E.: „Euthanasie“ im NS-Staat. Die „Vernichtung lebensunwerten Lebens“. Frankfurt/M.: Fischer, 1986. S. 20.
44 Trebs, H.: Karl Barth. Berlin: Union, 1986. S. 28.
45 Koch, G.: Euthanasie, Sterbehilfe. Eine dokumentierte Bibliographie. Bibliographia genetica medica Vol. 18. Erlangen: Palm, Enke, 1984.
46 Koch, G.: Sterilisierung. In: Staatslexikon Recht, Wirtschaft, Gesellschaft. Hrsg.: Görres-Gesellschaft. 6. Aufl. Bd. V, S. 683. Freiburg: Herder, 1962.
47 Klee, E.: a. a. O., S. 29.
48 Bonhoeffer, K.: Die Unfruchtbarmachung der geistig Minderwertigen. Klin. Wschr. **3** (1924), 798–801.
49 Die Eugenik im Dienste der Volkswohlfahrt. Veröffentlichungen aus dem Gebiete der Medizinalverwaltung. 38. Band, 5. Heft. Berlin: Schoetz, 1932. S. 55; 59–60.

50 Ebenda, Karl Bonhoeffer a. a. O., S. 102.
51 Zentrales Staatsarchiv, Dienststelle Merseburg, Ministerium des Inneren, Rep. 46, Tit. 23, Litt A, 128a I, Bl. 96, 97.
52 Müller-Hill, B.: Tödliche Wissenschaft. Hamburg: Rowohlt, 1984. S. 37.
53 Ebenda: Bl. 134–136.
54 Thomann, K. D.: Otmar Freiherr von Verschuer – ein Hauptvertreter der faschistischen Rassenhygiene. In: Thom, A.; H. Spaar (Hrsg.): Medizin im Faschismus. Berlin: Volk und Gesundheit, 1985. S. 57–67.
55 Ebenda: Bl. 141.
56 Ebenda: Bl. 111–114.
57 Müller-Hill, B.: a. a. O., S. 41.
58 Bonhoeffer, K.: Die Bedeutung der exogenen Faktoren bei der Schizophrenie. Mschr. Psychiat. Neurol. **88** (1934), 201–215.
59 Bonhoeffer, K.: Die Erbkrankheiten. Klinische Vorträge im 2. Erbbiologischen Kurs. Berlin: Karger, 1936. S. 1–2; 86; 101; 105.
60 Pauleikhoff, B.: Das Menschenbild im Wandel der Zeit. Ideengeschichte der Psychiatrie und der klinischen Psychologie. Bd. III, S. 248. Hürtgenwald: Pressler, 1987.
61 Prof. Dr. E. Kluge (Freiburg i. B.): Persönliche Mitteilung. Kluge war seit 1936 Assistent bei Bonhoeffer und über 2 Semester dessen Vorlesungsassistent, bis er 1938 mit dem Ausscheiden Bonhoeffers die Klinik verließ und zu Creutzfeldt nach Kiel ging.
62 Müller-Hill, B.: a. a. O., S. 101.
63 Bonhoeffer, K.: Ein Rückblick auf die Auswirkung und die Handhabung des nationalsozialistischen Sterilisationsgesetzes. Nervenarzt **20** (1949), 1–5. (Bonhoeffer erlebte das Erscheinen dieses Artikels nicht mehr.)
64 Mitscherlich, A.; F. Mielke: Medizin ohne Menschlichkeit – Dokumente des Nürnberger Ärzteprozesses. Frankfurt/M.: 1962.
65 Siehe hierzu auch die Interpretation von G. Bock: Zwangssterilisation im Nationalsozialismus. Studien zur Rassenpolitik und Frauenpolitik. Westdeutscher Verlag 1986. S. 265 ff.
66 Bonhoeffer, K.: Die Entwicklung der Anschauungen von der Großhirnfunktion in den letzten 50 Jahren. Dtsch. med. Wschr. **50** (1924), 1708–1710.
67 Bonhoeffer, K.: Zur Klinik und Lokalisation des Agrammatismus und der Rechts-Links-Desorientierung. Mschr. Psychiat. Neurol. **54** (1923), 11–42.
68 Bonhoeffer, K.: Klinisch-anatomische Beiträge zur Pathologie des Sehhügels und der Regio subthalamica. I. Mitt. Ein Sehhügelherd. Mschr. Psychiat. Neurol. **67** (1928), 253–271.

69 Bonhoeffer, K.: II. Mitt. Subthalamische Herde mit Hemichorea. Mschr. Psychiat. Neurol. **77** (1930), 127–143.
70 Bonhoeffer, K.: Der Stand der Sehhügellokalisation. Mschr. Psychiat. Neurol. **91** (1935), 1–14.
71 Bonhoeffer, K.: Die akuten und chronischen choreatischen Erkrankungen und die Myoklonien. Berlin: Karger, 1936.
72 Ebenda, Karl Bonhoeffer a. a. O., S. 101.
73 Ebenda, Karl Bonhoeffer a. a. O., S. 99.
74 Bethge, E.: Dietrich Bonhoeffer a. a. O., S. 206; 305.
75 Pichot, P.: Ein Jahrhundert Psychiatrie. Paris: Dacosta, 1983. S. 121.
76 Hofer, W.: Der Nationalsozialismus. Dokumente 1933–1945. 1957, S. 53.
77 Dimitroff, G.: Reichstagsbrandprozeß. Dokumente Briefe und Aufzeichnungen. Berlin: Neuer Weg, 1946.
78 Ebenda, G. Dimitroff a. a. O., S. 117.
79 Ebenda, Karl Bonhoeffer a. a. O., S. 100–101.
80 Bonhoeffer, K.; J. Zutt: Über den Geisteszustand des Reichstagsbrandstifters Marinus van der Lubbe. Mschr. Psychiat. Neurol. **89** (1934), 185–213.
81 Bethge, Ebenda a. a. O., 313–314.
82 Sabine Leibholz-Bonhoeffer: Persönliche Mitteilung.
83 Ebenda, Karl Bonhoeffer, S. 100.
84 Scheller, H.: Zur Geschichte der Psychiatrie an der Berliner Universität. Ebenda a. a. O., S. 309.
85 Parlow, S.: Zur Integration ärztlicher Standesorganisationen in das faschistische Machtgefüge. In: Medizin im Faschismus a. a. O., S. 77–84.
86 Ebenda, Karl Bonhoeffer a. a. O., S. 100.
87 Siehe hierzu die Daten von Professor M. H. Kater, York University, Toronto, Canada, in: Hist. Zeitschr. **228** (1979), 572–623; dazu E. Klee a. a. O., S. 231, und Hanauske-Abel, H. M.: Die Unfähigkeit zu trauern: Erziehungsziel für junge deutsche Ärzte? In: Ärzte warnen vor dem Atomkrieg. Rundbrief, Sondernummer Nov. 1987, S. 25–43, sowie Beitrag in humanitas 23/1987, S. 9.
88 Irro, F.; P. Hagemann: Karl Birnbaum. Psychiat. Neurol. med. Psychol. **25** (1973), 117–123.
89 Focke, W.: Begegnung. Herta Seidemann. Psychiaterin-Neurologin 1900–1984. Konstanz: Hartung-Gorre, 1985/86.
90 Originalschreiben K. Bonhoeffers vom 8. 11. 1932.
91 Originalschreiben F. Kallmanns vom 13. 8. 1936 und K. Bonhoeffers vom 14. 8. 1936.
92 Kallmann, F.: The genetics of schizophrenia. New York: Augustin, 9138. S. a. E. S. Gershon: The historical context of Franz

Kallmann and psychiatric genetics. Arch. Psychiatr. Nervenkr. **219** (1981), 273–276.
93 Bonhoeffer, K.; P. Jossmann (Hrsg.): Ergebnisse der Reiztherapie bei progressiver Paralyse. Berlin: Karger, 1932.
94 Schwarz, H.: Die Bedeutung Karl Bonhoeffers für die Psychiatrie der Gegenwart. Psychiat. Neurol. med. Psychol. **19** (1967), 81–87, S. a. Schwarz, H.: Jedes Leben ist ein Roman. Berlin: Buchverlag der Morgen, 1975.
95 Schreiben K. Bonhoeffers vom 1. 8. 1933 und 18. 12. 1936.
95a Das Schreiben K. Bonhoeffers findet sich bei R. Schottlaender: Verfolgte Berliner Wissenschaft. Berlin: Edition Hentrich, 1988. S. 91–92.
96 Ingo-Wolf Kittel (Heidelberg) sei für die Überlassung des Bildes und Manuskriptes seines Referates „Arthur Kronfeld zur Erinnerung“ anläßlich der Gedächtnisausstellung zum 100. Geburtstag von Kronfeld in Frankfurt/M. am 9. 1. 1986 gedankt. S. a. Chr. Schröder: Arthur Kronfeld (1886–1941) – Ein Psychiater im Dienste der Psychotherapie. Psychiat. Neurol. med. Psychol. **38** (1986), 411–418, und W. Kretschmer: Arthur Kronfeld – ein Vergessener. Nervenarzt **58** (1987), 737–742.
97 Hinweise von Frau Dr. med. Annelore Schulte vom 3. 1. 1986. S. a. Tölle, R.: In memoriam Walter Schulte. Nervenarzt **44** (1973), 275–278.
98 Zutt, J.: In memoriam Heinrich Scheller 1901–1972. Nervenarzt **44** (1973), 386–387.
99 Müller-Hill, B.: a. a. O., S. 12.
100 Universitätsarchiv der Humboldt-Universität zu Berlin. Akten Medizinische Fakultät Bd. 4, Bl. 38.
101 Zentrales Staatsarchiv, Dienststelle Potsdam, Ministerium des Inneren. Akte „Gustloff“, 50.01 Reichsministerium für Volksaufklärung und Propaganda 999, Bl. 272 ff.
102 Ehrhardt, H. E.: 130 Jahre Deutsche Gesellschaft für Psychiatrie und Nervenheilkunde. Wiesbaden: Steiner, 1972. S. 109.
103 Sauerbruch, F.: Stand und Entwicklung der Hirndrucklehre. Festschrift für Karl Bonhoeffer zum 70. Geburtstag. Mschr. Psychiat. Neurol. **99** (1938), 192–200.
104 Ebenda, Karl Bonhoeffer a. a. O., S. 103.
105 Universitätsarchiv der Humboldt-Universität zu Berlin. Personalakte K. Bonhoeffer Bd. 4, Bl. 4.
106 Personalakte, Ebenda, Bl. 10.
107 S. a. Zomack, M.: Die faschistische Hochschulberufungspolitik und deren Auswirkungen im Bereich der Psychiatrie. In: Medizin im Faschismus a. a. O., S. 97–103.
108 Personalakte, Ebenda, Bl. 34.

109 Personalakte, Ebenda, Bl. 41.
110 Personalakte, Ebenda, Bl. 37.
111 Personalakte, Ebenda, Bl. 57.
112 Personalakte, Ebenda, Bl. 58.
113 Mader, J.: Hitlers Spionagegenerale sagen aus. 2. Aufl. Berlin: Verlag der Nation, 1971. S. 133, 140, 270, 276, 353.
114 Schellenberg, W.: Memoiren. Köln: Verlag für Politik und Wirtschaft 1956. S. 79ff.
115 Universitätsarchiv der Humboldt-Universität zu Berlin. Nachlaß de Crinis. Nr. 397, Bl. 10.
116 Theodor Eicke. Verkörperung des KZ-Systems. In: Sturz ins Dritte Reich. Leipzig, Jena, Berlin: Urania, 1983. S. 283–289.
117 Universitätsarchiv der Humboldt-Universität zu Berlin. Nachlaß de Crinis. Bl. 190. Heydes eigener Lebenslauf.
118 Ebenda, E. Klee a. a. O., S. 83.
119 Ebenda, E. Klee a. a. O., S. 100.
120 Morlok, K.: Wo bringt ihr uns hin? „Geheime Reichssache" Grafeneck. Stuttgart: Quell, 1985.
121 Schmidt, G.: Selektion in der Heilanstalt 1939–1945. Frankfurt/M.: Suhrkamp, 1983.
122 Kaul, F. K.: Nazimordaktion T 4. Berlin 1973.
123 S. a. Kaul, F. K.: Dr. Sawade macht Karriere. Frankfurt/M.: Röderberg, 1971 und Hennermann, H.: Werner Heyde und seine Würzburger Zeit. In: Nissen, G.; G. Keil (Hrsg.): Psychiatrie auf dem Wege zur Wissenschaft. Stuttgart: Thieme, 1985. S. 55–61.
124 Siehe hierzu neben den bereits zitierten Titeln u. a. noch:
Aly, G.; A. Ebbinghaus; M. Hamann; F. Pfäfflin; G. Preissler: Aussonderung und Tod. Die Klinische Hinrichtung des Unbrauchbaren. Berlin: Rotbuch, 1985.
Degkwitz, R.: Medizinisches Denken und Handeln im Nationalsozialismus. Fortschr. Neurol. Psychiat. **53** (1985), 212–225.
Dörner, K.; Ch. Haerlin; V. Rau; R. Schernus; A. Schwendy: Der Krieg gegen die psychisch Kranken. Rehburg-Loccum: Psychiatrie-Verlag, 1980.
Ehrhardt, H.: Euthanasie und Vernichtung „lebensunwerten" Lebens. Stuttgart: Enke, 1965.
Lifton, R. J.: The nazi doctors. Medical killing and the psychology of genocide. New York: Basic Books, 1986, insbesondere Kapitel 3: „Resistance to direct medical killing", S. 80ff.
Merle, R.: Der Tod ist mein Beruf. Berlin: Aufbau-Verlag, 1983. 5. Aufl.
Nowak, K.: „Euthanasie" und Sterilisierung im „Dritten Reich". Halle 1977.
Platen-Hallermund, A.: Die Tötung Geisteskranker in Deutsch-

land. Aus der deutschen Ärztekommission beim amerikanischen Militärgericht. Frankfurt/M. 1948.
Richarz, B.: Heilen, Pflegen, Töten. Zur Alltagsgeschichte einer Heil- und Pflegeanstalt bis zum Ende des Nationalsozialismus. Göttingen: Vandenhoeck & Ruprecht, 1987.
Seidler, H.; A. Rett: Das Reichssippenamt entscheidet. Rassenbiologie im Nationalsozialismus. Wien, München: Jugend & Volk, 1982.
Späte, H.F.; A.Thom: Psychiatrie im Faschismus – Bilanz der historischen Analyse. Z. ges Hyg. **26** (1980), 553–560.
Thom, A.: Das Schicksal der Psychiatrie in der Zeit der faschistischen Diktatur. Psychiat. Neurol. med. Psychol. **37** (1985), 245–254.
Weitbrecht, H.J.: Psychiatrie in der Zeit des Nationalsozialismus. Bonner Universitätsreden zu öffentlichen Fragen. Bonn: Haustein, 1966.
In allen aufgeführten Werken befindet sich weiterführende Literatur.

125 Klee, E.: a.a.O., S.78.
126 s. hierzu: Jaeckel, G.: Berlin – Charité. Die Geschichte eines berühmten Krankenhauses. In: Quick, 14. Jahrgang, Nr. 24–28, 1961. Jaeckel, G.: Die Charité. Bayreuth: Hestia, 1963.
127 Dörner, K. u. Mitarb.: a.a.O., S.161.
128 Pauleikhoff, B.: Ideologie und Mord. Hürtgenwald: Pressler, 1986, S.77ff.
129 Brief Braunes an den OStA beim Landesgericht Frankfurt/M., s. Klee, E.: a. a. O., S. 211, 480. S. a. Hennig, K.: Paul Braune. Berlin: Union, 1979. 2. Aufl. und den Bericht von Karl Pagel (Lobetal) in „fröhlich helfen“ Teil I/86, Handreichung des Diakonischen Werkes der Evangelischen Kirchen in der DDR, S.46–51.
130 Klee, E.: a.a.O., S.218, 219; s.a. Bumke, O.: Der Staat und die Geisteskrankheiten. In: Handbuch der Geisteskrankheiten, O.Bumke, (Hrsg.) Ergänzungsband 1.Teil. Berlin: Springer, 1939. S.280ff.
131 s. hierzu Klee, E.: a. a. O., S.223ff; Pauleikhoff, B. a. a. O., S.46–56; Weitbrecht, H.J. a.a.O., S.37ff.
132 Klee, E.: a.a.O., S.216ff.
133 Dörner, K. u. Mitarb. a.a.O., S.112–124 (dort Predigt Kardinal von Galen im Wortlaut.)

1 Bethge, E.: a. a. O., S. 636.
2 Hartek, P.: Karl-Friedrich Bonhoeffer. In: Mitteilungen aus der Max-Planck-Gesellschaft. München, H. 5/1972, S. 346–357.
3 Universitätsarchiv der Humboldt-Universität zu Berlin. Acte Philosophische Fakultät, Nr. 4; Vol. 405, Bl. 9.
4 Schwab, G.-M.: Karl-Friedrich Bonhoeffer. Z. Elektrochem. **62** (1958), 222–224.
5 Sabine Leibholz-Bonhoeffer a. a. O., S. 31.
6 In: Bonhoeffer, D.: Widerstand und Ergebung. Briefe und Aufzeichnungen aus der Haft. München: Kaiser, 1970. S. 442–444.
7 Niederschrift über die Sitzung der Kaiser-Wilhelm-Gesellschaft zur Förderung der Wissenschaften e. V. und der Max-Planck-Gesellschaft vom 1. August 1947. Aus: Archiv zur Geschichte der Max-Planck-Gesellschaft Berlin (West).
8 Max-Planck-Institut f. biophysikalische Chemie (Karl-Friedrich-Bonhoeffer-Institut). Berichte und Mitteilungen. München 3/75.
9 Sabine Leibholz-Bonhoeffer a. a. O., S. 37.
10 Ebenda, Karl Bonhoeffer a. a. O., S. 104.
11 Finker, K.: Graf Moltke und der Kreisauer Kreis. Berlin: Union, 1980.
12 Finker, K.: Stauffenberg und der 20. Juli 1944. Berlin: Union, 1975.
13 Poelchau, H.: Die letzten Stunden. Erinnerungen eines Gefängnispfarrers. 3. Aufl. Berlin: Volk und Welt, 1987. S. 50 ff.
14 Finker, K.: Stauffenberg a. a. O., S. 163–164.
15 Bethge, E.: a. a. O., S. 868.
16 Bethge, E.: a. a. O., S. 829–830.
17 Bethge, E.; R. Bethge; Chr. Gremmels: Dietrich Bonhoeffer. Bilder aus seinem Leben. München: Kaiser, 1986. S. 225.
18 Sabine Leibholz-Bonhoeffer a. a. O., S. 41.
19 Universitätsarchiv der Humboldt-Universität zu Berlin. Personalia R. Schleicher. 104, Bl. 8 ff.
20 Bethge, E.: a. a. O., S. 323.
21 Persönliche Mitteilung von Barbara Bayer von Dohnanyi, Tochter Hans von Dohnanyis, vom 11. September 1987.
22 Mader, J.: Hitlers Spionagegenerale a. a. O., S. 19 ff.
23 Abshagen, K. H.: Canaris. Stuttgart: Union Deutsche Verlagsgesellschaft, 1950.
24 Bethge, E.: a. a. O., S. 907.
25 Bethge, E.; R. Bethge; Chr. Gremmels: a. a. O., S. 211.
26 Kaltenborn, C.-J.: Dietrich Bonhoeffer. 3. Aufl. Berlin: Union, 1981. S. 7–8.

27 Dieses Werk Dietrich Bonhoeffers „Sanctorum Communio“ ist als erster Band einer 16bändigen Gesamtausgabe von und über Dietrich Bonhoeffer im Kaiser Verlag München und in der Evangelischen Verlagsanstalt Berlin 1987 erschienen.
28 Bethge, E.: a. a. O., S. 122.
29 Bethge, E.: a. a. O., S. 770.
30 Ebenda, Karl Bonhoeffer a. a. O., S. 106.
31 Spiegelbild einer Verschwörung. Die Kaltenbrunner Berichte an Bormann und Hitler über das Attentat vom 20. Juli 1944. Geheime Dokumente aus dem ehemaligen Reichssicherheitshauptamt. Herausgegeben vom Archiv Peter für historische und zeitgeschichtliche Dokumente. Stuttgart: Seewald, 1961. S. 440–444, 480, 520.
32 Bethge, E.: a. a. O., S. 773, 876.
33 Klemperer, V.: a. a. O., S. 161–162.
34 Klemperer, V.: a.a.O., S.144.

Die letzten Jahre und das Vermächtnis Bonhoeffers

1 Bonhoeffer, K.: Die Geschichte der Psychiatrie in der Charité im 19. Jahrhundert. Zschr. Neurol. und Psychiat. **168** (1940), 37–64.
2 Roggenbau, Ch. H.: Über die Krankenbewegung an der Berliner Universitäts-Nervenklinik in den Jahren 1933–1945. Psychiat. Neurol. med. Psychol. 1 (1949), 129–133.
3 Bonhoeffer, K.: Nervenärztliche Erfahrungen und Eindrücke. Berlin: Springer, 1941. S. 18, 70.
4 Bethge, E.; R. Betghe; Chr. Gremmels: a. a. O., S. 230, 231.
5 Sabine Leibholz-Bonhoeffer: a. a.O., S. 220.
6 Genschorek, W.: Ferdinand Sauerbruch. 2. Aufl. Leipzig: Hirzel, 1978. S. 203.
7 Universitätsarchiv der Humboldt-Universität zu Berlin. Nachlaß Karl Bonhoeffer. Schreiben vom 30. 6. 1945; hier finden sich auch ohne fortlaufende Numerierung die weiteren angeführten Schriftstücke.
8 Die erstmalige Veröffentlichung dieser Karl-Bonhoeffer-Briefe an Herta Seidemann verdanken wir der holländischen Biographin H. Seidemanns, Frau Wenda Focke, die sie in ihrem Buch a. a.O., S. 133–162, abdruckte.
9 Klee, E.: a. a. O., S. 47.
10 Herrn Dr. B.-M. Becker, Ärztlicher Leiter der Karl-Bonhoeffer-Nervenklinik in Berlin-Reinickendorf, sowie Frau Chr. Härtel (Arbeitsgruppe zur Erforschung der Geschichte der Karl Bonhoeffer-Nervenklinik) sei für die Angaben gedankt. Der anläßlich des

Todes von Karl Bonhoeffer in der Wittenauer Klinik bekanntgegebene Nachruf hatte folgenden Wortlaut:
„Am 4. 12. 1948 erlag Geheimrat Prof. Dr. Karl Bonhoeffer im 81. Lebensjahr unerwartet einer kurzen schweren Erkrankung. Ungebeugt von Alter und Schicksal stand er bis zuletzt in seiner Arbeit. Wir dürfen stolz sein, daß ein Gelehrter und Arzt vom Rufe Bonhoeffers seine wertvolle Arbeitskraft seit 1946 für die Wittenauer Heilstätten einsetzte, nachdem er jahrzehntelang als Forscher und Lehrer an deutschen Universitäten, zuletzt in Berlin, zu den führenden Psychiatern gehört hat.
In Dankbarkeit gedenken wir seiner verehrungswürdigen Erscheinung und seiner überragenen Persönlichkeit."
Weitere Nachrufe finden sich bei: Gaupp, R.: Karl Bonhoeffer. Dtsch. Z. Nervenheilk. **161** (1949), 1–7.
Jossmann, P.: Mschr. Psychiat. **118** (1949), 65–68.
Zutt, J.: Karl Bonhoeffer. Nervenarzt **20** (1949), 241–244.
Mette, A.: In memoriam Karl Bonhoeffer. Psychiat. Neurol. med. Psychol. **1** (1949).
Roggenbau, Ch. H.: Karl Bonhoeffer zum Gedächtnis. Psychiat. Neurol. med. Psychol. **1** (1949), 225–230.

11 Bonhoeffer, K.: Führerpersönlichkeit und Massenwahn. In: J. Zutt; E. Straus; H. Scheller (Hrsg.): Karl Bonhoeffer. Zum Hundertsten Geburtstag am 21. März 1968, S. 108–114. Berlin, Heidelberg, New York: Springer, 1969.

12 Dem Leiter des Bonhoeffer-Hauses, Herrn Jean-Otto Stepf, sei für die Zur-Verfügung-Stellung der Dokumentation zur Eröffnung des Hauses am 1. Juni 1987 gedankt.

Eine umfassende Bibliographie sämtlicher Schriften Bonhoeffers erschien in: Scheller, H.: Zur Bibliographie Karl Bonhoeffers (1868–1948), Arch. Psychiat. Nervenkr. **211** (1968) 470–474.

Personenregister

Bildquellennachweis

Frau Sabine Leibholz-Bonhoeffer (Abb. 1; 41; 42; 44).
Kaiser-Verlag München (Abb. 2; 15; 43; 58; 63; 72).
Zentrales Archiv der DDR Merseburg (Abb. 11; 13; 17a, b; 22; 30; 49).
Universitäts-Archiv der Humboldt-Universität zu Berlin (Abb. 31; 32; 52; 73).
Abb. 5 nach N. Geschwind: Language and the brain. 1972 Scientific American
G.-Dimitroff-Museum Leipzig (Abb. 55; 56; 57).
J. Holland (USA) (Abb. 47; 48; 71; 74).
Max-Planck-Gesellschaft Berlin-Dahlem (Abb. 75; 76).
Die übrigen Abbildungen vom Autor.